新生児感染症マニュアル

編集

岡崎　薫
東京都立小児総合医療センター新生児科

堀越裕歩
東京都立小児総合医療センター感染症科

診断と治療社

序文

　ヒトの歴史において，いつの時代も新興感染症・再興感染症など感染症はつねに人類の脅威であり，新生児医療においても，免疫が脆弱な新生児，とくに早産児にとって感染症は，後遺症や，時に死をもたらす重要な疾患の1つです．新生児の予後を改善するためには，われわれ新生児科医師が感染症診療に精通することは重要な課題です．

　NICU や GCU では，嫌になるぐらい，どこの病棟よりも感染症予防対策に力を入れています．とくに感染予防の基本である石鹸・流水による手洗い，擦式アルコール消毒剤の使用は，日常生活でも反射的に行えるほど徹底されていますが，同時に，手荒れに悩まされる医療従事者も少なくありません．病院から高級手荒れ防止クリームを配給していただきたいものです．

　感染症治療の基本は，感染臓器と原因微生物を特定し，適切な抗菌薬を使用することです．しかし，新生児や早産児でこれらを行おうとすると，検体量や被曝，検査室への移動など限界があり，小児や成人とまったく同じようにはいきません．それでも感染臓器と原因微生物を特定するために，最大限の努力をしなくてはいけません（治療前にできるだけ培養検体を採取し，「新生児だから血培は1セットでいい」ではなく，2セットとるメリットとデメリットを天秤にかけて，毎回，可能かどうか検討する）．感染症治療の失敗は，後遺症や死に直結します．私たちは最大限の努力を惜しむべきではありません．また，アンチバイオグラムなどを利用して，適切な抗菌薬を選択するための努力も必要です．

　当院では，感染症科医は新生児科医の大切な仲間です（決して敵ではありません）．感染症科から専門的な助言を得て，患者全体を俯瞰的に見て，新生児科医が検査や治療の選択などの最終決断をします．新生児科医は感染症科医から専門的な知識を学び，感染症科医は新生児科医から新生児という特殊な領域の治療を学ぶことで，ともに成長し，なによりも新生児が最高の治療を受けることができる，そんな誰も損をしないwin-win な関係が構築されます．腹立つこともありますが，人間関係はそんなものではないでしょうか．

　本書は，新生児科と感染症科それぞれの立場から，新生児感染症の治療について書かれています．多くの医療従事者，そして，なによりも可愛い新生児にとって少しでもお役に立てることを願っています．共同編集者の堀越裕歩先生，診断と治療社編集部　福島こず恵様には厚く感謝申し上げます．

2025 年 4 月

東京都立小児総合医療センター新生児科部長

岡崎　薫

序文

　2010年，東京都立小児総合医療センターが開院してしばらくしたところで，私はカナダのトロントから，新設された感染症科に赴任しました．当時の感染症科は小規模で，病床ももたず，私1人だけのスタートでした．一方，前身である八王子小児病院と清瀬小児病院から引き継がれた新生児科は，NICUとGCU合わせて72床もの規模を誇り，大勢の新生児科医が活躍する巨大な診療科でした．感染症科の診療は，他の診療科からの相談やコンサルテーションがなければ成り立たない性質をもっています．その中で新生児科は，非常にオープンな姿勢で積極的に相談をしてくれ，医療をチームでよくしていこうという姿勢をもっていました．医療現場では，時として「隣の診療科は外国よりも遠い」と言われるほどセクショナリズムの壁が厚いことがあります．とくに感染症は，相談しなくてもできると思われがちな分野です．感染症科を新生児医療チームの一員として迎え入れてもらえることは大変ありがたいものでした．

　時が経つのは早く，気づけば15年が過ぎました．この間，感染症科と新生児科は，診療において密接に連携するだけでなく，ともに研究や論文執筆にも取り組んできました．また，新生児医療では避けて通れない感染アウトブレイクへの対応に，一緒に頭を悩ませることもありました．そのような経験を通じて，感染症科も少しずつ成長を遂げていきました．最初は小さな科でしたが，次第に若手医師たちが門を叩いてくれ，仲間が増えていきました．現在では，もっとも多くの小児感染症専門医を輩出するまでになり，卒業生が全国で活躍しています．

　本書は，そうした感染症科と新生児科の現役医師や出身者たちが協力して作り上げたものです．この執筆陣の構成は非常にユニークであり，まさに本書の強みです．新生児科医と小児感染症科医の両方の視点が融合し，日々の診療に役立つ知見を深く掘り下げています．ぜひ本書を手に取っていただき，日常の診療に活用していただければ幸いです．

2025年4月

東京都立小児総合医療センター感染症科部長
堀越裕歩

新生児感染症マニュアル

Contents

序文 ………………………… 岡崎 薫, 堀越裕歩 ii
編集者一覧 ……………………………………………… xi
執筆者一覧 ……………………………………………… xii
本書で使用する略語一覧 ……………………………… xiii

Chapter 1 感染症を疑う新生児に対する診療の進め方

感染症診療のキホン ………………… 伊藤健太 2
抗菌薬・抗真菌薬の予防投与
　　　………………………………… 森 晴奈 12
免疫学的特徴を知る ………………… 岡崎 薫 17

Chapter 2 検査

培養検査 ……………………………… 野口裕太 23
血液検査 ……………………………… 大隅敬太 30
髄液検査・尿検査 …………………… 福井加奈 36
画像検査 ……………………………… 有山雄太 42

Chapter 3 感染症治療薬の概要

新生児の薬物動態の発達的変化 …… 近藤昌敏 49
抗菌薬・抗真菌薬の使用時に注意すべき
　併用薬と配合変化 ………………… 諏訪淳一 55
薬物血中濃度モニタリングの
　重要性 ……………………………… 諏訪淳一 59

抗菌薬
　①抗菌薬の種類・分類と選択
　　　………………………………… 桜井博毅　61
　②治療日数の実際………………… 桜井博毅　66
　③アンチバイオグラムの実際… 伊藤健太　68
抗真菌薬………………………………… 桜井博毅　73
抗ウイルス薬…………………………… 伊藤健太　78

Chapter 4　院内感染対策

NICUでの感染対策，院外出生児の入院時対策
　　　………………………………… 芝田明和　83
医療関連感染対策……………………… 多田歩未　88
同胞面会………………………………… 芝田明和　94
監視培養………………………………… 芝田明和　97

Chapter 5　重症敗血症・敗血症性ショック

敗血症をとりまく各種用語の定義
　　　………………………………… 山口美穂子　100
播種性血管内凝固……………………… 泉　絢子　105
敗血症に対する抗菌薬の使い方… 鈴木亮子　112
敗血症に対するそのほかの治療… 生形有史　117

Chapter 6　中枢神経系感染症

髄膜炎・脳膿瘍………………………… 堀越裕歩　121
脳室内シャントおよび関連器具に伴う髄膜炎
　　　………………………………… 多田歩未　125

Chapter 7 呼吸器感染症

- 肺炎・肺膿瘍　　山中崇之　131
- 人工呼吸器関連肺炎　　山中崇之　138

Chapter 8 尿路・泌尿器関連感染症

- 尿路感染症　　荒木孝太郎　144

Chapter 9 血管内感染症

- カテーテル関連血流感染症　　村井健美　150
- 感染性心内膜炎　　村井健美　156

Chapter 10 腹部感染症

- 壊死性腸炎　　水口卯生子　164
- 腹膜炎　　水口卯生子　170

Chapter 11 皮膚・軟部組織感染症

- 表面の限局した病変
  （伝染性膿痂疹・毛嚢炎）……… 板垣考洋 176
- 深部で急速に進展する病変
  （蜂窩織炎・壊死性筋膜炎）…… 板垣考洋 182
- 手術部位感染症……………………… 山口哲司 188
- 市中感染型 MRSA による皮膚・
  軟部組織感染症 ………………… 黒田淳平 192

Chapter 12 骨髄炎・化膿性関節炎

- 急性骨髄炎・化膿性関節炎……… 石井 翔 196

Chapter 13 そのほかの関連感染症

- 眼科関連感染症…………………… 米田 立 200
- 頭・頸部感染症…………………… 米田 立 205

Chapter 14 重要な細菌とその臨床像

- B 群溶血性レンサ球菌…………… 芝田明和 209
- 大腸菌……………………………… 荒木孝太郎 215
- リステリア菌……………………… 荒木孝太郎 220
- ブドウ球菌………………………… 村井健美 224
- メチシリン耐性黄色ブドウ球菌… 村井健美 230
- 腸球菌……………………………… 堀越裕歩 234
- セレウス菌………………………… 舟越葉那子 237
- 多剤耐性菌………………………… 山中崇之 240

先天性結核……………………………… 米田　立　246
梅毒トレポネーマ……………………… 蟹江信宏　250
ウレアプラズマ………………………… 藤田基資　257

Chapter 15 ウイルス・真菌・原虫とその臨床像

サイトメガロウイルス………………… 多田歩未　262
トキソプラズマ………………………… 舟越葉那子　267
風疹ウイルス…………………………… 車　健太　272
麻疹ウイルス…………………………… 蟹江信宏　276
単純ヘルペスウイルス………………… 倉持　由　280
水痘・帯状疱疹ウイルス……………… 倉持　由　286
パルボウイルス B19 …………………… 車　健太　290
ヒト免疫不全ウイルス………………… 車　健太　293
B 型肝炎ウイルス，C 型肝炎ウイルス
　……………………………………… 車　健太　298
カンジダ………………………………… 蟹江信宏　303

Chapter 16 予防接種

退院までに考慮すべき予防接種の種類と
　スケジュール……………………… 石井　翔　308
予防接種と血液製剤，そのほか特殊な対象
　……………………………………… 石井　翔　312
医療従事者に対する予防接種………… 舟越葉那子　314

付録　新生児のおもな抗微生物薬投与量……………… 320

索引　和文索引……………………………………… 328
　　　　欧文索引……………………………………… 332
　　　　数字・ギリシャ文字索引…………………… 334

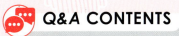

Q&A CONTENTS

- 新生児の感染症の検査として，どの検査がベストですか？………… 大隅敬太 35
- 髄液採取には 23G 針を使用しますか？スパイナル針を使用しますか？
  ……………………………………………………………………… 福井加奈 41
- 記念培養って何ですか？………………………………………… 芝田明和 99
- 敗血症の用語を定義している論文は？………………………… 山口美穂子 104
- 新生児髄膜炎の治療でステロイド併用は必要ですか？……… 堀越裕歩 124
- シャント感染のリスク因子は？………………………………… 多田歩未 130
- NICU での気道ウイルス感染症のリスクはどのくらいありますか？… 山中崇之 137
- 実際の VAP 発生率は？（日本と当院のデータ）……………… 山中崇之 143
- 検尿で大切なデータはどれですか？…………………………… 荒木孝太郎 149
- 個人防護具と中心静脈カテーテル関連血流感染症の関係は？………… 村井健美 155
- 感染性心内膜炎を予防するための抗菌薬投与について教えてください．
  ……………………………………………………………………… 村井健美 163
- 壁内気腫や門脈内ガスは超音波でどのように見えますか？……… 水口卯生子 169
- 新生児細菌性腹膜炎の原因疾患は？…………………………… 水口卯生子 175
- 黄色ブドウ球菌による表皮感染症の標準治療は？…………… 板垣考洋 181
- GBS 感染症による蜂窩織炎 / 壊死性筋膜炎の特徴は？……… 板垣考洋 187
- 手術部位感染症のリスクファクターは？……………………… 山口哲司 191
- CA-MRSA による皮膚・軟部組織感染症の再発例に対して，有効な対策はありますか？
  ……………………………………………………………………… 黒田淳平 195
- 新生児や早産児であっても積極的な外科治療は必要でしょうか？…… 石井 翔 199
- 新生児の結膜炎の予防について教えてください……………… 米田 立 204
- Cellulitis-adenitis syndrome とは何ですか？………………… 米田 立 208
- GBS 保菌妊婦の分娩時に投与する抗菌薬はセフォタキシムでもよいですか？
  ……………………………………………………………………… 芝田明和 214
- 出生後，新生児の腸内細菌叢の定着はいつから始まるのでしょうか？
  ……………………………………………………………………… 荒木孝太郎 219
- わが国の新生児における侵襲性リステリア症の推移はどうなっているのでしょうか？
  ……………………………………………………………………… 荒木孝太郎 223
- 臨床上，知っておいたほうがよい CNS には何がありますか？… 村井健美 229
- 退院時に MRSA の除菌は必要ですか？………………………… 村井健美 233
- VRE はどのような人で気をつけたらよいですか？…………… 堀越裕歩 236

- リネンを洗濯していても，セレウス菌が残っていることがありますか？
  .... 舟越葉那子 239
- カルバペネム耐性腸内細菌目細菌（CRE）とカルバペネマーゼ産生腸内細菌目細菌（CPE）の関係は？ .... 山中崇之 245
- 先天性結核疑いの児に対する感染対策はどうすればよいでしょうか？... 米田 立 249
- 妊娠中の梅毒の治療が不十分な場合って？ .... 蟹江信宏 256
- ウレアプラズマ検出のために，どのような検査を行うのがよいですか？
  .... 藤田基資 261
- ウレアプラズマ陽性の児の特徴は？ .... 藤田基資 261
- 早産・低出生体重児への抗ウイルス薬投与は許容されますか？ ... 多田歩未 266
- バルガンシクロビルの発がん性は？ .... 多田歩未 266
- すでにネコを飼っている妊婦の場合，ネコを手放したほうがよいですか？
  .... 舟越葉那子 271
- 妊娠に気づかずに風疹ワクチンを接種してしまった場合はどうすればよいですか？
  .... 車 健太 275
- 麻疹にビタミン A は有効ですか？ .... 蟹江信宏 279
- 治療中の腰椎穿刺のタイミングは？ .... 倉持 由 285
- スタッフや面会者が帯状疱疹になったときの対応は？ .... 倉持 由 289
- 新生児におけるパルボウイルス B19 の感染対策について教えてください．
  .... 車 健太 292
- 母子感染の予防として新生児に AZT シロップが使用されますが，投与上の注意点はありますか？ .... 車 健太 297
- 母体の HIV が AZT 耐性であった場合も，AZT シロップを使用するのでしょうか？
  .... 車 健太 297
- HBV および HCV 感染の母親は母乳をあげてもよいですか？ ..... 車 健太 302
- 侵襲性カンジダ症に対する予防は必要ですか？ .... 蟹江信宏 307
- 新生児治療室でロタワクチンを接種するべき？避けるべき？ ... 石井 翔 311
- 髄膜炎菌に対するワクチン接種は必要ですか？ .... 舟越葉那子 319

編集者一覧

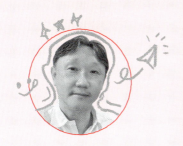

岡崎　薫 Kaoru Okazaki

東京都立小児総合医療センター
新生児科部長

// message //

いつの時代も感染症は医療において重要課題です．やるかやられるか．共存できればよいのですが….

// biography //

1998年 香川医科大学卒業．以降，香川医科大学附属病院，周桑病院，愛媛県立中央病院，東京都立八王子小児病院，四国こどもとおとなの医療センターを経て，2021年より現職．

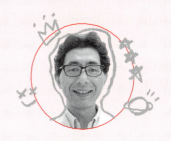

堀越　裕歩 Yuho Horikoshi

東京都立小児総合医療センター
感染症科部長

// message //

小児科ではワクチンの登場でさまざまな感染症がコントロールできるようになってきましたが，新生児ではまだまだ大きな負荷があります．本書が皆様の診療の一助になれば幸いです！

// biography //

2001年 昭和大学医学部卒卒業．その後，沖縄県立中部病院，昭和大学，Angkor Hospital for Children，国立成育医療研究センター，Hospital for Sick Children（University of Toronto），東京都立小児総合医療センター，WHOを経て，現職．

執筆者一覧

荒木孝太郎	Kotaro Araki	沖縄県立南部医療センター・こども医療センター小児総合診療科
有山雄太	Yuta Ariyama	東京都立小児総合医療センター新生児科
石井　翔	Sho Ishii	茨城県立こども病院小児感染症科
泉　絢子	Ayako Izumi	東京都立小児総合医療センター新生児科
板垣考洋	Takahiro Itagaki	東京都立小児総合医療センター新生児科
伊藤健太	Kenta Ito	あいち小児保健医療総合センター総合診療科
生形有史	Yushi Ubukata	賛育会病院小児科
大隅敬太	Keita Osumi	高槻病院新生児科
岡崎　薫	Kaoru Okazaki	東京都立小児総合医療センター新生児科
蟹江信宏	Nobuhiro Kanie	東京都立小児総合医療センター感染症科
倉持　由	Yu Kuramochi	東京都立小児総合医療センター感染症科
車　健太	Kenta Kuruma	東京都立小児総合医療センター感染症科
黒田淳平	Jumpei Kuroda	東京都立小児総合医療センター新生児科
近藤昌敏	Masatoshi Kondo	東京都立小児総合医療センター副院長
桜井博毅	Hiroki Sakurai	宮城県立こども病院リウマチ・感染症科
芝田明和	Meiwa Shibata	東京都立小児総合医療センター感染症科
鈴木亮子	Ryoko Suzuki	東京都立小児総合医療センター新生児科
諏訪淳一	Jyunichi Suwa	東京都立多摩南部地域病院薬剤科
多田歩未	Ayumi Tada	千葉大学真菌医学研究センター感染症制御分野
野口裕太	Yuta Noguchi	香川大学医学部附属病院小児科
福井加奈	Kana Fukui	国立成育医療研究センター新生児科
藤田基資	Motoshi Fujita	東京都立小児総合医療センター新生児科
舟越葉那子	Hanako Funakoshi	東京都立小児総合医療センター感染症科
堀越裕歩	Yuho Horikoshi	東京都立小児総合医療センター感染症科
水口卯生子	Uiko Mizuguchi	東京都立小児総合医療センター新生児科
村井健美	Takemi Murai	長野県立こども病院感染症科
森　晴奈	Haruna Mori	東京都立小児総合医療センター新生児科
山口哲司	Tetsuji Yamaguchi	さいたま市立病院新生児内科
山口美穂子	Mihoko Yamaguchi	東京都立小児総合医療センター新生児科
山中崇之	Takayuki Yamanaka	新潟市民病院小児科
米田　立	Ryu Yoneda	東京大学医学部附属病院感染制御部

本書で使用する略語一覧

略語	英語	日本語
ABR	auditory brainstem response	聴性脳幹反応
ACME	arginine catabolic mobile element	―
AIDS	acquired immunodeficiency syndrome	後天性免疫不全症候群
AmBd	amphotericin B deoxycholate	アムホテリシン B デオキシコール酸塩
AMP	antimicrobial peptides	抗菌ペプチド
APPs	antimicrobial proteins and peptides	―
APR	acute phase reactants	―
APTT	activated partial thromboplastin time	活性化部分トロンボプラスチン時間
AST	antimicrobial stewardship team	抗菌薬管理チーム
AT	antithrombin	アンチトロンビン
AUC/MIC	area under the curve/minimum inhibitory concentration	血中濃度曲線下面積 / 最小発育阻止濃度
BPD	bronchopulmonary dysplasia	気管支肺異形成
CAM	chorioamnionitis	絨毛膜羊膜炎
CA-MRSA	community-associated methicillin-resistant *Staphylococcus aureus*	市中感染型メチシリン耐性黄色ブドウ球菌
CAP	continuous antibiotic prophylaxis	予防投与
CAPD	continuous ambulatory peritoneal dialysis	持続携行式腹膜透析
CAUTI	catheter-associated urinary tract infection	カテーテル関連尿路感染症
CCMVI	congenital cytomegalovirus infection	先天性サイトメガロウイルス感染症
CFU	colony-forming unit	コロニー形成単位
CI	confidence interval	信頼区間
CLABSI	central line-associated bloodstream infection	―
CLD	chronic lung disease	慢性肺疾患
CLEIA 法	chemiluminescent enzyme immunoassay	化学発光酵素免疫測定法
CMV	cytomegalovirus	サイトメガロウイルス
CNS	coagulase-negative *staphylococci*	コアグラーゼ陰性ブドウ球菌
COX	cyclooxygenase	シクロオキシゲナーゼ
CPE	carbapenemase-producing *Enterobacterales*	カルバペネマーゼ産生腸内細菌目細菌
CRAMP	cathelicidin-related antimicrobial peptide	カテリシジン由来抗菌ペプチド
CRBSI	catheter-related bloodstream infection	―
CRE	carbapenem-resistant *Enterobacterales*	カルバペネム耐性腸内細菌目細菌
CVS	congenital varicella syndrome	先天性水痘症候群
CYP	cytochrome P450	シトクロム P450
DHEA-S	dehydroepiandrosterone sulfate	デヒドロエピアンドロステロンサルフェート
DIC	disseminated intravascular coagulation	播種性血管内凝固
EAEC	enteroaggregative *Escherichia coli*	腸管凝集性大腸菌
EHEC	enterohemorrhagic *Escherichia coli*	腸管出血性大腸菌

略語	英語	日本語
EIA 法	enzyme immunoassay	酵素免疫測定法
EIEC	enteroinvasive *Escherichia coli*	腸管侵入性大腸菌
ELBWI	extremely low birth weight infant	超低出生体重児
ELFA	enzyme-linked fluorescent assay	蛍光酵素免疫法
EOS	early-onset sepsis	早発型敗血症
EPEC	enteropathogenic *Escherichia coli*	腸管病原性大腸菌
ESBL	extended-spectrum β-lactamase	基質特異性拡張型βラクタマーゼ
ETEC	enterotoxigenic *Eschericia coli*	毒素原性大腸菌
FDP	fibrin/fibrinogen degradation products	フィブリン・フィブリノゲン分解産物
FFP	fresh frozen plasma	新鮮凍結血漿
FIP	focal intestinal perforation	限局性消化管穿孔
F_iO_2	—	吸入酸素濃度
Flu	influenza virus	インフルエンザウイルス
FM	fibrin monomer	フィブリンモノマー
FTA-ABS	fluorescent treponemal antibody-absorption	—
FVS	fetal varicella syndrome	胎児性水痘症候群
GAS	group A *Streptococcus* / *Streptococcus pyogenes*	A群溶血性レンサ球菌
GBS	group B *Streptococcus* / *Streptococcus agalactiae*	B群溶血性レンサ球菌
GCS	Glasgow Coma Scale	—
G-CSF	granulocyte colony-stimulating factor	顆粒球コロニー形成刺激因子
GFR	glomerular filtration rate	糸球体濾過量
GPC	Gram-positive cocci	Gram陽性球菌
HAIs	healthcare-associated infections	医療関連感染症
HA-MRSA	healthcare-associated methicillin-resistant *Staphylococcus aureus*	院内感染型メチシリン耐性黄色ブドウ球菌
HBIG	human anti-HBs immunoglobulin	B型肝炎免疫グロブリン
HBV	Hepatitis B virus	B型肝炎ウイルス
HCV	Hepatitis C virus	C型肝炎ウイルス
HI 法	hemagglutination inhibition test	赤血球凝集抑制試験
Hib	*Haemophilus influenzae* type b	インフルエンザ菌b型
HIV	human immunodeficiency virus	ヒト免疫不全ウイルス
HMGB-1	high mobility group box-1	—
Hp	haptoglobin	—
HSV	herpes simplex virus	[ヒト]単純ヘルペスウイルス
HUS	hemolytic uremic syndrome	溶血性尿毒症症候群
HvgA	hypervirulent group B *Streptococcus* adhesin	—
IAHA 法	immune adherence hemagglutination	免疫粘着赤血球凝集反応
IAP	intrapartum antibiotic prophylaxis	分娩時抗菌薬投与
IBD	inflammatory bowel disease	炎症性腸疾患

略語	英語	日本語
ICT	infection control team	感染制御チーム
IC$_{50}$	half maximal inhibitory concentration	50%阻害濃度
IGRA	interferon-gamma release assay	インターフェロンγ遊離試験
IMV	intermittent mandatory ventilation	間欠的強制換気
INSURE	intubation-surfactant-extubation	―
IVH	intraventricular hemorrhage	脳室内出血
IVIG	intravenous immunoglobulin	静注用免疫グロブリン製剤 免疫グロブリン経静脈投与
L-AmB	liposomal amphotericin B	アムホテリシンB脂質製剤
LOS	late-onset sepsis	遅発型敗血症
LPB	lipopolysaccharide-binding protein	リポ多糖結合蛋白
LTI法	latex turbidimetric immunoassay	ラテックス免疫比濁法
MAS	meconium aspiration syndrome	胎便吸引症候群
MHC	major histocompatibility complex	主要組織適合遺伝子複合体
MIC	minimum inhibitory concentration	最小発育阻止濃度
MRCNS	methicillin-resistant coagulase negative *staphylococci*	―
MRI	meconium-related ileus	胎便関連性腸閉塞
MRSA	methicillin-resistant *Staphyrococcus aureus*	メチシリン耐性黄色ブドウ球菌
MRSE	methicillin-resistant *Staphylococcus epidermidis*	メチシリン耐性表皮ブドウ球菌
MSSA	methicillin-susceptible *Staphylococcus aureus*	メチシリン感受性黄色ブドウ球菌
NES	necrotizing enterocolitis	壊死性腸炎
NETs	neutrophil extracellular trap	好中球細胞外トラップ
NIV-NAVA	non-invasive ventilation neurally adjusted ventilatory assist	―
NMEC	neonatal meningitis *Escherichia coli*	新生児髄膜炎大腸菌
NRTI	nucleoside reverse transcriptase inhibitor	核酸系逆転写酵素阻害薬
nSOFA	neonatal sequential organ failure assessment	―
NTED	neonatal toxic shock syndrome-like erythematous disease	新生児TSS様発疹症
PAI	plasminogen activator inhibitor	プラスミノーゲン活性化抑制因子
PAMP	pathogen-associated molecular patterns	―
PaO$_2$	―	吸入酸素濃度
PA法	Particle Agglutination Test	ゼラチン粒子凝集法
PBP	penicillin-binding protein	ペニシリン結合蛋白質
PC	protein C	プロテインC
PC	platelet concentrate	濃厚血小板
PCA	primary cutaneous aspergillosis	―
PCR	polymerase chain reaction	ポリメラーゼ連鎖反応
PCT	procalcitonin	プロカルシトニン
Ped-VAE	pediatric ventilator-associated events	小児人工呼吸器関連イベント
PIカテーテル	peripherally inserted central catheter	末梢挿入中心静脈カテーテル

略語	英語	日本語
PK/PD	pharmacokinetics/pharmacodynamics	薬物動態／薬力学
PMA	postmenstrual age	最終月経日齢
PRRs	pattern recognition receptors	パターン認識受容体
PS	protein S	プロテインS
PT-INR	prothrombin time-international normalized ratio	プロトロンビン時間国際標準化比
PVL	panton valentine leukocidin	—
RCT	randomized controlled trial	ランダム化比較試験
RDS	respiratory distress syndrome	呼吸窮迫症候群
RPR	rapid plasma reagin	—
SCID	severe combined immunodeficiency	重症複合免疫不全症
SFMC	soluble fibrin monomer complex	可溶性フィブリンモノマー複合体
SGA	small for gestational age	在胎不当過小
SIRS	systemic inflammatory response syndrome	全身性炎症反応症候群
SpO_2	—	経皮的動脈血酸素飽和度
SSSS	staphylococcal scalded skin syndrome	ブドウ球菌性熱傷様表皮症候群
STEC	Shiga toxin-producing *Escherichia coli*	志賀毒素産生性大腸菌
TAT	thrombin-antithrombin Ⅲ complex	トロンビン - アンチトロンビン複合体
TDM	therapeutic drug monitoring	薬物血中濃度モニタリング
TEN	toxic epidermal necrolysis	中毒性表皮壊死症
TK	thymidine kinase	チミジンキナーゼ
TLR	Toll-like receptor	Toll様受容体
TNF	tumor necrosis factor	腫瘍壊死因子
TPHA	*Treponema pallidum* hemagglutination	—
TPLA	*Treponema pallidum* latex agglutination	—
TREC	T-cell receptor excision circle	—
TSS	toxic shock syndrome	毒素性ショック症候群
TTTS	twin-to-twin transfusion syndrome	双胎間輸血症候群
UPEC	uro-pathogenic *Escherichia coli*	尿路病原性大腸菌
UTI	urinary tract infection	尿路感染症
VAP	ventilator-associated pneumonia	人工呼吸器関連肺炎
VLBWI	very low birth weight infant	極低出生体重児
VPD	vaccine preventable disease	ワクチンで予防できる病気
VRE	vancomycin-resistant *enterococci*	バンコマイシン耐性腸球菌
VTEC	Verotoxin-producing *Escherichia coli*	ベロ毒素産生性大腸菌
VZV	varicella zoster virus	水痘・帯状疱疹ウイルス
$\alpha_1 AG$	α_1-acid glycoprotein	—

新生児感染症マニュアル

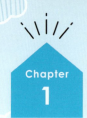

Chapter 1 感染症診療のキホン

01 感染症診療のキホン

　感染症診療の基本とは，問診や身体診察，検査などによって可及的に感染巣と病原体を明らかにし，その病態・病原体に特異的な治療を施すことである．その基本は，老若男女問わず変わらないものである．にもかかわらず，「新生児」に特化する理由は何なのだろうか．

　他年齢と比べて，新生児の感染症はその疫学や感染成立機序などが大きく異なる．そのため，新生児感染症の基本を理解するということは，その違いやその原因に対する十分な知識を得るということである．

　本稿では，新生児の感染症を診療するために必要な知識について概略を論じる．

02 新生児感染症の疫学

　新生児は感染症に対して非常に弱い存在である．ここ20～30年の間に全体的な死亡率は低下したとはいえ，世界では年間250万人の新生児が死亡し，そのほとんど（99％）が，とくにアフリカ，中東，南アジア，東南アジア諸国などの低・中所得国で起きている[1]．そして，その死亡の3割弱が，重症新生児感染症による．より新生児死亡率が高い状況においては，全新生児死亡の40％が感染症による[1]．このような死亡は，妊娠前・中，分娩中，および出生直後における予防・治療的介入によって大幅に減少させることができる．

　NICUに入院した極低出生体重児（very low birth weight infant：VLBWI；出生体重1,500 g未満），超低出生体重児（extremely low birth weight infant：ELBWI；出生体重1,000 g未満）は，気管挿管，血管カテーテル，尿道カテーテルなど諸々のデバイスが挿入されていることが多く，基本的に医療関連感染症（healthcare associated infections：HAIs）の危険性が非常に高い．日本の小児専門医療施設，周産期医療センターに対して行った，2015年に出生したELBWIの死亡率や合併症罹患率を調査したアンケート研究

によると，死亡原因の 21.3％ が感染症であった[2]．このことからも，**NICU 入院中の HAIs の診療を適切に行うことの重要性が高い**ことがわかる．

新生児の免疫機能

新生児の感染症を考えるうえで，彼らの免疫機能がいまだ発展途上にあり，とくに早期産では，その傾向がより顕著になることを知っておく必要がある．「免疫学的特徴を知る」（☞ p.17）で詳述されているので，本稿では簡単に述べる．

a 液性免疫

免疫グロブリン G（IgG）は第三妊娠期（28 週以降）に，母体から経胎盤的に盛んに移行される．**出生時の血清 IgG は母体と同レベルだが，IgG の半減期はおよそ 3〜4 週間であり，児の IgG 産生能が未確立な出生 3〜4 か月がもっとも低くなる**．早産児では移行抗体が十分でなく，IgG 産生能自体も低いため，低ガンマグロブリン血症になりやすい．その他，IgA，IgM，IgD，IgE などは経胎盤移行しない．

b 細胞性免疫

細胞性免疫は母体からの移行はない．胎児期は自然流産を誘発しないよう，$CD4^+$（Th1）T 細胞の働きが弱くなっている．新生児期にはまだその働きが成熟していないため，インターフェロンγの産生が低下しており，マクロファージや単球の働きが十分でない．これが単純ヘルペスウイルス（herpes simplex virus：HSV）感染症に対する易感染性および重症化の要因と考えられている．

c 好中球数・機能

新生児や低出生体重児では骨髄のプールが少なく，感染症発症時に十分な好中球の動員ができない．白血球低下は細菌感染症の予後不良因子である．また数だけでなく，接着能や遊走能，貪食能など全般的に，成人に比べて低下している．

d バリア機能

新生児，とくに早産児にとって，皮膚や粘膜の物理的および化学的なバリア機能の未熟性は重要な易感染性の要因となる．新生児の皮膚は脂質含有量が低く，酸性 pH でないため抗菌作用が弱い．通常 2〜4 週で成熟する．

また腸管粘膜では，新生児が成人と同様の常在細菌叢を得るまでに 1 年かかり，出生直後は母体由来，以降はさまざまな環境要因（抗菌薬曝露，耐性菌伝播など）に左右され，病原性のある細菌が定着しやすい．常在細菌叢の破綻は壊死性腸炎のリスクとな

る．気道粘膜では，微生物が下気道へ侵入したり定着するのを防ぐための肺サーファクタントなどの分泌物の産生がまだ少ない．

また，とくに早産児では，中心静脈カテーテル，気管挿管，尿道カテーテルなど，バリア機能を人工的に破綻させるこれらのデバイスに依存する期間が長くなり，HAIs発症のリスクが高い．

04 新生児の感染症の発生機序

新生児の感染症発症時期と機序は密接に関連している．胎児期の母体を介した胎内感染と，分娩中・後の感染症があげられる．

胎内感染は流産，死産，奇形，子宮内発育不全，早産，またTORCH症候群（後述）としての先天感染症などの原因となる．先天感染症では出生時に症状がなくとも，出生後，症状が出現することがある．たとえば，先天性トキソプラズマ症による網脈絡膜炎，先天性風疹症候群による難聴，ヒト免疫不全ウイルス（human immunodeficiency virus：HIV）感染症による後天性免疫不全症候群などが有名である．

分娩中・後の感染症としてもっとも重要なのは，新生児敗血症である．また新生児敗血症は後述するように発症時期によって機序が異なるため，原因となる菌が異なることに注意する．新生児は感染症を疑う症状が出現しにくい一方で，感染症に対して非常に脆弱であるため，感染症の症状や機序，原因微生物などの大枠を把握し適切に対応できるようにする必要がある．

05 新生児で感染症を疑う症状

新生児の感染症は先天感染症や敗血症など非常に幅広く，症状も非常に多彩である．そのため，全身感染症を疑いやすい発熱などの症状以外を認めた場合でも，つねに感染症の可能性を考慮すべきである．

a 先天感染症

母体が病原体に感染することにより，胎児へ経胎盤的に伝播する感染症である．先天感染症としてTORCH症候群が有名だが，TORCHのO（Others）が含む感染症・病原体が多過ぎるため，最近ではより広い病原体をカバーするために，TORCHES CLAPと表すようになってきている（表1）[3]．ただし，表1に示す病原体のほかにジカウイルス

（zika virus）やデングウイルス（dengue virus）などの病原体も先天感染症の原因になりうる．**これらの先天感染症は多臓器に影響を及ぼすため，病原体特異的な症状は非常に少なく，多くは非常に似た症状・徴候が出現する**（表2）[3]．逆に，これらの症状を出生時に認めた場合は，先天感染症を疑うべきである．

b 新生児敗血症

新生児敗血症の症状は多彩である．生後72時間以内に発症する早発型敗血症（early-onset sepsis：EOS）では，発熱を認める児は2割弱しかいない代わりに，低体温（36℃以下）を認める児が同じくらいの頻度で認められる．また嗜眠，易刺激性，無呼吸など非特異的な，いわゆる"not doing well"な症状も多く認める．そして特筆すべきは，**多呼吸，呻吟，鼻翼呼吸，陥没呼吸などの，いわゆる呼吸窮迫症状がもっとも多く認められる症状だという点である**（表3）[4]．

生後72時間以降に発症する遅発型敗血症（late-onset sepsis：LOS）でも，EOSと同様にその症状は非特異的で多彩であるという意識が重要である．つまり，呼吸窮迫症状，嗜眠，頻脈や哺乳不良，高体温や低体温などの症状である[5]．詳細は「敗血症に対する抗菌薬の使い方」の項に譲るが（☞p.112），LOSではEOSに比べて，宿主や環境のさまざまな因子が影響し，鑑別すべき感染症の種類も増えることから，臓器特異的な

表1　新しい先天感染症の頭文字「TORCHES CLAP」

頭文字	病原体/感染症名	
TO	*Toxoplasma gondii*	トキソプラズマ
R	Rubella virus	風疹ウイルス
C	Cytomegalovirus	サイトメガロウイルス
H	Herpes simplex virus	単純ヘルペスウイルス
E	Enteroviruses	エンテロウイルス
S	Syphilis (*Treponema pallidum*)	梅毒
C	Chickenpox (varicella-zoster virus)	水痘・帯状疱疹ウイルス
L	Lyme disease (*Borrelia burgdorferi*)	ライム病
A	AIDS (HIV)	後天性免疫不全症候群
P	Parvovirus B19	パルボウイルス B19

〔Remington JS, et al.：Current concepts of infections of the fetus and newborn infant. In：Maldonado Y, et al.(eds), *Remington and Klein's Infectious Diseases of the Fetus and Newborn Infant*, 9th ed, Elsevier, 2024：1-20.e3[3]〕

症状や徴候が出現してくる可能性もある点が重要である（図1）[5]．そしてLOSは早産児，さらにVLBWIがリスク因子であり，このような患者では，あらゆる臨床症状・徴候，とくにバイタルサインや"not doing well"といわれる状態に注意を払う必要がある．

表2 病原体別先天感染の徴候

風疹ウイルス	サイトメガロウイルス	トキソプラズマ
肝脾腫	肝脾腫	肝脾腫
黄疸	黄疸	黄疸
肺炎	肺炎	肺炎
点状出血または紫斑	点状出血または紫斑	点状出血または紫斑
髄膜脳炎	髄膜脳炎	髄膜脳炎
水頭症	水頭症	水頭症
リンパ節腫脹	小頭症	小頭症
聴覚障害	頭蓋内石灰化	丘疹性紅斑
心筋炎	聴覚障害	頭蓋内石灰化
先天性欠損	脈絡網膜炎または網膜症	心筋炎
骨病変	視神経萎縮症	骨病変
緑内障		脈絡網膜炎または網膜症
脈絡網膜炎または網膜症		白内障
白内障[*]		視神経萎縮症
小眼球症		小眼球症
		ぶどう膜炎

単純ヘルペスウイルス	梅毒	エンテロウイルス
肝脾腫	肝脾腫	肝脾腫
黄疸	黄疸	黄疸
肺炎	肺炎	肺炎
点状出血または紫斑	点状出血または紫斑	点状出血または紫斑
髄膜脳炎	髄膜脳炎	髄膜脳炎
水頭症	リンパ節腫脹	リンパ節腫脹
小頭症	丘疹性紅斑[*]	丘疹性紅斑
丘疹性紅斑	骨病変	麻痺
小水疱[*]	緑内障	心筋炎[*]
心筋炎	脈絡網膜炎または網膜症	結膜炎または角結膜炎
脈絡網膜炎または網膜症	ぶどう膜炎	
白内障		
結膜炎または角結膜炎[*]		

[*] 病原体特異的になりうる徴候

〔Remington JS, et al.：Current concepts of infections of the fetus and newborn infant. In：Maldonado Y, et al.(eds), *Remington and Klein's Infectious Diseases of the Fetus and Newborn Infant*, 9th ed, Elsevier, 2024：1-20.e3[3]〕

表3 新生児早発型敗血症(新生児 EOS)で現れる症状

敗血症の症状	割合(%)
体温 ≧ 38℃	19.1
体温 ≦ 36℃	18.2
酸素を必要とするチアノーゼ	40.9
呻吟, 鼻翼呼吸, 陥没呼吸	65.5
低血圧*	41.8
頻脈(> 160 回/分)	70.0
無呼吸±間歇的徐脈	31.4
嗜眠	23.2
易刺激性亢進	14.1
出血, 点状出血, 血小板減少	19.1
腹部膨満または胆汁性嘔吐	5.0
けいれん	4.1

* 在胎週数に沿った平均動脈血圧以下, もしくはボーラス負荷を要する, もしくは血管作動薬を要する.

〔Stoll BJ, et al.: Early-Onset Neonatal Sepsis 2015 to 2017, the Rise of Escherichia coli, and the Need for Novel Prevention Strategies. *JAMA Pediatr* 2020 ; **174** : e200593[4]〕

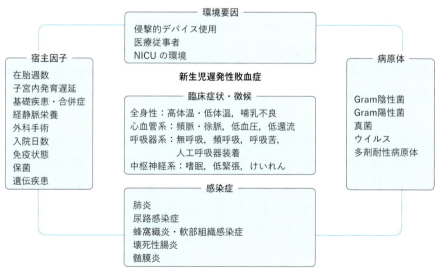

図1 遅発型敗血症(LOS)の病因, 臨床症状・徴候

〔Coggins SA, et al.: Updates in Late-Onset Sepsis : Risk Assessment, Therapy, and Outcomes. *Neoreviews* 2022 ; **23** : 738-755[5]をもとに著者改変〕

06 新生児感染症の原因微生物

　新生児感染症を起こす原因微生物は，その病態によりさまざまである（表4）．しかし，病態を評価することで，ある程度，原因微生物が想定可能である．原因微生物を決定するための培養などの検査を確実に行うことは最低限努力すべきであるが，実臨床で困難なことも少なくないため，各病態が，おもにどのような原因微生物によって起きるかということは知っておくべきである．各病態については第2部のChapter 5〜Chapter

表4　新生児感染症の原因微生物（青文字：検出される頻度の高い菌）

病態		細菌	そのほか（真菌，ウイルス）
敗血症	早発型	GBS，大腸菌，リステリア	
	遅発性	GBS，GAS，大腸菌，MSSA，MRSA，CNS，腸球菌，クレブシエラ，エンテロバクター，シトロバクター，緑膿菌，など	
髄膜炎		GBS，大腸菌，腸内細菌目細菌，リステリア，など 早産児：Ureaplasma，*Mycoplasma hominis*，など	
脳膿瘍		GBS，大腸菌，腸内細菌目細菌，リステリア，*Bacillus cereus*，黄色ブドウ球菌，など	カンジダ
シャント関連髄膜炎		CNS，黄色ブドウ球菌，腸内細菌目細菌，緑膿菌，レンサ球菌，など	
肺炎	早発	GBS，大腸菌，リステリア，黄色ブドウ球菌，など	
	遅発	大腸菌，黄色ブドウ球菌，GBS，CNS，腸球菌，緑膿菌，クレブシエラ，エンテロバクター，シトロバクター，セラチア，緑色レンサ球菌，アシネトバクター，*Chlamydia trachomatis*，など	RSウイルス，ライノウイルス，ヒトメタニューモウイルス，アデノウイルス，パラインフルエンザウイルス，インフルエンザウイルス，コロナウイルス
人工呼吸器関連肺炎		CNS，大腸菌，黄色ブドウ球菌，GBS，腸球菌，緑膿菌，クレブシエラ，エンテロバクター，シトロバクター，セラチア，緑色レンサ球菌，アシネトバクター，など	

（次ページにつづく）

病態		細菌	そのほか(真菌,ウイルス)
尿路感染症		大腸菌, クレブシエラ, エンテロバクター, 緑膿菌, 腸球菌, 黄色ブドウ球菌, CNS, など	Candida albicans
カテーテル関連血流感染症		CNS, 黄色ブドウ球菌, 腸球菌, 大腸菌, など	カンジダ
感染性心内膜炎		黄色ブドウ球菌, CNS, 緑色レンサ球菌, 腸球菌, Gram陰性桿菌, など	カンジダ
壊死性腸炎		腸内細菌目細菌, 腸球菌, 嫌気性菌, など	
腹膜炎		続発性腹膜炎:腸内細菌目細菌, 嫌気性菌, 腸球菌, など 原発性腹膜炎:肺炎球菌, GBS, 黄色ブドウ球菌	
伝染性膿痂疹		黄色ブドウ球菌, GAS, など	
毛嚢炎		黄色ブドウ球菌, など	
NTED		MRSA, MSSA, など	
蜂窩織炎		黄色ブドウ球菌, GAS, GBS, など	
壊死性筋膜炎		黄色ブドウ球菌, GAS, 緑膿菌, GBS, など	
手術部位感染症		黄色ブドウ球菌, 表皮ブドウ球菌, 大腸菌, 腸球菌, 緑膿菌, クレブシエラ, など	
骨髄炎・化膿性関節炎		黄色ブドウ球菌, GBS, 腸内細菌目細菌, など	
眼科関連感染症	結膜炎	*Chlamydia trachomatis*, 淋菌, 黄色ブドウ球菌, など	単純ヘルペスウイルス
	眼内炎	大腸菌, 肺炎桿菌, GBS, など	カンジダ
	涙嚢炎	肺炎球菌, 黄色ブドウ球菌, インフルエンザ菌, など	
頭頸部感染症	頸部リンパ節炎	GBS, 黄色ブドウ球菌, など	
	咽後蜂窩織炎	GBS, など	
	咽後膿瘍	黄色ブドウ球菌, GAS, 嫌気性菌, など	

GBS:*Streptococcus agalactiae*, GAS:*Streptococcus pyogenes*, MSSA:メチシリン感受性黄色ブドウ球菌, MRSA:メチシリン耐性黄色ブドウ球菌, CNS:コアグラーゼ陰性ブドウ球菌, NTED:新生児TSS(毒素性ショック症候群)様発疹症

13 を，また各原因微生物については Chapter 14～Chapter 15 に詳述されているので参照されたい．

07 新生児感染症の検査

　新生児，とくに早産児の場合，血液検査ひとつをとっても，それが正期産児や乳幼児に行う場合に比べ，技術的にも，そして血液量という意味で物理的にも簡単ではない．だからといって，必要なときに必要な検査を行わないと感染症診療の基本に則ることができず，結果として袋小路に陥ることが少なくない．また，症状がわかりにくいため，定期的な血液検査も有用である．そのため，Chapter 2 に詳述している検査の特性や限界を十分に理解しつつ，おのおのの臨床場面において，可及的に必要十分な培養や検査を行うことが重要である．

08 新生児感染症の治療

　感染巣や病態が想定でき，その時点で，できうる必要十分な検査を行ったら，想定される微生物に対する治療薬をようやく選択できる．この抗微生物薬の選択には，各薬物の抗菌スペクトラムや機序などの薬力学のみならず，新生児期特有の薬物動態を理解する必要があり，その点は Chapter 3 に詳しい．

09 新生児感染症の予防

　新生児は，胎児期の感染症を除くと，基本的に出生前は無菌状態にある．それが出生や，その後の過程において，おもに母体の常在細菌叢からさまざまな菌を保菌する．しかし，早産児やその他の理由で NICU に入室する患児では，母体や家族からの常在細菌叢以外に，医療者の手や器具を介して NICU の環境菌を伝播するリスクがある．それら環境菌のなかには，新生児に病原性を発揮するメチシリン耐性黄色ブドウ球菌（methicillin-resistant *Staphylococcus aureus*：MRSA）や耐性 Gram 陰性桿菌などがある．これらの細菌による HAIs は治療が困難になることも多く，それらの保菌が患者の予後に大きく影響を与える．そのため**新生児の感染予防策は，新生児医療にかかわるすべての医療者が「私事」として，当たり前に，レベル高く，継続的に実施しなければならな**

い．Chapter 4 に詳述されているので，この本を手に取ったすべての人が必ず熟読すべきである．

📖文献

1) Imam FB, et al.：Neonatal infections：A global perspective. In：Maldonado Y, et al.(eds), *Remington and Klein's Infectious Diseases of the Fetus and Newborn Infant*, 9th ed, Elsevier, 2024：21-53.e11
2) 宮沢 篤, 他：2015年に出生した超低出生体重児の死亡率および合併症罹患率. 日小児会誌 2022；**126**：1215-1222
3) Remington JS, et al.：Current concepts of infections of the fetus and newborn infant. In：Maldonado Y, et al.(eds), *Remington and Klein's Infectious Diseases of the Fetus and Newborn Infant*, 9th ed, Elsevier 2024：1-20.e3
4) Stoll BJ, et al.：Early-Onset Neonatal Sepsis 2015 to 2017, the Rise of Escherichia coli, and the Need for Novel Prevention Strategies. *JAMA Pediatr* 2020；**174**：e200593 ［PMID：32364598］
5) Coggins SA, et al.：Updates in Late-Onset Sepsis：Risk Assessment, Therapy, and Outcomes. *Neoreviews* 2022；**23**：738-755 ［PMID：36316254］

（伊藤健太）

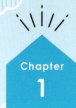

Chapter 1 抗菌薬・抗真菌薬の予防投与

01 抗菌薬・抗真菌薬の予防投与の適応と中止時期

a 抗菌薬の予防投与

1. リスク因子と予防的抗菌薬投与の適応

米国小児科学会のガイドライン[1]では，在胎34週以下に対して「頸管無力症，切迫早産，前期破水，臨床的絨毛膜羊膜炎，予期せぬ急な胎児機能不全で出生した児」を早発型敗血症（early-onset sepsis：EOS）の高リスク群と定義し，経験的抗菌薬治療に基づき，予防的抗菌薬投与を推奨している．Lenckiら[2]の臨床的絨毛膜羊膜炎の定義では，母体発熱かつ，①母体白血球増加，②腟分泌物／羊水の悪臭，③母体頻脈，④子宮圧痛，の4項目中1つ以上が該当するか，母体発熱がなくても①〜④のすべての項目を満たす場合に診断するとされている．一方，前述のガイドラインで「陣痛発来のない非感染性疾患に罹患した母体からの出生児，または胎盤機能不全で帝王切開または経腟分娩によって出生した児」は低リスク群に分類されており，これらの児ではEOSの評価と経験的抗菌薬治療については，リスク・ベネフィットを検討すべきとされている[1]．

在胎35週以上では，感染を疑う臨床症状を有する児や臨床的絨毛膜羊膜炎の診断を受けた母体から出生した児においては，各種検査のうえ，経験的抗菌薬治療を検討する必要がある．B群溶血性レンサ球菌（*Streptococcus agalactiae*：GBS）陽性母体に適切な抗菌薬投与が行われず，前期破水18時間以上経過したか，在胎37週未満の場合は各種検査を検討すべきであり，GBS陽性母体で適切な治療を受けなかったが他のリスクを伴わない児に関しては，48時間以上の入院での経過観察が望まれる[3]．

英国国立保健医療研究所では抗菌薬開始基準として，"Red flag risk factor"，"Other risk factor"に分類されるリスク因子と臨床所見をそれぞれ評価し，あてはまる項目数で治療基準を定めているが，とくに早産児では出生直後の臨床症状の判断を有意ととるか難しい側面も存在する[4]．実際の臨床現場では，症状による明確な線引きは難しく，早産児や低出生体重児という理由で抗菌薬投与をされてしまうことが多いが，当院では在胎週数や出生体重によらず，米国小児科学会のEOS高リスク群に含まれる症例に対しては

予防的抗菌薬投与を行っている．米国小児科学会の基準に従うことで，適切な抗菌薬投与を行うことが可能と考える．

2. 予防的抗菌薬の中止時期

米国小児科学会のガイドラインでは在胎週数に限らず，明らかな部位特異的感染がなく，血液培養で36〜48時間陰性であれば，抗菌薬投与を中止すべきとしている[1]．また，英国国立保健医療研究所のガイドライン[4]では，症状がなく，血液培養陽性でなければ抗菌薬投与開始から36時間での終了を推奨している．実際のEOSにおける血液培養陽性時間は，36時間で94%，48時間で97%とする報告もあり，在胎週数による血液培養陽性時間の違いは認められなかった[5]．当院でも同様の結果が得られており（図1），**児の出生後の経過や，施設ごとの休日・夜間の細菌室対応にもよるが，36〜48時間の培養確認をもって予防的抗菌薬投与を終了可能と考えられる．**

3. 抗菌薬投与例

当院では，EOSに対する予防投与としてアンピシリン＋ゲンタマイシンを使用している．わが国では，①アンピシリン＋ゲンタマイシン，②アンピシリン＋セフォタキシ

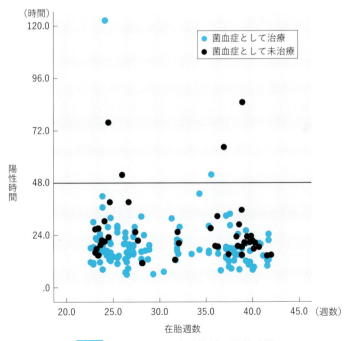

図1 当院における血液培養の陽性時間

ム，③アンピシリン＋アミカシン，のおもに3種類が用いられることが多い．米国小児科学会では，アンピシリン＋ゲンタマイシンを第一選択として推奨している．アンピシリンとゲンタマイシンを併用する利点としては，シナジー効果を有すること，基質特異性拡張型βラクタマーゼ（extended-spectrum β-lactamase：ESBL）産生大腸菌もカバーできることから，より広域のスペクトラムに対応できること，血中濃度が測定できることがあげられる．セフォタキシムは，細菌性髄膜炎を想定した際に髄液移行性のよさや，ゲンタマイシンと比較して腎障害を起こしにくい点で優れているため選択されることがある．ただしアンピシリン＋ゲンタマイシンと比較した際に，死亡率の上昇，壊死性腸炎の発症や侵襲性カンジダ症との関連が報告されている[6]．また，アミノグリコシド系抗菌薬のうち，ゲンタマイシン耐性でもアミカシンには感受性が保たれていることから，アミカシンが選択されることもある．ただしアミカシンは，小児では血中濃度が上がりにくく，院内ですぐに血中濃度を測定できる施設も少ない．また近年の耐性菌対策では切り札的な薬剤のため，温存すべきという考えもある．

b 抗真菌薬の予防投与

新生児における真菌感染症は，免疫の未熟な早産児がおもな対象となる．未熟皮膚および未熟腸管に定着した場合，重症化しやすく，さらに保育器内の高温多湿環境は真菌繁殖において好環境となるため，真菌皮膚炎を起こしやすい．また真菌は，培養に時間がかかること，血液検査の感度が低いこと，症状が非特異的であることから治療が遅れることも多く，治療もさることながら予防の観点が重要となる．

表在性皮膚真菌症のみで重症化することは少ないが，侵襲性真菌感染症につながることが懸念される．また深在性皮膚真菌症では，カンジダ感染症が問題となることが多い．カンジダ感染症のリスク因子として，長期カテーテル留置，長期の高カロリー輸液，人工呼吸器使用やステロイド使用などがあげられる[7]．予防として当院では，①保育器の湿度を下げる，②皮膚病変部位のスキンケア，を行っている．

2015年に発表されたCochraneの系統的レビューによると，超低出生体重児に対する抗真菌薬の予防投与は，侵襲性真菌感染症の罹患率を有意に減少するとされたが，死亡リスクに関して統計的な有意差は認めず，長期的な神経発達についてはデータが限られていた．当院では1,000 g未満の出生児に対して，生後4週間または点滴針を留置している期間は一律にミカファンギン1 mg/kg/日の予防投与を，肝障害，黄疸に注意しながら投与している．予防投与の要否は，各施設ごとに真菌感染症の頻度をふまえて判断される．ただし，ミカファンギン低用量投与による予防のエビデンスは乏しい．ホスフル

コナゾール 3〜6 mg/kg を 48 時間ごとに投与する方法もある．

02 出生直後に点眼が必要な場合

　新生児眼炎とは，生後4週までに起きる結膜炎をさす．通常，児への感染は分娩時の経産道感染として起きるが，上行感染も起こりうる．新生児眼炎の新生児に対しては眼脂あるいは結膜擦過物による検査を行い，病因が判明したら速やかに治療が必要となる．原因微生物は，おもに淋菌（*Neisseria gonorrhoeae*）とクラミジア・トラコマティス（*Chlamydia trachomatis*）があげられる．**以前は淋菌および *C. trachomatis* に対して予防的な抗菌薬点眼が行われていたが，現在，クラミジア結膜炎の予防効果に関しては否定されており，母体スクリーニングと母体治療が重要視されている**．また1880年代にヨーロッパで小児の淋菌性結膜炎が流行したが，近年，先進国では新生児淋菌性眼炎の発症率は大幅に減少している[7]．

　当院では，わが国で汎用されていたエリスロマイシン・コリスチン点眼液が2016年に販売中止されたのに伴い，出生直後の予防的点眼抗菌薬を中止した．現在では子宮頸管クラミジア検査陽性の場合のみ，レボフロキサシン点眼液（クラビット®）を使用している．スクリーニング検査を行っていない場合や，緊急受診でスクリーニング検査の結果が不明の場合は，母体の性活動の活発さに応じて点眼をしており，多くの場合は不要である．しかし，クラミジア封入体新生児結膜炎は出生後5〜14日，クラミジア肺炎は出生後1か月ごろに，それぞれ発症するため，家族へ注意喚起して経過観察する．もし出現した場合は速やかに治療を行う．

　新生児淋菌性眼炎は生後1〜3日で発症し，重症になると角膜潰瘍を合併し，視力障害をきたすこともある．米国小児科学会では，未治療の淋菌感染を有する女性から生まれた健康な新生児に対しては，抗菌薬の全身投与を推奨している．なお，全身抗菌薬投与が行われた場合，点眼抗菌薬は不要とされている．

文献

1) Puopolo KM, et al.：Management of Neonates Born at ≤34 6/7 Weeks' Gestation With Suspected or Proven Early-Onset Bacterial Sepsis. *Pediatrics* 2018；**142**：e20182896 ［PMID：30455344］
2) Lencki SG, et al.：Maternal and umbilical cord serum interleukin levels in preterm labor with clinical chorioamnionitis. *Am J Obstet Gynecol* 1994；**170**(5 Pt 1)：1345-1351 ［PMID：8178864］
3) Puopolo KM, et al.：Management of Neonates Born at ≥35 0/7 Weeks' Gestation With Suspected

or Proven Early-Onset Bacterial Sepsis. *Pediatrics* 2018；**142**：e20182894 ［PMID：30455342］
4) National Institute for Health and Care Excellence：Neonatal infection:antibiotics for prevention and treatment. 2021 https://www.nice.org.uk/guidance/ng195/resources/neonatal-infection-antibiotics-for-prevention-and-treatment-pdf-66142083827653(2025.01.24 アクセス)
5) Kuzniewicz MW, et al.：Time to Positivity of Neonatal Blood Cultures for Early-onset Sepsis. *Pediatr Infect Dis J* 2020；**39**：634-640 ［PMID：32379197］
6) Clark RH, et al.：Empiric use of ampicillin and cefotaxime, compared with ampicillin and gentamicin, for neonates at risk for sepsis is associated with an increased risk of neonatal death. *Pediatrics* 2006：**117**：67-74 ［PMID：16396862］
7) Bendel CM, et al.：Candidiasis. In：Maldonado Y, et al.(eds), *Remington and Klein's Infectious Diseases of Fetus and Newborn Infant*, 9th ed, Elsevier, 2024：966-987

（森　晴奈）

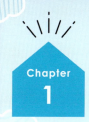

Chapter 1 免疫学的特徴を知る

はじめに

　胎児期は子宮内で外的抗原と共存できるように免疫力は抑制され，満期に向かって免疫力が高くなる．しかし，生後数か月は小児や成人と同様の免疫力は得られないため，新生児の免疫力は低い．さらに胎児期を強制終了する形で出生する早産児は胎児期の免疫力のままで出生するため，正期産児よりも免疫力は一層低くなる．また新生児は成人と比較して，抗原に曝露される機会が著しく限られているため，適応（獲得）免疫機能も不十分である．そのため免疫力はおもに自然免疫に依存しており，これが新生児の免疫力が脆弱な理由の1つである．

　感染防御には，①外部からの侵入を防ぐシステム〔皮膚，antimicrobial proteins and peptides（APPs）など〕と，②病原体を排除するシステム，の2つのシステムの成熟が必要である．病原体を排除するシステムとして，初期免疫を担う貪食細胞が提示した抗原を，獲得免疫の主となるT細胞などがToll様受容体（Toll-like receptor：TLR）などの受容体で認識・活性化し，炎症性メディエータ（サイトカインなど）産生を増加させ，免疫を増強する経路がある（図1）[1]．

01 皮膚

　最初に外的因子から生体を防御する自然免疫の役割を担っているのは，その侵入門戸の皮膚である．最外層の皮膚角質層は在胎34週までに成人と同等となるため，早産児の皮膚は多くが未熟で，成熟に生後約2週間を要する．そのため，成熟するまでは皮膚から病原体などが侵入しやすい．さらに，ポビドンヨードなどの薬物も経皮吸収されやすい．また，生体防御の役割を担っている胎脂は，妊娠Ⅲ期までに胎児の皮脂腺から作られるため，早産児ではみられないこともあり，これが早産児の易感染性と関連している．

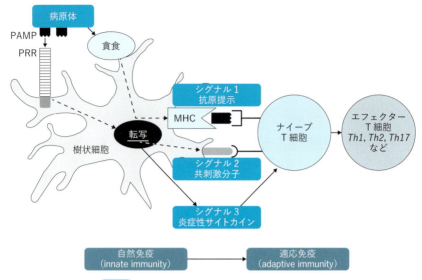

図1 自然免疫と適応免疫による病原体排除

PAMP：pathogen-associated molecular patterns, PRR：パターン認識受容体
〔Goenka A, et al.：Development of immunity in early life. *J Infect* 2015；**71**(Suppl 1)：S112-S120[1)]より一部改変〕

02 antimicrobial proteins and peptides（APPs）

　APPs は，殺菌作用や皮膚細胞・免疫細胞の調節作用をもつ抗菌性の蛋白質やペプチドで，感染防御の役割を担っている．APPs には，ディフェンシン[※1]，secretory leukocyte protease inhibitor [※2]，elafin [※3]，ラクトフェリン，ライソゾームなどが含まれており，生後早期はいずれも低値である．とくに早産児や低出生体重児の APPs は低い．

03 好中球，単球（マクロファージ，樹状細胞），NK 細胞

　おもな貪食細胞として，好中球，単球，NK 細胞があげられる．好中球は生後 5 週頃

[※1] ディフェンシン
　　貪食した細菌または腸管腔に侵入した細菌などの殺菌作用をもつ蛋白質．
[※2] secretory leukocyte protease inhibitor
　　白血球が生産する酵素から正常な皮膚や粘膜を保護する蛋白質．
[※3] elafin
　　抗菌，抗プロテアーゼ，抗炎症作用をもつヒト蛋白質．

から肝臓にみられるが，新生児ではその数は少ないうえに機能も低下している．炎症現場への遊走能は低く，好中球細胞外トラップ（neutrophil extracellular traps：NETs）も産生できない．さらに，血管内皮細胞に結合・rolling・血管外漏出のすべてに必要な細胞接着因子（L-selectin，MAC-1 など）や TLR の発現も少ない．抗原提示細胞であるマクロファージや樹状細胞も，主要組織適合遺伝子複合体（major histocompatibility complex：MHC）-Ⅱや接着因子の発現が少なく，遊走能が低い．このように，**新生児の免疫は自然免疫に依存している部分が多いにもかかわらず，感染に対して抗原提示機能・貪食機能のどちらの能力も低い**．胎児保護の観点から，NK 細胞は妊娠初期は反応性が乏しいが，妊娠週数が進むにつれて細胞溶解機能が高まる．

04 サイトカイン

サイトカインは炎症性メディエータとして，感染による臓器障害や予後と関連している（図2）[2]．通常は，炎症性と抗炎症性のメディエータのバランスによって生体が守られているが，そのバランスが崩れ，炎症性メディエータが低下すると感染防御機能が低下し，抗炎症性メディエータが低下すると過剰な炎症によって自身の組織損傷をもたらす．胎児期は，胎盤からのプロゲステロンやプロスタグランジンなどによって Th2 優位

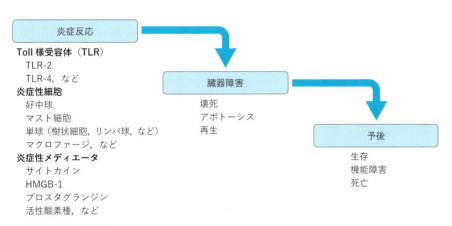

図2 感染と炎症反応（炎症性細胞・炎症性メディエータ）

HMBG-1：high mobility group box-1

〔Okazaki K, et al.：Inflammatory Mediators in Neonatal Asphyxia and Infection. In：Buonocore G, et al. (eds), *Neonatology：A Practical Approach to Neonatal Diseases*, Springer, 2018：1619-1639[2] より一部改変〕

の状態であり，免疫寛容や過剰な炎症反応が抑制されている．これは，出生時の低酸素虚血による過剰な炎症反応を寛容にするためにも有効である．新生児期はパターン認識受容体（pattern recognition receptors：PRRs）を介して好中球やマクロファージ，樹状細胞がサイトカインを産生する．しかし成人に比べ，炎症性サイトカイン〔interleukin（IL）-1β，腫瘍壊死因子（tumor necrosis factor：TNF）-α〕とTh1サイトカイン〔IL-12p70，type 1 interferon（IFN-α/β）〕の産生能は低く，Th17サイトカイン（IL-6，IL-23）の産生能は等しいかそれ以上であり，新生児の易感染性の原因の1つとなっている（図3）[1]．これは，細胞内cAMPがセカンドメッセンジャーとしてTh1を抑制し，Th2や抗炎症を促進することが関係している．またIL-6は，CRPやリポ多糖結合蛋白（lipopolysaccharide-binding protein：LBP）の産生を促進し，分娩による組織傷害を癒す．そのため，経腟分娩や新生児仮死ではIL-6，つまりCRPが高値を呈する．

05 免疫グロブリン

胎児期には，胎盤を介して母体から免疫グロブリンG（IgG）が移行する．そのため，**胎児のIgG値は満期に近くなるほど高くなり，妊娠6か月では約500 mg/dL程度**

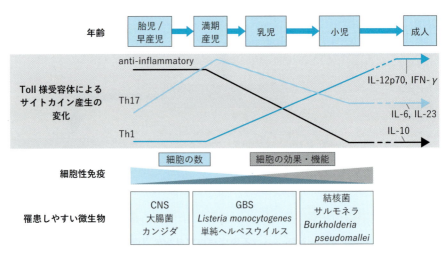

図3 周産期から成人までのサイトカイン産生能の変化
IL：interleukin，IFN：interferon，CNS：コアグラーゼ陰性ブドウ球菌，GBS：B群溶血性レンサ球菌
〔Goenka A, et al.：Development of immunity in early life. J Infect 2015；71（Suppl 1）：S112-S120[1]より一部改変〕

である．新生児のIgG産生能力はほぼなく，また出生とともに母体からの移行は消失することから，出生後，IgGは失われていくだけである．IgGの半減期が約3週間であることを考えれば，とくに早産児のIgGは生後1か月でかなり低値になる（図4）．感染防御におけるIgGのおもな役割は，中和抗体とオプソニン[※4]作用である．しかし早産児では，IgG低値に加え好中球機能も低く，貪食機能も十分ではない．

06 腸粘膜

出生時の腸粘膜・組織構造は未熟である．加えて，新生児の粘膜は陰窩および陰窩に存在するPaneth（パネート）細胞の欠如によって，APPs産生が低下している．そのため，抗菌活性をもつ腸細胞のカテリシジン由来抗菌ペプチド（cathelicidin-related anti-microbial peptide：

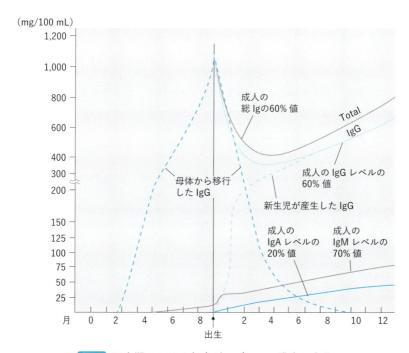

図4 周産期における免疫グロブリンの濃度の変化

※4 **オプソニン**
　料理された食べ物や調理されたもの，味つけを意味する単語．抗体か補体が細菌などに結合することで，貪食細胞が貪食しやすくなること．

CRAMP）で補っているが，十分ではない．粘膜に杯細胞は存在しているが，ムチンの発現は少なく，粘液層が薄い．胸腺由来制御性T細胞は出生後すぐに腸に定住するが，新生児期を通じてナイーブなままである．

　新生児の腸内細菌叢の確立は，感染防御・最適な免疫系の発達の両方に不可欠である．新生児の腸内細菌叢は分娩方法によっても異なるが，乳酸菌，レンサ球菌，ビフィズス菌が優勢で，微生物の多様性は成人の約1/3ほどしかない．早産児の微生物叢は，病院という環境の影響から多様性はより少なく，かつ病原性細菌が多い．そのほか，帝王切開率や抗菌薬の使用率が高い，人工乳の頻度が高いなども原因となる．プロバイオティクスはまだ研究中であるが，APPsの発現促進，粘膜免疫の調整，コロニー形成の阻害，炎症性サイトカインの減少，抗炎症性サイトカインの増加，腸管の細菌および毒素の通過性低下によって，局所および全身の免疫を活性化させることができると考えられている．

おわりに

　新生児は自然免疫を主とした感染防御機序をもつ．しかし早産児では，皮膚の未熟性やAPPsの減少，炎症性メディエータのバランスの悪さ，好中球やマクロファージなどの免疫細胞の数と機能の低下，IgG低下などから免疫能力は低下している．

文献

1) Goenka A, et al.：Development of immunity in early life. *J Infect* 2015；**71**(**Suppl 1**)：S112-S120 ［PMID：25934325］
2) Okazaki K, et al.：Inflammatory Mediators in Neonatal Asphyxia and Infection. In：Buonocore G, et al. (eds), *Neonatology：A Practical Approach to Neonatal Diseases*. Springer, 2018：1619-1639

参考文献

- Yu JC, et al.：Innate Immunity of Neonates and Infants. *Front Immunol* 2018；**9**：1759 ［PMID：30105028］
- Torow N, et al.：Neonatal mucosal immunology. *Mucosal Immunol* 2017；**10**：5-17 ［PMID：27649929］
- Kollmann TR, et al.：Protecting the Newborn and Young Infant from Infectious Diseases：Lessons from Immune Ontogeny. *Immunity* 2017；**46**：350-363 ［PMID：28329702］
- Okazaki K, et al.：Neonatal asphyxia as an inflammatory disease：Reactive oxygen species and cytokines. *Front Pediatr* 2023；**11**：1070743 ［PMID：36776908］

〈岡崎　薫〉

Chapter 2 培養検査

はじめに

　培養検査は，戦う相手である原因微生物を同定するための唯一の手段であり，抗菌薬を選択するうえで非常に重要である．おろそかにしたり時期を逸したりすると，治療が路頭に迷う．原因微生物の同定は細菌感染の治療の基本であり，もっとも重要な検査である．

　本稿では，各種培養検査の概説，当院での検体の採取手技，必要な検体数・量，培養結果の意義について概説する．

01 血液培養検査

　小児や成人の敗血症と異なり，新生児敗血症は十分に定義されておらず，臨床現場では血液培養結果に基づいて診断されることが多い．通常，無菌であるはずの血液から原因微生物を同定する血液培養検査は，新生児敗血症の診断におけるもっとも標準的で重要な検査である．

a 必要な検体量

　新生児，とくに超低出生体重児は循環血液量が少なく，採血が困難なため，採血可能な検体量が制限される．しかし，血液培養検査では各ボトルで必要な検体量が決められており，それらに準じて適切な量の検体を採取する必要がある．**新生児敗血症を疑った場合，感度を確保するために最低 1.0 mL の検体量が必要である**．検体量 0.5 mL ではコロニー数の低い菌血症を見逃す恐れがある．しかし，体重 1 kg の児の血液 1.0 mL は，体重 60 kg の成人の血液 40 mL に相当する．そのため，最小限の検体量で検査を行いたいが，患者の予後に直結しうる重要な検査であることを考慮すれば，必要十分な検体量を確保することが肝要である．

b 必要な培養ボトルの数

　一般に，コンタミネーションとされる表皮ブドウ球菌（*Staphylococcus epidermidis*）などの細菌でも，免疫機能の不十分な患者においてはカテーテル関連血流感染症の原因微生物となることが少なくない．成人領域では，コンタミネーションの判断のために血液

培養を2セット提出することが必須である．そのため，**新生児においても血液培養は2セット提出することが望ましい**．一方，新生児を対象とした研究で，1.0 mL 以上の血液で血液培養を1セット提出した場合と，15～30分以内に別の部位からもう1セット提出した場合を比較すると，原因微生物の検出率は変わらなかったとの報告もある[1]．しかし，1セットしか提出しなかった場合，それがコンタミネーションかどうかの判断が難しいため，当院では2セット提出している．

c 培養ボトルの選択

新生児を含む小児では嫌気性菌感染症の頻度は低いため，通常は好気培養ボトルを使用する．しかし，腹腔内感染症や頸部膿瘍，口腔内感染症，免疫不全症などを疑う際には，嫌気性菌感染症も考慮した培養ボトルを選択する．

d 必要物品

注射針2本，シリンジ2本，消毒液（ポビドンヨードなど），血液培養ボトル2本．

e 採取の方法

手指衛生を徹底したのち，非滅菌手袋を着用する．血液培養ボトルの穿刺部は，十分にアルコール綿で消毒する．皮膚消毒薬としてポビドンヨード，アルコール，クロルヘキシジンがあるが，当院新生児科では，消毒した部位がわかりやすいため，10%ポビドンヨード綿棒を使用する．以下に，当院新生児科での血液採取の方法を示す．

❶ 10%ポビドンヨード綿棒を使用して，穿刺する血管を中心に内から外にかけて同心円状に2回消毒する（図1）．

❷ ポビドンヨードでの十分な殺菌効果を得るため，2分以上，自然乾燥させる．

❸ 血管を穿刺し，必要十分な検体量を確保する．

❹ 針の汚染に注意しつつ，血液培養ボトルに検体を注入する（針の交換は針刺し事故の危険があるため不要）．

また，NICUでは中心静脈カテーテルを挿入されている患者が多く，カテーテル関連血流感染症を疑うことが多々ある．その際には中心静脈カテーテルのハブを取り外し，10%ポビドンヨード綿棒を2回塗布し自然乾燥させたのちに，シリンジで逆血採血し，血液培養を提出する．

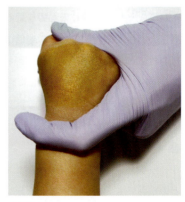

図1 ポビドンヨードによる消毒

f 血液培養提出のタイミング

入院時は，ルーチンで血液培養を1セット提出している．①敗血症が疑われる場合，②入院中に感染症状（無呼吸や高体温，頻脈など）が出現した場合，③白血球数やCRPなど血液検査で感染症が疑われた場合は，2セットの血液培養を提出する．入院から3日以上経過したのちに，前述の①〜③がみられ感染症を疑った場合は，抗菌薬投与前に血液培養を2セット提出する．また抗菌薬を変更する場合も，変更前に血液培養を2セット提出している．

g 血液培養陽性までの時間

新生児早発型敗血症（early-onset sepsis：EOS）では，血液培養提出後24時間までに68%が，36時間までに94%が，48時間までに97%が血液培養陽性となる（図2）[1]．提出した培養が36時間陰性であり，症状がなければ，速やかに抗菌薬投与を中止する．しかしそのためには，速やかな培養陽性報告が必要であり，日頃から細菌検査室と連携しておく．

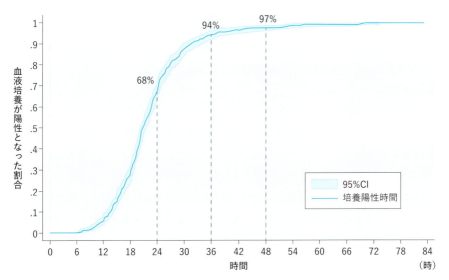

図2　血液培養開始からの時間と血液培養陽性の割合

米国での新生児早発型敗血症では血液培養開始36時間で94%が，48時間で97%が陽性と判明した．
〔Kuzniewicz MW, et al.：Time to Positivity of Neonatal Blood Cultures for Early-onset Sepsis. Pediatr Infect Dis J 2020；39：634-640[1]より一部改変〕

h 染色の意義

血液培養が陽性になると，Gram 染色，PCR 検査，MALDI-TOFMS[※1]（質量分析）で原因微生物の推定・同定を行う．臨床所見とあわせて迅速に原因微生物を推定しうる方法であり，抗菌薬の選択に使用する．

02 髄液培養検査

敗血症と同様，新生児の髄膜炎の初期症状は非典型的で，重症感染症を疑う新生児では細菌性髄膜炎を診断するために髄液培養検査は重要かつ必須の検査である．**血液培養陰性の髄膜炎があることはよく知られており，髄液検査をせずには髄膜炎を否定できない**．そのため，当院新生児科では超低出生体重児であっても積極的に髄液検査を行う（詳細は「髄液検査・尿検査」参照，☞ p.36）．

03 尿培養検査

尿路感染症の確定診断のための検査であり，カテーテルを使用して無菌的に採尿を行う．培養検体として採尿バッグの尿は用いない．膀胱穿刺は簡便であるが，侵襲的であり，近年はほとんど行われていない．また，**生後 72 時間以内の尿路感染症はまれであり，早発型感染症の精査目的での尿検査は不要である**．

a 必要物品

カテーテル，消毒薬（グルコン酸クロルヘキシジンなど），脱脂綿，シリンジ，潤滑ゼリー，滅菌スピッツもしくはカップ，滅菌鑷子または滅菌手袋．

b 採取の方法

外陰部が便などで汚染されていれば，あらかじめ清拭しておく．消毒薬を浸した脱脂綿で外陰部を消毒する．新生児期の男児では真性包茎であることが多く，無理に亀頭を露出しないよう愛護的に処置を行う．滅菌鑷子もしくは滅菌手袋を装着し，潤滑ゼリーを塗布したカテーテルを外尿道口から挿入する．一般的な尿道カテーテルだと，新生児には太いことが多く，当院では栄養カテーテルを用いている．ただし，細いカテーテル

[※1] **MALDI-TOFMS**
MALDI は，Matrix Assisted Laser Desorption/Ionization（マトリックス支援レーザー脱離イオン化法），TOFMS は Time of Flight Mass Spectrometry（飛行時間型質量分析法）の略称．

を挿入する場合は尿道粘膜損傷に注意する．流出してきた尿を滅菌スピッツもしくは滅菌カップに採取する．採取後はカテーテルを抜去する．

c 尿培養提出のタイミング

生後 72 時間以降で感染症を疑う場合は，尿培養を提出する．とくに尿道カテーテル留置中や尿路疾患，18 トリソミーの児では，積極的に尿培養を提出している．尿路感染症の新生児では菌血症の合併が散見されるため，抗菌薬投与前には必ず血液培養も提出する．**ただし，膀胱に尿が貯留していないなど採尿に時間がかかる場合は，採尿のために抗菌薬投与を遅らせてはならない**．

d 尿培養結果の解釈

生後 2〜24 か月の児から無菌的に採取された尿培養から，妥当な原因微生物が原則 $5×10^4$ CFU/mL 以上検出されれば，尿路感染症の確定診断となる．**生後 2 か月未満の乳児では，確定診断の菌量について明確なコンセンサスはない**．$5×10^4$ CFU/mL 未満であっても，尿路感染症として妥当な原因微生物が $1×10^4$ CFU/mL 以上検出され，かつ身体所見上やその他の培養検査などで尿路以外に明らかな感染巣がなければ，尿路感染症と考え治療を行うことが多い．菌が複数検出された場合，原則はコンタミネーションを考える．無菌的にカテーテルで採尿を行っても 2〜12％ でコンタミネーションが生じると報告されており，コンタミネーションなのか，真の感染なのかは，患者の臨床症状や血液培養など，ほかの培養結果を参考に検討する必要がある．

04 気管内吸引痰培養検査

新生児で肺炎などの下気道感染症を疑う場合に，原因微生物を同定するため気管挿管下に行う検査である．

a 必要物品

検体採取容器付きの気管吸引キット（**図3**），吸引チューブ，滅菌手袋．

b 採取の方法

吸引圧が 100 mmHg を超えないことを確認する．挿管チューブの径に対して，適切な径の吸引チューブを選択する．手指消毒し，滅菌手袋を装着する．抜管しないように，呼吸器と気管チューブの接続を外す．吸引カテーテル

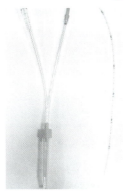

図3 気管内吸引痰培養検査キット

を挿管チューブ先端より＋5 mm深く挿入し，吸引する．吸引後は吸引カテーテルを引き抜く．検体採取時に，吸引カテーテルの先が児の体や保育器などに当たらないように注意する．

c 気管内吸引痰培養提出のタイミング

①呼吸障害を認め，肺炎を疑って気管挿管を行った場合，②挿管管理中の児で人工呼吸器関連肺炎が疑われた場合，に提出する．

d 気管内吸引痰培養結果の解釈

気管挿管直後の気管内吸引痰のGram染色や培養結果が得られれば，肺炎の診断に有用である．しかし，気管挿管後，数日経過している場合は気管チューブ内に細菌が定着しており（保菌），原因微生物としての特異度は低くなる．血液培養で気管内吸引痰培養と同様の菌が陽性となれば原因微生物として疑わしく，同時に提出したほかの培養結果も参考にしつつ，原因微生物として妥当であるかを検討する．

e 吸引痰の評価と染色

喀痰の質の評価として，Geckler分類（表1)[2]がある．喀痰を100倍率の顕微鏡で評価し，1視野あたりの扁平上皮細胞の数と白血球の数によってグループ1〜6に分けて評価する．通常の採痰後の評価では，扁平上皮細胞が少なく，白血球が多いグループである4と5がよい検体とされる．気管内吸引痰を用いる際には，扁平上皮細胞と白血球がともに少ないグループ6も染色や培養に適する．吸引痰の結果をみるときには，その質も考慮に入れる．

表1 Geckler分類

グループ	細胞数（100倍率で1視野あたり）	
	扁平上皮細胞	好中球
1	＞25	＜10
2	＞25	10〜25
3	＞25	＞25
4	10〜25	＞25
5	＜10	＞25
6	＜25	＜25

〔Geckler RW, et al.: Microscopic and bacteriological comparison of paired sputa and transtracheal aspirates. *J Clin Microbiol* 1977；**6**：396-399[2]〕

05 そのほかの培養検査（便，咽頭，外耳道，皮膚，臍培養検査）

当院新生児科では，入院時は血液培養に加え，鼻咽頭（または気管吸引液），外耳道（または臍），皮膚，便の培養を提出している．血液培養から検出されず，これらの複数の検体から同じ原因微生物が検出された場合は，臨床経過や全身状態を考慮して，敗血症として治療することがある．

ⓐ 必要物品
各種培養検体に適したスワブ．

ⓑ 採取の方法
スワブを用いてそれぞれの部位より採取する．

おわりに
　総じて，新生児感染症の治療選択において原因微生物の同定は非常に重要であり，各種培養検査はそのための重要な手段である．採取の際には検査の適正化に留意し，正確な診断と治療に努める．

文献
1) Kuzniewicz MW, et al.：Time to Positivity of Neonatal Blood Cultures for Early-onset Sepsis. *Pediatr Infect Dis J* 2020；**39**：634-640 ［PMID：32379197］
2) Geckler RW, et al.：Microscopic and bacteriological comparison of paired sputa and transtracheal aspirates. *J Clin Microbiol* 1977；**6**：396-399 ［PMID：334796］

参考文献
- Hayes R, et al.：Neonatal sepsis definitions from randomised clinical trials. *Pediatr Res* 2023；**93**：1141-1148 ［PMID：34743180］
- Polin RA, et al.：Management of neonates with suspected or proven early-onset bacterial sepsis. *Pediatrics* 2012；**129**：1006-1015 ［PMID：22547779］
- Mukherjee D, et al.：Postnatal Bacterial Infection. In：Martin RJ, et al.(eds), *Fanaroff and Martin's Neonatal-Perinatal Medicin*, 12th ed, Elsevier, 2024：857-880

（野口裕太）

Chapter 2 血液検査

01 CRP

　CRP（C-reactive protein）は，新生児敗血症の診断補助として有用な急性期反応性蛋白である．肺炎球菌細胞壁に由来するC多糖体と結合する蛋白質であることから名づけられた．炎症性サイトカインのうち，とくにinterleukin（IL）-6による刺激に応答して肝細胞で産生される．IL-6は感染症だけでなく，組織傷害や非感染性の炎症反応によっても産生されるため，CRPは非感染性でも上昇する．CRPの働きとしては，オプソニン作用（細菌に抗体または補体が結合し，好中球などの貪食細胞に異物として取り込まれやすくなること）や補体古典経路の活性化，またFc受容体に結合して食作用の促進や抗体産生を高めるなどの生体防御の役割を担う．

　感染後6〜8時間で増加し，ピークに達するまでに約24時間を要するため，発症早期の感度は十分ではない．新生児敗血症の感度は50〜90％，特異度は85〜95％である（**表1**）．**CRPを連続的に測定することでその有用性が高まり，複数の研究から診断感度75〜98％，特異度90％，陰性的中率99％となることが報告されている．経時的な測定でCRP上昇がなければ細菌性敗血症を否定できると考えられる**が，B群溶血性レンサ球菌（*Streptococcus agalactiae*：GBS）などGram陽性球菌感染や早産児ではCRPが上がりにくいため，注意が必要である．また，IL-6が上昇する絨毛膜羊膜炎母体からの出生や新生児仮死，呼吸窮迫症候群，脳出血，胎便吸引症候群では，非細菌感染によりCRPが上昇することが知られている．CRPは胎盤移行性が非常に低いか，まったく

表1 各炎症マーカーの変動時間，敗血症の診断感度・特異度

検査	増加開始時間	ピークに達する時間	半減期（時間）	感度（％）	特異度（％）
CRP	6〜8	24〜48	19	50〜90	85〜95
PCT	2〜4	6〜8	24	81	79
プレセプシン	2	3	0.5〜1	93	91

表2 CRPの95パーセンタイル値

	生後0時間	12時間	24時間	48時間
正期産児	0.06 mg/dL	0.6 mg/dL	1.0 mg/dL	1.2 mg/dL
早産児	0.06 mg/dL	0.5 mg/dL	1.0 mg/dL	0.9 mg/dL

通過しないとされており，生後のCRP上昇は児自身が産生したものであることを意味する．

新生児期のCRPの正常上限値は1.0 mg/dLとされるが，生後早期は生理的な上昇を示すことが知られている[1]（表2）．

02 プロカルシトニン

プロカルシトニン（procalcitonin：PCT）はカルシトニンの前駆体であり，通常は甲状腺のC細胞で合成される．細菌性敗血症では全身性炎症に伴い，肝細胞やネフロン，単球などによってPCTが産生される．その生理学的な機能は明確ではない．発症後6〜8時間でピークとなり，CRPに比べて早く上昇する点は臨床的な利点である．CRPと同様，生後は生理的な上昇（生後24時間でピーク0.1〜20 ng/mL，生後48〜72時間までに0.5 ng/mL未満の正常値に低下）を示すため，遅発型敗血症と比較して早発型敗血症の感度は低くなる．敗血症の新生児のPCTを調べた16の研究のメタ解析によると，感度81%，特異度79%（表1），血中濃度曲線下面積（area under the curve：AUC）0.87であり，カットオフ値は解析された研究により異なるが，0.5〜1.0 ng/mL以上とするものが多い．

03 プレセプシン

プレセプシンは，2002年にわが国で発見された．Lipopolysaccharide受容体として知られる可溶性CD14が細菌感染などの結果，切断されたものである．CD14に関連する敗血症に特異的なマーカーとして発見され，pre-sepsis-proteinの意味をこめて命名された．プレセプシンの機能はまだ明らかでない．既知のマーカーよりも早期に上昇し，感染から3時間でピークに達し（表1），半減期は30分〜1時間と短い．成人領域のガ

表3 プレセプシンの基準範囲例

	中央値（pg/mL）	5パーセンタイル（pg/mL）	95パーセンタイル（pg/mL）
正期産児	603.5	315	1,178
早産児	620	352	1,370

〔Pugni L, et al.：Presepsin (Soluble CD14 Subtype)：Reference Ranges of a New Sepsis Marker in Term and Preterm Neonates. *PLoS One* 2015；**10**：e0146020[3)]〕

イドラインでは敗血症の診断マーカーとして記載されており，その有用性はCRPやPCT，IL-6と同等以上とされている．**手術など感染を伴わない高サイトカイン血症の影響を受けにくい点が，より感染症に特異的であると考えられる**．新生児領域でもその有用性は報告されており，新生児早発型敗血症の診断におけるプレセプシンの有用性のメタ解析では，感度93％，特異度91％であった[2)]（**表1**）．新生児の基準値は成人より高いことが知られているが，明確なカットオフ値は今後の検討が待たれる．Pugniら[3)]の報告した基準範囲を参考として**表3**に示す．この報告によると，プレセプシンの値は生後早期に生理的な上昇を認め日齢1にピークを示すことや腎機能の影響を受けるとされており，値を修飾する因子には注意が必要である．

04 白血球数（WBC数）

WBC数や白血球分画，絶対好中球数，I/T比（immature to total neutrophils ratio）は，日齢や在胎週数によって変化する．新生児の好中球数に影響を与える因子として，**表4**[1)]に示す項目が報告されている．そのほか，在胎不当過小（small for gestational age：SGA）児や双胎間輸血症候群（twin-to-twin transfusion syndrome：TTTS）の供血児，溶血性疾患が好中球減少の原因として知られている．

新生児の敗血症の診断において，総WBC数の有用性は高くない．WBC 5,000/μL未満は敗血症と相関関係があるとされるが，敗血症症例の初期評価では，半数以上の症例で白血球数が正常であったことが知られている．先天性カンジダ症ではWBC 50,000/μL以上を示すことがしばしばあり，紅斑など皮膚症状の確認が必要である．

好中球数の変化，とくに好中球減少は感染を疑う重要な所見である．新生児は好中球前駆細胞が少なく，骨髄プールも少ないため，感染による動員で容易に枯渇する．好中球数は，在胎28週以降では生後6〜8（12）時間，在胎28週未満では生後24時間でピークに達

表4 新生児の好中球数に影響を及ぼす因子

因子	減少	増加	未熟好中球数の増加	I:T比の上昇	作用期間（時間）
母体の高血圧	++++	−	+	+	72
母親の発熱	−	++	+++	++++	24
6時間以上の分娩時オキシトシン投与	−	++	++	++++	120
仮死（Apger スコア5分値≦5点）	+	++	++	+++	24〜60
胎便吸引症候群	−	++++	+++	++	72
RDSを伴わない気胸	−	++++	++++	++++	24
けいれん（低血糖・仮死・中枢神経系出血を伴わない）	−	+++	+++	++++	24
長時間（4分以上）の啼泣	−	++++	++++	++++	1
無症候性低血糖（≦30 mg/dL）	−	+++	+++	+++	24
溶血性疾患	++	++	+++	++	7〜28日
手術	−	++++	++++	+++	24
高地	−	++++	++++	−	6

【影響を受ける割合】 +：25%未満，++：25〜50%，+++：50〜75%，++++：75〜100%
RDS：呼吸窮迫症候群
〔Weinberg GA, et al.：Chapter39 Laboratory Aids for Diagnosis of Neonatal Sepsis. In: Maldonado, et al.(eds), *Remington and Klein's Infectious Diseases of the Fetus and Newborn Infant*, 9th ed, Elsevier, 2024：1031-1045.e3[1]より一部改変〕

したあと生後72時間までに低下し，安定した数値となる．生後72時間以降の好中球数の5パーセンタイルは，37週以上で2,700 /μL，28〜36週で1,000 /μL，28週未満で1,300 /μLと報告されている（表5）[4]．

桿状好中球を含む未熟な好中球の絶対数は，診断上の価値が乏しい．I/T比は，桿状および後骨髄球，骨髄球といった未熟好中球を総好中球数で除した比率である．生後24時間の正常上限は

表5 生後72〜240時間の新生児好中球数

在胎週数	5パーセンタイル	95パーセンタイル
37週以上	2,700 /μL	13,000 /μL
28〜36週	1,000 /μL	12,500 /μL
28週未満	1,300 /μL	15,300 /μL

〔Benjamin JT, et al.：Chapter71 Neonatal Leukocyte Physiology and Disorders. In：Gleason CA, et al.(eds), *Avery's Diseases of the Newborn*, 11 th ed, Elsevier, 2024：1033-1044[4]〕

0.2〜0.4，生後60時間までで0.12に減少する．I/T比0.2以上の場合は感染を疑うが，感度60〜90%，特異度50〜75%程度である．**陰性的中率は，報告によっては98%と非常に高く，感染の存在の否定には有用である**．

05 血小板

血小板減少は敗血症に特異的な事象ではなく，ある研究では菌血症の82%で血小板数15万〜40万/μLと正常であり，早発型敗血症の予測感度は4%であった．しかし細菌感染による血小板減少は，細菌や細菌の産生物が血小板や血管内皮に作用して凝集や接着を亢進させることや，免疫機構により血小板破壊が亢進することによって生じると考えられており，原因不明の血小板減少を認めた場合には感染の有無を評価をする必要がある．

06 APRスコア

APR（acute phase reactants）は感染症などの炎症に伴い，肝臓で産生される蛋白質である．APRスコアは，それらのうちCRP，α_1-acid glycoprotein（α_1AG，AGP），haptoglobin（Hp）の3種類の検査値で，それぞれを0または1点とし，計0〜3点でスコアリングを行って新生児感染症のスクリーニングに用いるものである．後藤らが，その有用性を1980年代に報告している[5]．近年ではAPRスコアに関連した報告は少ないため，本稿ではその基準などは省略する．原著を参照されたい．

文献

1) Weinberg GA, et al.：Chapter39 Laboratory Aids for Diagnosis of Neonatal Sepsis. In：Maldonado Y, et al.(eds), *Remington and Klein's Infectious Diseases of the Fetus and Newborn Infant*, 9th ed, Elsevier, 2024：1031-1045.e3

2) Poggi C, et al.：Presepsin for the Diagnosis of Neonatal Early-Onset Sepsis：A Systematic Review and Meta-analysis. *JAMA Pediatr* 2022；**176**：750-758 ［PMID：35639395］

3) Pugni L, et al.：Presepsin (Soluble CD14 Subtype)：Reference Ranges of a New Sepsis Marker in Term and Preterm Neonates. *PLoS One* 2015；**10**：e0146020 ［PMID：26720209］

4) Benjamin JT, et al.：Chapter71 Neonatal Leukocyte Physiology and Disorders. In：Gleason CA, et al.(eds), *Avery's Diseases of the Newborn,* 11 th ed, Elsevier, 2024：1033-1044

5) 後藤玄夫：APR-Sc の新生児感染症に対する信憑性と NICU における臨床的応用．小児科臨床 1988；**41**：1709-1717

（大隅敬太）

 Q&A

 新生児の感染症の検査として，どの検査がベストですか？

 　前述のとおり，いずれか1つの検査を最良のものとして選択することは困難です．敗血症を見逃さないための検査としては高い感度（98％以上）が求められます．今後，有望と考えられている検査として，PCR などの核酸増幅検査があげられます．これらの結果は，現時点では6〜8時間で得られ，母体に抗菌薬が投与され血液培養が陰性の新生児早発型敗血症の診断にも使用できる可能性があります．しかし，その感度はいまだ十分でなく，血液中の病原体に対する核酸増幅検査は，診断のゴールドスタンダードである血液培養と比較したときに，感度90％，特異度96％であると報告されています．早発型敗血症の有病率が2％とすると，検査を受けた新生児1,000人のうち敗血症の2例は見逃され，39人は抗菌薬による過剰治療を受けることになります．感染症の診断において，現在でも病歴や身体所見，not doing well など臨床的な印象の優位性は揺らがないものです．臨床所見と検査の組み合わせ，場合によっては経時的な臨床検査のモニタリングも組み合わせて行うことが，現時点の治療の意思決定にもっとも寄与するものであると考えられます．

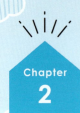

Chapter 2 髄液検査・尿検査

01 髄液検査の適応

　新生児髄膜炎の症状は，高体温，低体温，活気低下，けいれん，経口哺乳不良，嘔吐，呼吸障害など多岐にわたる．**新生児の髄膜炎と髄膜炎を伴わない敗血症を臨床症状のみで区別することは難しいため，髄膜炎の診断には髄液検査が必要である**．血液培養が陰性であっても，髄液培養のみが陽性になることもある．当院で過去7年間に髄液検査を実施した654例のうち，8例が細菌性髄膜炎と診断された．その8例中4例で血液培養が陰性であり，このことから髄膜炎の診断には髄液検査が重要であることが示唆される．また髄液検査で持続的に培養が陽性となる場合には，脳膿瘍などを鑑別する必要がある[1]．

02 髄液検査のタイミング

　髄膜炎を疑った場合には髄液検査が必要だが，**髄液検査を施行するために治療開始が遅れてはならない**．髄液検査を行うのにある程度時間を要する場合は，血液培養などを採取してから抗菌薬投与を行い，そのあとに腰椎穿刺を行う．細菌性髄膜炎では血液培養の陽性率は高いため，抗菌薬投与前に必ず血液培養を採取する．また髄液検査を行う際には，呼吸循環が安定しており，頭蓋内圧亢進所見，重度の出血傾向，腰部の脊髄髄膜瘤などの腰椎異常がないかを確認する必要がある．

03 髄液検査前にCTが必要か？

　意識障害，神経巣症状（新生児では麻痺），けいれん，乳頭浮腫などの頭蓋内圧亢進所見がある場合には，腰椎穿刺を行う前に頭部CT検査が推奨される．ただし新生児の場合，呼吸や循環障害があるときにCT検査は困難である．髄膜炎を疑った場合，ルーチンでCT検査を行う必要はないが，前述の症状には注意が必要である．

04 髄液検査の解釈方法

　新生児の場合，乳児よりも髄液中の細胞数が多く，日齢や出生体重によって髄液の正常値が異なるため解釈には注意する（表1）[1,2]．また，出生後早期のほうが生後1週間以降よりも細胞数が高いことが報告されている．髄液中の血糖が20 mg/dL未満という所見は感度44%であり，細菌性髄膜炎であっても髄液中の血糖値が低くない場合もある．また髄膜炎の診断において，細胞数が1〜8/mm^{3}の場合の感度が97%，特異度は11%であり，細胞数100/mm^{3}以上の場合の感度は66%，特異度は94%である（表2）[1]．**細胞数が極端に多い場合は診断に有用だが，そうでない場合は信頼性は高くない**．当院では細胞数のカットオフ値を5/mm^{3}程度としており，炎症所見や全身状態と合わせて総合

表1 髄液の正常値と各種髄膜炎の髄液所見

項目	正常値				細菌性髄膜炎	ウイルス性髄膜炎
	早産児		正期産児			
細胞数 (/mm^2)	3 (1〜6)[*1]	16[*2]	3 (1〜6)[*1]	26[*2]	1,000〜5,000	100〜1,000
髄液蛋白 (mg/dL)	100 (79〜131)[*1]	203[*2]	74 (54〜96)[*1]	159[*2]	100〜500	50〜100
髄液糖 (mg/dL)	49 (42〜62)[*1]	33[*2]	51 (44〜57)[*1]	36[*2]	≦ 40	正常値

[*1] 中央値(四分位範囲)，[*2] 90% tile

〔Gordon SM, et al.：Meningitis. In：Maldonado YA, et al.(eds), *Remington and Klein's Infectious Diseases of the Fetus and Newborn Infant*, 9th ed, Elsevier, 233-254[1]／Welch H, et al.：Lumber puncture and cerebrospinal fluid analysis. *Hanndb Clin Neurol* 2010；**96**：31-49[2]〕

表2 髄液検査結果別の感度特異度

	項目	感度 %（95%信頼区間）	特異度 %（95%信頼区間）
細胞数 (/mm^2)	1〜8	97 (88〜99)	11 (10〜12)
	9〜21	83 (71〜91)	61 (60〜63)
	22〜100	79 (67〜89)	81 (80〜82)
	>100	66 (52〜78)	94 (93〜95)
髄液糖 (mg/dL)	<20	44 (30〜58)	98 (97〜99)
	20〜60	89 (78〜96)	20 (18〜21)

〔Gordon SM, et al.：Meningitis. In：Maldonado YA, et al.(eds), *Remington and Klein's Infectious Diseases of the Fetus and Newborn Infant*, 9th ed, Elsevier, 233-254[1]〕

的に判断する．また**髄膜炎に罹患していた場合でも，検査を行ったタイミングによっては細胞数が正常であることもあるため，検査結果の解釈は慎重に行う必要がある**．細菌性髄膜炎を疑う場合には，髄液培養の検査結果が出るまで抗菌薬投与を行う．当院では，細胞数が上昇している場合にはPCR検査を行っている．

05 髄液検査の実際

腰椎穿刺を行う際には，検査の必要性とリスクについて説明し，保護者の同意を得たうえで行うことが望ましい．また検査中に無呼吸や徐脈などのバイタルサインの変化を伴うことがあるため，心電図モニターやパルスオキシメータを装着した状態で検査を行う．

準備物品

マスク，帽子，滅菌手袋，穴開きシーツ，滅菌ガーゼ，ポビドンヨード，穿刺針，スピッツ（髄液一般検査用，髄液培養，保存用），綿球，鑷子，モニター，酸素やバッグなどの蘇生物品．

体位

患者は側臥位とし，足は屈曲位をとる（図1）．両肩甲骨を結んだ軸と，骨盤の左右軸が処置台に対して垂直になるように体位を調整する．頸部を強く前屈させると気道が閉塞するリスクがあるため，注意が必要である．

図1 腰椎穿刺の体位（上から見たところ）

穿刺位置の確認

脊髄を損傷しないように，第3〜4，4〜5腰椎の棘突起間で穿刺を行う（図2）．

穿刺

ポビドンヨードを用いて，穿刺部を中心に広く消毒する．左手で第3あるいは第4腰椎の棘突起を確認し，その尾側を穿刺する．髄液が流出してきたことを確認し，必要に応じて髄液圧を測定する．3〜4本の滅菌スピッツに髄液を採取する．

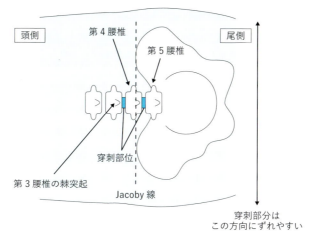

図2 穿刺部位

e 穿刺後

　検体採取後，抜針し，滅菌ガーゼで穿刺部を圧迫する．スパイナル針を用いた場合には，必ずスタイレットを戻してから抜針する．穿刺部からの出血がないことを確認し，仰臥位で管理して1時間程度は安静を保つ．

06 尿検査の適応

　新生児尿路感染症の症状は，高体温，低体温，黄疸，嘔吐，経口哺乳不良，呼吸障害などであり，これらの症状は非特異的であるため，原因精査のためには尿検査が必要である．ただし，生後72時間以内の早発型菌血症を疑う場合は，尿路感染症に罹患している確率はきわめて低いため，ルーチンで尿検査を行う必要はない．生後72時間以内に尿を採取し，尿培養が陽性になった場合は，単独の尿路感染症ではなく重度の菌血症を反映している可能性が高い[3]．

07 尿検査結果の解釈方法

a 尿定性検査

　白血球エステラーゼは尿路感染症を示唆するが，非特異的である．一方，亜硝酸塩検査は特異性が高く，亜硝酸塩が陽性の場合は尿路感染症の可能性が高いことを示してい

る．ただし，検出可能な量の亜硝酸塩を蓄積するには膀胱内に尿が4時間以上貯まらなければならないため，偽陰性となることが多い．したがって，亜硝酸塩検査が陰性だとしても尿路感染症は除外できない．また亜硝酸塩還元酵素を有している大腸菌（*Escherichia coli*），クレブシエラ（*Klebsiella* spp.），緑膿菌（*Pseudomonas aeruginosa*）などでは亜硝酸塩が陽性になるが，亜硝酸塩還元酵素を有していない腸球菌やB群溶血性レンサ球菌（*Streptococcus agalactiae*）などでは陰性になる．

b 尿顕微鏡検査

尿の遠心分離サンプルを用いて，白血球と細菌について検査を行う．標準的な顕微鏡検査において，膿尿は5 WBC/高倍率視野と定義され，細菌尿は高倍率視野あたりに細菌が検出されるときと定義される．

c 尿培養検査

新生児の尿路感染症では，尿培養結果について明確な診断基準はない．培養結果が「＞50,000 CFU/mL」または「膿尿かつ＞10,000 CFU/mL」のいずれかである場合に，尿路感染症が考えられる．

08 尿検査の実際

a 尿パック

陰部の皮膚を清拭し，乾燥させてから尿パックを貼る．簡便ではあるが，尿培養の採取には適さない．

b カテーテル尿

陰部を消毒し，カテーテルを挿入する．尿道損傷や感染のリスクもあるため，手技は慎重に行う必要がある．尿培養検査では，カテーテル尿を提出する．

c 膀胱穿刺

超音波検査で膀胱の位置を確認し，経腹的に穿刺を行う．この方法は侵襲が高く，実際に行われることはきわめてまれである．

文献

1) Gordon SM, et al.：Meningitis. In：Maldonado Y, et al.(eds), *Remington and Klein's Infectious Diseases of the Fetus and Newborn Infant*, 9th ed, Elsevier, 2024：233-254
2) Welch H, et al.：Lumber puncture and cerebrospinal fluid analysis. *Handb Clin Neurol* 2010；**96**：31-49［PMID:20109673］
3) Same RG, et al.：Bacterial infections of the urinary tract. In：Maldonado Y, et al.(eds), *Remington and Klein's Infectious Diseases of the Fetus and Newborn Infant*, 9th ed, Elsevier, 2024；274-285
4) Gardner DJ, et al.：Intraspinal epidermoid tumour：late complication of lumbar puncture. *CMAJ* 1989；**141**：223-225［PMID：2752348］
5) Schor NF, et al.：Neurologic Evaluation. *Nelson Textbook of Pediatrics*, 21st ed, Elsevier, 2019；3053-3063

（福井加奈）

Q&A

 髄液採取には23G針を使用しますか？スパイナル針を使用しますか？

 　23G針を使用すると，内筒がないため合併症として類上皮嚢腫を発症するおそれがあります．類上皮嚢腫に伴う背部痛や神経所見は，検査の数年後に出現する場合もあります[4]．類上皮嚢腫の発症率はきわめて低いですが，発症した場合は外科的切除術が必要となるため，可能な限り内筒のついたスパイナル針を用いることが望ましいとされています[5]．当院では現在，スパイナル針を導入しています．

Chapter 2　画像検査

01　新生児感染症診療における画像検査の位置づけ

　画像検査は，感染臓器の診断や感染巣の広がりを評価する際に行うが，よほどの達人でなければ画像検査だけで正確な診断をすることは難しい．その一方で，新生児の身体所見を正確にとることは難しく，感染症診断における画像検査の重要度は大きい．そのため画像検査の目的は，臨床症状や血液検査結果に加えて，より精度の高い感染症診療を行うための情報を得ることである．**検査方法は，①感染臓器の同定，②感染症の重症度や治療経過のフォローアップ，③病原体の推定，など目的によって選択する**．感染源がはっきりしないときには画像検査を積極的に行う（表1，表2，表3）．

　画像検査は，下記の3点に留意したうえで，各画像検査の特性を踏まえて選択する．

a 診断？モニタリング？

　X線や超音波検査はベッドサイドで繰り返し行うことができるため，モニタリングに有用である．一方で，MRI検査や造影CT検査は診断に有効であるが，検査の手間や侵襲性から日常的なモニタリングとしては使用しにくい．

b 対象臓器

　超音波検査は体表に近い臓器や実質臓器の膿瘍の評価に有用である．しかし，骨髄炎などの場合は超音波検査のみで診断することは難しい．深部膿瘍には造影CTやMRI検査を検討する．

c 造影する？しない？

　感染巣の血流が増加するので，造影検査は有用である．しかし新生児，とくに早産児は腎機能が未熟なため，原則として造影剤の使用は慎重になるべきである．当院では生後1週間以内の児に造影剤を使用することはほとんどない．

02　超音波検査（エコー検査）

　新生児期は体格が小さいので，超音波検査によって診断からモニタリングまである程

表1 画像検査方法のメリットとデメリットと，評価臓器への適応

	X線検査	超音波検査	CT検査	MRI検査
メリット	■ 被曝が少ない ■ 検査が短時間 ■ 全体像をとらえやすい ■ 繰り返し行える	■ 被曝のリスクなし ■ ベッドサイドで可 ■ 繰り返し行える ■ 微小病変の検出可 ■ 動きや血流の評価可	■ 検査が短時間 ■ 空間的解像度が高い ■ 鎮静が不要 ■ 石灰化病変を評価しやすい	■ 被曝のリスクなし ■ 軟部組織や脳組織の評価によい
デメリット	■ 局所病変を評価しにくい ■ 動的評価ができない	■ 術者の技量に依存 ■ 患者負担あり ■ 評価不能領域あり（大脳表面，腸管ガスの裏側，など） ■ 全体像をとらえにくい	■ 被曝量が多い ■ 繰り返し検査困難 ■ 動的評価ができない ■ 造影剤に注意（腎機能障害，容量負荷，など）	■ 検査に時間がかかる ■ 新生児は鎮静が必要 ■ 磁気に注意（医療デバイスなど） ■ 造影剤に注意（腎機能障害，容量負荷，など）
臓器	適応			
脳	×	△	○	○
肺	○	△	○	×
肝臓	×	○	○	○
腎臓	×	○	○	○
腸	○	△	○	×
骨	△	△	△	○

○：とても有効，△：部分的に有効，×：検査方法として適さない

表2 ウイルス感染症の推定の一助となる画像所見

	超音波検査	CT	MRI
サイトメガロウイルス感染症	左右対称性の上衣下（偽）囊胞 脳室拡大 脳室周囲に散在する石灰化 lenticulostriate vasculopathy	脳内石灰化 脳室拡大 大脳皮質形成異常 小脳低形成	脳内石灰化 脳室拡大 大脳皮質形成異常 小脳低形成 大脳白質信号異常
トキソプラズマ症	脳内石灰化 脳室拡大 水頭症	脳内石灰化 脳室拡大 水頭症	脳内石灰化 脳室拡大 水頭症
単純ヘルペスウイルス感染症	水頭症 脳内石灰化	水頭症 脳内石灰化	脳炎所見 水頭症 脳内石灰化
風疹	心奇形	−	−

表3 感染臓器と画像検査

	X線検査	超音波検査	CT
肺炎	局所的な consolidation	consolidation dynamic airbronchogram	consolidation
髄膜炎	−	脳膿瘍の評価 髄膜炎後水頭症の評価	造影 CT で脳膿瘍の合併を評価
膿瘍	−	肥厚した壁で囲まれた低エコーの領域 内部にデブリスがみられることがある	造影 CT で周囲に造影効果を認める低吸収域
壊死性腸炎	腸管拡張 腸管気腫 門脈気腫	腸蠕動の消失 腹水 腸管壁の肥厚	−
うっ滞性腸炎	キャリバーチェンジを伴う腸管拡張	腸液の to and fro 腸管壁の肥厚 腸蠕動の低下 便塞栓（ミルクカード症候群）	
心内膜炎	心拡大	心内の疣贅	造影 CT での疣贅
骨髄炎	骨透亮像 骨融解像 ※急性期は所見なし	骨皮質の破壊像 骨外に進展する余剰な軟部組織 血流シグナルの亢進	−

度可能である．そのため，感染症を疑った場合はまず超音波検査やX線撮影を行うことが多い．その後，他の画像検査を追加するか検討する．しかし，超音波検査は感度や特異度が術者の技量によるところが大きい．

　超音波検査を考慮する疾患としては，脳膿瘍，感染性心内膜炎，肝膿瘍，腎膿瘍，腹腔内膿瘍，皮下膿瘍，腸炎があげられる．

MRI	検査の注意点
–	画像検査だけで誤嚥性肺炎か細菌性肺炎かを診断することは困難
治療終了近くで造影 MRI にて脳膿瘍の有無を評価 脳室周囲炎が見つかることもある 梗塞/壊死巣の評価	診断は髄液検査で行うが，治療期間の決定や合併症の評価で画像検査が必要となる
拡散強調像と造影 MRI	超音波検査では腫瘍との鑑別が必要になり，超音波検査で経時的な病変の形態や内部性状の変化をフォローアップすることが診断の助けとなる
–	free air を疑ったときはためらわずに側面像（cross table）を撮像する．経時的に悪化していくので，密に所見をフォローアップして診断を遅らせないようにする
–	便量が著明に減少することが診断の助けとなる．ミルクカードの場合，排便時に白い硬便が出ることがある
–	持続菌血症の際に評価する必要がある．また疣贅が確認された場合，bacterial embolus の可能性を考慮した全身評価が必要になる
超急性期の骨髄炎評価 慢性骨髄炎の有無を評価	病初期に X 線検査で病変を描出することはできない．骨髄炎を疑っていない限り，通常の X 線検査では骨病変を見落とすことが多く，X 線検査を評価する際には左右差がないかをつねに意識することが，診断の遅れを防ぐ一助となる

a 観察したい臓器に合わせてプローブを選択する

表4 に，プローブの種類とおもな対象臓器を示す．

一般的に，高周波であるほど解像度が上がるが，深部の描出ができなくなる．しかし新生児の場合，体格が小さいので，肝臓や腎臓もある程度はリニア型で観察が可能である．**コンベックス型で病変を見つけた際にはリニア型でも評価すると，より高い分解能で評価することができる**．

表4 プローブの種類

	おもな特徴	おもな対象臓器
コンベックス型	接地面が広く，浅い視野，深い視野のどちらも広く観察できる	肝臓や腎臓など深部臓器
リニア型	接地面が広く，浅い視野を広く良好な分解能で観察できる	骨や肺など体表から近い臓器
セクター型	接地面が小さく，浅い視野は狭いが，深部の視野を広く観察できる	心臓，大血管

b 観察，計測するときの目印を決める

血管などを目印にして，毎回同じ場所で評価できるよう努める．

c 検査中の患者の状態に注意する

重症患者では超音波検査も侵襲となる．肺高血圧の進行や循環動態が不安定になることもある．挿管中患者では気管内吸引のタイミングの遅れや抜管に注意する．

d 画像所見の共有

超音波検査は再現性の担保が難しく，画像を記録しておいたとしても得られる情報は断片的なものとなる．そのため，**ベッドサイドで複数人の医師が直接，画面を共有しながら検査を行うことが望ましい**．

03 X線検査

簡便で全体像を俯瞰した評価に優れているが，被曝の問題や局在する病変の描出は難しい．

X線検査を考慮する疾患としては，肺炎，腸炎，骨髄炎（病変の出現には1週間程度かかる）があげられる．撮影の注意点として，まずは「正しい姿勢やタイミングで撮影できているか」を評価する．とくに胸部X線では，吸気で撮影できているかは読影に重要である．また，胸腹部でまとめて撮影することもあるが，その場合は焦点を胸部X線検査と同じ部位にする．焦点が腹部にあると，肺野は下から見上げたようになるため，評価には注意が必要である．必要に応じて**医師もX線の撮影に立ち会い，吸気か呼気か，首の位置はどうかなどを確認し，評価したい領域や目的を放射線技師と十分に共有する**．また撮影時には，眼を遮蔽する．

04 CT 検査

断層画像を用いた深部臓器の評価を短時間で行うことができる．

CT 検査を考慮する疾患としては，肺炎，脳膿瘍，肝膿瘍，腎膿瘍，腹腔内膿瘍，皮下膿瘍，壊死性筋膜炎，腸炎があげられる．

撮影の際にもっとも注意すべきは，いかに被曝量を減らすかである．検査すべき臓器を絞り，放射線科の医師や技師と十分に協議したうえで，被曝量が最小限になるよう努める．また検査時間は短いため，造影 CT を行ったとしても，薬剤を使用した鎮静が必要となることはまれである．**実際には，MRI 検査ができないときにやむを得ず CT 検査を用いることが多い**．

05 MRI 検査

断層画像を用いた深部臓器の評価が可能で，撮影条件により軟部組織のさまざまな評価が可能である．心臓や肺，腸管など動いている臓器の評価は苦手である．

MRI 検査を考慮する疾患としては，脳膿瘍，細菌性髄膜炎，肝膿瘍，腎膿瘍，皮下膿瘍，骨髄炎があげられる．

MRI 検査の注意点として，新生児では体内デバイスなどで MRI 検査ができないことはほとんどないが，神経調節性換気補助（neurally adjusted ventilatory assist：NAVA）の際に使用する Edi カテーテルは MRI では使用できない．薬物鎮静がほぼ必須であり，本人の状態によっては気道確保も考慮される．当院ではまずトリクロールシロップを使用し，それで鎮静不十分であれば静脈鎮静に切り替えている．検査時間が長いので，本人の状態によっては検査自体ができない．また，造影剤の影響は CT よりも MRI のほうが大きいので，造影 MRI のハードルはより高くなる．

06 肺超音波検査

近年，成人・小児において，肺超音波検査が臨床の各局面で行われるようになってきた．成人では，肺超音波検査の肺炎診断の感度は 90〜97％，特異度は 94〜99％ と，CT 検査とほぼ同等の診断精度という報告もある．

表5 肺炎時に出現しうる所見

超音波画像	所見
consolidation	■ 含気不良な領域が低エコーな固形組織のように見える． ■ consolidation 内には，微小で枝分かれした高輝度の気管支影が点在することがある． ■ consolidation 内の気管支影が動かない場合は，無気肺の可能性がある．
dynamic airbronchogram	■ 高エコーの物質が呼吸に合わせて動く様子．
複数のBライン	■ 胸膜ラインから深部に延びる高輝度線状陰影が，2本の肋骨の間に3本以上みられる場合は，肺に水を多く含んだ肺炎や肺水腫といった病態が想定される．
胸膜ラインの異常	■ 不規則で肥厚した胸膜（胸膜に炎症がある状態）．
lung sliding の減弱または消失	■ 正常時にみられる，胸膜ラインが呼吸性に動いてみえる lung sliding が消失する．
胸水貯留	■ 胸腔のエコーフリースペースとして描出される．

a 使用プローブ

8〜12 MHz のリニア型プローブを用いる．

b 検査範囲

検査範囲についてはいくつかのモデルがあるのが現状だが，肺野全体を評価するために，①upper BLUE point（胸骨脇線と前腋窩線の間の上側），②lower BLUE point（胸骨脇線と前腋窩線の間の下側），③PLAPS point（前腋窩線と後腋窩線の間），の3区画に分けて評価する．

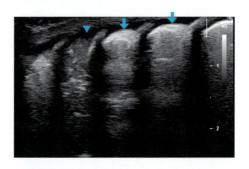

図1 肺超音波検査でみた consolidation
肋間から正常な肺（↓）と，内部に高輝度な airbronchogram を伴う低エコー領域（▼）を認める．

c 検査所見

肺炎は，胎便吸引症候群（meconium aspiration syndrome：MAS）や呼吸窮迫症候群（respiratory distress syndrome：RDS）と所見が似ている（図1，表5）．

d 注意点

肺超音波検査は胸膜に達して，肋骨間から観察可能な病変しか評価できない．

（有山雄太）

Chapter 3 新生児の薬物動態の発達的変化

01 年齢による薬物動態の違い

　薬物開発において小児期は，①早産児（在胎37週未満の児），②正期産新生児（生後28日未満の児），③乳幼児（28日〜23か月の児），④児童（2〜11歳の児），⑤青少年（12〜16または18歳），として区分されている．12歳以上はほぼ成人と同じ生理機能とみなせる．早産児は在胎22週から治療対象となり，とくに在胎28週未満の児の薬物動態（体の中にどう薬物が吸収され，分布し，代謝・排泄されるか）については不明な点が多く，注意が必要である．また正期産児においてでさえも，**生後早期の適応過程の時期においては，とくに代謝吸収機能のみならず，循環系においても劇的に変動しており（静脈管，動脈管，卵円孔閉鎖など），薬物動態を考えるにあたっては検討が必要である**．新生児においては，その未熟性や体組成の違いなどから薬物動態が成人や年長小児と異なる．また薬物動態は薬の特徴によっても変わるため，成人や小児の適正な投与量から一律に新生児の投与量を決めることはできない．

　新生児の薬物動態を考えるにあたり，①薬がどのくらい体に入り（吸収），②どのくらいの血中濃度になり（分布），③どのように分解され（代謝），④どのくらい出ていくか（排泄），の4つの項目について考えていく（図1）．

吸収

　経口投与される場合，新生児期は胃内のpHが比較的高く，胃酸の分泌が少ない点に注意が必要である．ペニシリンG® などの酸に不安定な薬物の生態利用率は高くなり，弱酸のフェノバルビタールなどは血中濃度維持のために多くの量を必要とする．また消化管からの吸収を考える際には，新生児では肝臓での代謝が未熟なため，first pass効果による不活化が少なく血中濃度が上がりやすいかもしれないが，直腸の蠕動運動が成人に比べて多いので，坐剤などの吸収は不安定になりやすい．消化管の蠕動運動は乳児期早期に発達するといわれているが，薬の吸収における発達的変化について総合的に評価した研究は少ない．また経皮投与の場合，新生児，とくに早産児は皮膚の角質層が薄いため，皮膚からの吸収が亢進することが考えられるし，体表面積が大きいことも影響を

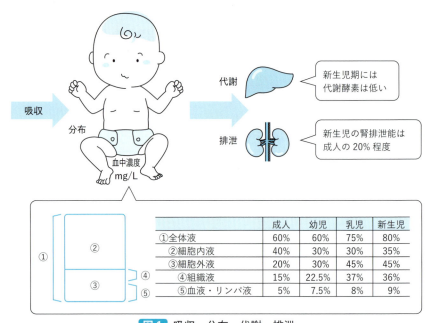

図1 吸収・分布・代謝・排泄
薬物の蛋白結合率が高いほど血中にとどまりやすく,低いと全体液に分布する.

受けやすく,局所投与された薬の影響は成人より大きいことが予想される.また骨格筋の血流量が少なく筋収縮が不十分なため,筋肉内投与の吸収率が低下するかもしれないが,筋肉内毛細血管密度は高いため,埋め合わされる可能性もある.局所効果をねらっての経気道投与も多く行われているが,ステロイド吸入によりコルチゾールの抑制が起こることが示されており,全身曝露も起こりうる.しかし,投与に用いられるデバイスによっては予定量が投与されないことも示されており,注意が必要である.

b 分布

年齢による体の構造変化は,薬物が分布する物理学的スペースにも影響する.**新生児の総水分量は体重あたり80%と,成人(60%)に比べて多く,とくに細胞外液は成人の約2倍の45%を占めており,体重あたり同じ投与量でも血中濃度は上がりにくい**(見かけ上の分布容積が大きい).しかし,酸性の薬物はアルブミンと,アルカリ性の薬物はα_1-酸性糖蛋白と結合するが,新生児ではその蛋白濃度が低いため,薬効ともっとも関係する遊離薬物濃度が高値となる.たとえばフェニトインなどは蛋白結合率が高いため,アルブミンが低値であると総血中濃度が低くても遊離薬物濃度が高く,効

果が十分あることも経験される．この**蛋白結合率が高いほど血管内にとどまりやすく，分布容積は小さく血中濃度が高くなる**．一方，蛋白結合率が低い場合は細胞外液・内液に分布しやすく，分布容積が大きくなり血中濃度は上がりにくい．黄疸を呈する新生児で問題になるのは，アルブミンと結合している非抱合ビリルビンと，その結合を競合してビリルビンを遊離させる薬物（displacer 薬）の存在である（セフトリアキソンやスルファメトキサゾールなど）．生後早期で血中ビリルビンが高値であるときに，アルブミンの結合部位を競合する薬剤を使用する際には，薬物による displacement 作用により遊離ビリルビンが増加し，核黄疸（ビリルビン脳症）を発症させる可能性があることを念頭におかなくてはならない．ビリルビン高値のとき，また低アルブミン血症時には displaser 薬の使用をひかえるようにし，使用せざる得ないときにはアンバウンドビリルビンを測定するなど，十分注意する必要がある．脂溶性薬物が分布しやすい脳の体全体組織に対する割合は，成人に比べ，新生児では 6 倍と非常に大きいことも特徴の 1 つである．

c 代謝

薬物の代謝はおもに肝臓で行われる．それらは酸化，還元，加水分解からなる第 1 相反応と，抱合反応からなる第 2 相反応がある．その個人差は，成長や発達とともに疾患，環境，遺伝子を含む多くの因子に依存する．

第 1 相反応の酵素であるシトクローム P450（cytochrome P450：CYP）は分子種によって，その発現が大いに変化するが，活性は大まかに，胎児期は成人の約 20％で，生後，漸次上昇し，乳児期後半には成人に近い活性をもつようになる．胎児の肝臓で発現している CYP3A7 は出生直後がピークで，その後は速やかに低下し消失する．この酵素は胎児期に，デヒドロエピアンドロステロンサルフェート（dehydroepiandrosterone sulfate：DHEA-S）や催奇形性のあるレチノイン酸などを解毒することで胎児を守っている可能性がある．出生後数時間で CYP2E1 の活性が急激に上昇し，CYP3A4 と CYP2C が生後 1 週間のうちに上昇するのに対し，CYP1A2 は生後 1〜3 か月頃より上昇する（図2）[1]．

一方，第 2 相反応のグルクロン酸抱合酵素である UGT1A1 は，出生時には成人の約 1％程度の活性しかなく，生後約 100 日で成人の活性に近くなる．UGT1A3 は新生児期に成人の約 30％の活性があり，一方，アセトアミノフェンのグルクロン酸抱合に関与する UGT1A6 は新生児期にはわずかな活性が認められるに過ぎない．また UGT2B はクロラムフェニコールの抱合に関与するが，その発現は遅く，gray 症候群の原因とされ

ている．モルフィンの抱合に関与するUGT2B7は，胎児期には成人の10〜20%と一定で，生後，急速に上昇し，2〜6か月で成人値に達する（表1）[1]．また，そのほかの第2相反応に関与する酵素として，硫酸転移酵素，エポキシヒドロラーゼ，グルタチオンS-転移酵素などがある．

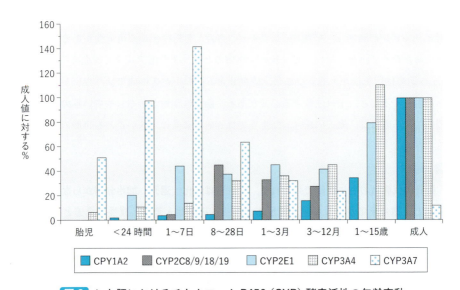

図2 ヒト肝におけるチトクロームP450（CYP）酵素活性の年齢変動
〔Alcorn J, et al.: Ontogeny of hepatic and renal systemic clearance pathways in infants: part I. *Clin Pharmacokinet* 2002；41：959-998[1]より一部改変〕

表1 Uridine 5'-diphosphate glucuronosyltransferases(UGTs)の発達変化

UGT酵素	胎児	新生児	2か月以降	3〜6か月
1A1	非常に低い	大きく増加する	—	成人レベルに到達
1A3	成人の30%	成人の30%	—	—
1A6	成人の1〜10%	成人の10%	—	成人の50%
2B7	成人の10〜20%	—	成人レベル	—
2B17	成人の10%未満	成人の10%	—	—

〔Alcorn J, et al.: Ontogeny of hepatic and renal systemic clearance pathways in infants: part I. *Clin Pharmacokinet* 2002；41：959-998[1]より一部改変〕

d 排泄

 排泄とは，薬物を直接，またはその代謝物として体外に排出する重要なプロセスである．排泄は通常，腎経路（尿）または肝経路（胆汁）で行われるが，多くの経路で排出される可能性もある．

 腎機能の成熟はダイナミックで，胎児の臓器形成期に始まり，小児期に完成する．糸球体濾過量（glomerular filtration rate：GFR）の発達的増加は糸球体形成によるものであり，妊娠9週から始まり在胎36週には完成するといわれている．正期産児のGFRは21 mL/分/1.73 m^2 と成人の約20％程度であるが，生後，体血圧の上昇と腎血管抵抗の低下による腎血流量の増加や，生後のヘマトクリット低下などによって急激に増加し，生後2週で倍近くまで増加し，1～2歳で成人レベルに達するといわれている．同様に，尿細管分泌は出生時には未熟で，生後1年で成人レベルに達するといわれている．成人では腎機能の指標として血清クレアチニンを使用することが多いが，新生児早期は血清クレアチニン値は母体からの影響を大きく受けており，それを加味した判断が必要である．

 新生児への薬物投与時に注意しないといけないことの1つに，薬物の賦形剤の排泄があげられる．注射剤に含まれるプロピレングリコールやベンジルアルコールによる副作用について多く報告されている．

02 新生児薬物動態の検討は難しい

 新生児における薬物動態を検討することは非常に難しい．薬物動態は成人ボランティアから得られたものである．この薬物動態を成人と同様の方法にて新生児で解明するには大量の血液サンプルが必要となり，また採血回数が増えるという倫理的な問題が生じる．**そのため現在，新生児の薬物動態研究は母集団薬物動態モデルを使用することが多い．**この方法であれば，新生児にとって日常診療の一環として採取されたサンプルを利用して行われるため，多くの利点がある．しかし，新生児期においては生後日数や受胎後週数，また個人差による発達状況や循環などの生理学的な影響を受けることなども考慮しなくてはならない．

03 至適血中濃度は成人と同じでよいか？

　至適投与量を検討するにあたり，薬力学的な因子の発達変化の情報はきわめて少ない．抗菌薬などであれば，小児と同じ薬物血中濃度が必要と考えることはできるが，それに対する副作用が出ないかどうかが課題となる．しかし中枢神経系に作用する薬物の場合は，**中枢神経系への移行性やレセプターの発現状態，感受性**などに影響を受けるため，至適血中濃度が本当に小児や成人と同じなのかという観点からも検討する必要がある．

04 血中濃度に影響する因子

　反復または持続投与においては，血中濃度はおおよそ半減期の4〜5倍時間が経つと定常状態に達する．半減期は，分布容積と代謝・排泄能の両方に規定される．分布容積が大きい（蛋白結合率が小さい）ほど半減期は長くなり，小さい（蛋白結合率が大きい）と半減期は短くなる．代謝・排泄能が低ければ半減期は長くなり，代謝・排泄能が高ければ半減期は短くなる．新生児期では，鎮静薬や筋弛緩薬などの代謝・排泄能は低く，半減期は長くなることが多い．これらの薬剤は小児や成人では効果発現まで増量したのち，至適投与量として維持投与されるが，新生児期は半減期が小児や成人より長いため定常状態になるまで長く時間がかかり，定常状態になったときには血中濃度が高くなって過剰投与になる可能性があり，中止後も数日間は薬効が切れないことが経験される．

📖 文献
1) Alcorn J, et al.：Ontogeny of hepatic and renal systemic clearance pathways in infants：part I. *Clin Pharmacokinet* 2002；**41**：959-998 [PMID: 12222995]

📖 参考文献
- Kearns GL, et.al.：Developmental pharmacology--drug disposition, action, and therapy in infants and children. *N Engl J Med* 2003；**349**：1157-1167 [PMID: 13679531]
- O'Hara K, et.al.：Pharmacokinetics in neonatal prescribing：evidence base, paradigms and the future. *Br J Clin Pharmacol* 2015；**80**：1281-1288 [PMID: 26256466]
- 大西鍾壽：日本における小児臨床薬理の歴史：過去・現在・未来．日小児臨薬理会誌 2002；**15**：1-52
- 福田剛史：新生児の薬物動態からみた薬の使い方．日小児臨薬理会誌 2017；**30**：71-78
- 中村秀文：新生児薬物療法で考慮すべき特殊性．周産期医学 2020；**50**(Suppl)：298-301

（近藤昌敏）

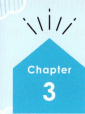

Chapter 3 抗菌薬・抗真菌薬の使用時に注意すべき併用薬と配合変化

01 抗菌薬・抗真菌薬使用時に注意すべき併用薬

　薬剤は吸収（absorption），分布（distribution）の過程を経て薬効を発揮し，代謝（metabolism），排泄（excretion）の過程を経て体外へ排出される．この過程のどこかで，他の薬剤による影響を受けて血中濃度が変動することを薬物動態学的相互作用といい，血中濃度が過剰に上昇することによって中毒症状を起こす場合や，効果減弱により薬効が得られない場合は，臨床的に問題となる．薬物動態学的相互作用による意図しない血中濃度の変動を避けるには，薬物相互作用の機序と，それを起こしやすい薬剤を知ることが重要である．

 薬物代謝酵素を介した相互作用

　薬物相互作用の多くは，肝臓における代謝の過程において，薬物代謝酵素が他の薬剤によって阻害もしくは誘導されるために起こる．代表的な薬物代謝酵素はシトクロムP450（cytochrome P450：CYP）とよばれ，CYP3A4，CYP2D6，CYP2C9，CYP2C19，CYP1A2の5分子種でCYPによる薬物代謝の90％を行っている[1]．たとえば，CYP3A4で代謝される薬剤（基質薬）が他の薬剤によってCYP3A4の活性を阻害されると，基質薬は代謝されずに血中にとどまり続けるため血中濃度は上昇する．一方で，CYP3A4が他の薬剤により誘導されると通常よりも早く代謝が進むため，基質薬の血中濃度は低下する．成人と比較して，新生児ではCYPの活性が低いことと，分子種出現の時期が異なることが知られており，相互作用の程度が成人と同等であるかは報告が少ないところである．

　新生児で注意すべき薬剤としては，基質薬としてミダゾラム，フェンタニル，シルデナフィル，タダラフィル（CYP3A4），プロプラノロール（CYP2D6），ワルファリン，イブプロフェン（CYP2C9），オメプラゾール（CYP2C19），カフェイン（CYP1A2）などがあげられる．これらの薬剤の使用時に，CYP3A4，CYP2C9，CYP2C19の阻害作用を有するアゾール系抗真菌薬（ボリコナゾール，フルコナゾールなど）や，CYP3A4阻害作用を有するエリスロマイシンを併用すると，基質薬の代謝が抑制されて血中濃度が上昇し，中毒症状が起こる可能性が高まる．また，ボリコナゾールはCYP3A4，CYP2C9，

CYP2C19の基質薬でもあることから，CYP3A4の誘導作用を有するフェノバルビタール，フェニトイン，カルバマゼピンと併用するとボリコナゾールの血中濃度が低下し，効果が減弱することが予測される（表1）．

b イブプロフェン，インドメタシンとの相互作用

未熟児動脈管開存症治療に使用されるイブプロフェン，インドメタシンはプロスタグランジン合成阻害作用により腎血流量が減少するため，バンコマイシンやアミノグリコシド系抗菌薬（ゲンタマイシン，アミカシンなど）の腎臓での排泄が遅延し，血中濃度が上昇することが知られている．報告によって幅はあるものの，バンコマイシンのクリアランスはインドメタシンの投与により55％低下し，イブプロフェンの投与により16％低下したとの報告[1]や，アミカシンの半減期が4時間程度延長し，クリアランスが半分程度低下したとの報告がある[2]．**安全域の狭いバンコマイシンやアミノグリコシド系抗菌薬においては，投与量の減量や血中濃度測定による投与量の適正化が必要である．**一方，同様に腎臓で排泄されるペニシリン系抗菌薬やセフェム系抗菌薬は安全域が広いため，問題になることは少ないと考えられる．

c カルバペネム系抗菌薬とバルプロ酸ナトリウムとの相互作用

バルプロ酸ナトリウム投与中に，メロペネム，イミペネムをはじめとするカルバペネム系抗菌薬を併用すると，バルプロ酸ナトリウムの血中濃度が著しく低下することが知られている．この相互作用が起こる機序は解明されていないが，添付文書上でも併用禁

表1 CYPで代謝される薬剤とその阻害薬，誘導薬

CYP	基質薬	阻害薬	誘導薬
CYP3A4	ミダゾラム フェンタニル シルデナフィル タダラフィル ボリコナゾール	ボリコナゾール フルコナゾール エリスロマイシン	フェノバルビタール フェニトイン カルバマゼピン
CYP2D6	プロプラノロール		
CYP2C9	ワルファリン イブプロフェン	ボリコナゾール フルコナゾール	
CYP2C19	オメプラゾール	ボリコナゾール フルコナゾール	
CYP1A2	カフェイン		

忌とされており，カルバペネム系抗菌薬を使用する際には，抗けいれん薬を他剤に変更することを考慮しなければならない．

02 抗菌薬・抗真菌薬使用時に注意すべき配合変化

新生児では確保できる点滴ルートが限られているため，やむを得ず多種類の薬剤が点滴ルート内で混合されることがある．しかしながら，注射製剤はpHの変化によって白濁や力価が低下することが知られており，ルートの閉塞を起こすだけではなく治療効果の減弱が起こる可能性もあることから，投与ルートのマネジメントも新生児の感染症治療においては重要である．

a 各種抗菌薬のpHと配合変化

細胞外液として用いられる生理食塩液やリンゲル液は基本的にpH 4.0〜8.0程度の中性の注射液であるが，高カロリー輸液の基本液はpH 3.5〜4.5程度の酸性の注射液である．通常，それらの輸液が流れているルートに抗菌薬・抗真菌薬を投与することになるが，配合変化の1例をあげると，新生児感染症治療で頻繁に使用されるアンピシリンは溶解後のpHが8.0〜10.1であり，pHが7.3以下になると力価が低下することが知られている．よって，酸性である高カロリー輸液を投与しているルートからアンピシリンを投与すると，力価の低下が起こる可能性がある．新生児感染症治療でよく使われる薬剤のpHを表2に示す．ルート内を流れている輸液との配合変化に加えて，pH 4.0以下になると白濁することが知られているセフォタキシムやセファゾリンと，pH 2.5〜4.5程度のバンコマイシンを併用する際に，同一ルートで投与すると，セフォタキシム，セファゾリンの沈殿が生じることがあるので注意が必要である．

b メロペネムとアミノ酸輸液製剤の配合変化

メロペネムとアミノ酸輸液製剤を混合すると，外観変化を伴わずに力価が低下することが知られている．その機序として，アミノ酸輸液製剤中のL-システインのスルファニル基がメロペネムのβラクタム環と開環反応を起こすことが考えられている．新生児に用いられるアミノ酸輸液製剤であるプレアミン®-Pは，成人用のアミノ酸輸液製剤と比較してL-システインの含有濃度が顕著に高く，メロペネムとの混合10分後のメロペネムの残存率が30.0%，30分後には13.5%になるという報告がある[3]．そのため，**アミノ酸輸液製剤が含まれる高カロリー輸液とメロペネムを同一ルートから投与することは避けるべきである．**

表2 抗菌薬・抗真菌薬のpHと外観変化

	溶解後のpH	溶解濃度	pH変動による外観変化
アンピシリン	8.0〜10.1	1.0 g/10 mL	pH 7.3以下で力価低下
ピペラシリン／タゾバクタム	5.3〜6.5	4.5 g/20 mL	pH 3.6以下で白色不溶物
セファゾリン	4.8〜6.3	1.0 g/10 mL	pH 3.9以下で白沈
セフォタキシム	4.5〜6.5	1.0 g/4 mL	pH 3.5以下で白濁
セフェピム	4.0〜6.0	1.0 g/10 mL	pH 3.2以下でわずかに混濁
メロペネム	6.7〜8.7	1.0 g/100 mL	記載なし
バンコマイシン	2.5〜4.5	50 mg/mL	記載なし
ゲンタマイシン	4.0〜6.0	10 mg/mL	記載なし
アミカシン	6.0〜7.5	100 mg/mL	記載なし
ボリコナゾール	5.5〜7.0	10 mg/mL	記載なし
フルコナゾール	5.0〜7.0	20 mg/10 mL	記載なし

〔注射薬調剤監査マニュアル2023および各種薬剤インタビューフォームを参考に作成〕

c セフトリアキソンとカルシウム含有輸液

　添付文書では，高ビリルビン血症の早産児・新生児へのセフトリアキソンの投与は禁忌とされているため，新生児感染症治療で用いることは少ないと思われるが，リンゲル液や高カロリー輸液などのカルシウム含有輸液とセフトリアキソンの混合により結晶が生じ，肺や腎臓に沈着したことによる新生児の死亡例が報告されている．そのため，**セフトリアキリン投与時には同一ルートのみならず，別ルートでもカルシウム含有輸液と同時に投与することは避けるようにしなければならない**．

文献

1) Cristea S, et al.：Larger Dose Reductions of Vancomycin Required in Neonates with Patent Ductus Arteriosus Receiving Indomethacin versus Ibuprofen. *Antimicrob Agents Chemother* 2019：63；e00853-19 ［PMID：31182538］
2) Allegaert K, et al.：Effects of Co-Administration of Ibuprofen-Lysine on the Pharmacokinetics of Amikacin in Preterm Infants during the First Days of Life. *Biol Neonate* 2004：86；207-211 ［DOI：10.1159/000079618］
3) 板垣文雄，他：L-システインが引き起こす注射用メロペネムとアミノ酸輸液製剤の配合変化．医療薬学 2013；39：521-527 ［DOI：10.5649/jjphcs.39.521］

（諏訪淳一）

薬物血中濃度モニタリングの重要性

01 新生児における腎機能に応じた抗菌薬の投与量調整

　ペニシリン系抗菌薬やセフェム系抗菌薬は，一般的に水溶性薬剤であることから腎臓で排泄されるため，腎機能が低下している場合にはこれらの薬剤が体内に蓄積し，中毒性の副作用を起こす可能性が高まる．一般的な1～3歳児では糸球体濾過量（glomerular filtration rate：GFR）100 mL/分/1.73 m² 程度，正期産児の出生直後は20 mL/分/1.73 m² 程度，在胎週数31～34週の場合には15 mL/分/1.73 m² 程度であるとされている[1]．

　成書に記載されている抗菌薬の投与量は，児の体重，在胎週数や出生後日数などをもとに求められた投与量が記載されているが，この記載は腎機能低下がない場合のものであり，血清クレアチニン（Cr）値が高値の場合は，記載されている投与量から，さらに減量を考慮する必要がある．生後早期の血清Cr値は母体の影響を強く受けるため，新生児において血清Cr高値をどのように判断するかは，在胎週数と出生後日数を考慮した基準値をもとにした相対的な評価が有用であるとされている[2,3]．また，新生児のGFRを推算するBrionらの式では，［GFR＝k（定数）×身長/血清Cr値］と定義されているため，血清Cr値が2倍となった場合，GFRは1/2に低下すると理解することができる[4]．したがって，基準値と比較してどの程度の血清Cr値の上昇があるかによって，投与量をどの程度，減量する必要があるか考慮し，副作用のモニタリングを行いながら治療を行わなければならない．

新生児における薬物血中濃度モニタリング

　バンコマイシンやアミノグリコシド系抗菌薬は治療濃度域が狭いため，血中濃度が低値の場合には期待した治療効果が得られず，血中濃度が高値の場合には中毒性の副作用が起こる可能性が高まることから，血中濃度を指標にして投与量の調節を行わなければならない（薬物血中濃度モニタリング；therapeutic drug monitoring：TDM）．新生児においては手技的な問題に加え採血量が限られるため，頻回の採血は難しい状況にあるが，

59

適切なタイミングで血中濃度測定を行い，可能な限り早期に血中濃度を治療濃度域にコントロールすることが重要である．

a バンコマイシン

　成人領域では AUC（area under the curve）を指標とした投与量設計が行われているが，新生児領域では現在のところ，この有用性に関する報告は限られている．新生児では指標として，定常状態における投与直前の血中濃度であるトラフ値を用い，10〜15 μg/mL を目指すのが一般的である．定常状態に達するためには半減期の 4〜5 倍程度の時間が必要だが，小児では半減期が 2〜3 時間のところ，早産・低出生体重児では腎機能が未熟なため半減期が延長しており，定常状態に達するまでに 3 日以上かかることもある．しかしながら，成人領域では 3 日目に初回の血中濃度測定を行うことを考慮すると，早産・低出生体重児でも投与開始 3〜4 日目には血中濃度の評価を 1 度は行うべきである．

b ゲンタマイシン

　濃度依存的に効果を発揮する抗菌薬であるため，ピーク濃度（Cpeak）/ 最小発育阻止濃度（minimum inhibitory concentration：MIC）を指標とした投与設計が行われる．目標値としては Cpeak/MIC≅8〜10 とされており，Cpeak として 15〜20 μg/mL を目標とする．トラフ値は腎毒性と相関しているため，1 μg/mL 未満となるように投与間隔を調節する．Cpeak は組織分布が完了した時点での血中濃度とされるため，点滴開始 1 時間後の血中濃度を測定しなければならない（30 分で投与した場合には投与終了 30 分後）．そのため，新生児では手技的に難しい場合もあるが，可能であれば血中濃度測定を行いたい．在胎週数により 24 時間ごと，もしくは 36〜48 時間ごとの投与となるため，トラフ値をどのタイミングで測定するかは難しいところであるが，2 回目投与とされる時間の前に測定し，1 μg/mL 以下であることを確認後に 2 回目の投与を行うのが安全である．

文献

1) 張田　豊：糸球体の機能．小児腎臓病学．改訂第 2 版，日本小児腎臓病学会（編），診断と治療社，2017：18-20
2) Smits A, et al.：Drug disposition and clinical practice in neonates：Cross talk between developmental physiology and pharmacology. *Int J Pharm* 2013；**452**：8-13 ［PMID：22504091］
3) Bateman DA, et al.：Serum creatinine concentration in very-low-birth-weight infants from birth to 34-36 wk postmenstrual age. *Pediatr Res* 2015；**77**：696-702 ［PMID：25675426］
4) Brion LP, et al.：A simple estimate of glomerular filtration rate in low birth weight infants during the first year of life：noninvasive assessment of body composition and growth. *J Pedatr* 1986；**109**：698-707 ［PMID：3761090］

〈諏訪淳一〉

抗菌薬
①抗菌薬の種類・分類と選択

01 新生児の抗菌薬選択の原則

　抗菌薬を選択する際にもっとも重要なのは，そこに至るまでの思考過程である．これは新生児感染症であっても，成人や小児の感染症と変わりはない．**患者背景をもとに感染臓器を鑑別し，原因微生物を推定することで，抗菌薬の選択が決まる．**

　一方で，原則は同じであっても，「新生児の感染症」ということ自体が special situation でもあり，新生児特有の生理や免疫の未熟性，原因微生物の疫学の違いが，抗菌薬の選択に影響する．また一言で新生児といっても，早産児であったり，基礎疾患のない生後20日の児であったりとさまざまである．そのため，に示すような患者背景を考慮して，抗菌薬を選択する必要がある．

02 投与経路・投与量の原則

　新生児期は薬剤の腸管吸収率が低く，必要な抗菌薬濃度を一定に保つことは難しいため，原則的に抗菌薬は経静脈投与すべきである．

　新生児への使用経験が多く，有効性と安全性が確立している世界標準の抗菌薬を選択するのが基本である．しかしながら，新生児の用法・用量の記載がされている抗菌薬は限定されている．また，日本の検査室で測定される抗菌薬の感受性試験は，おもに米国

表1 新生児感染症で確認すべき患者背景

- 早発型（生後7日未満）か，遅発型（生後7日以降）の感染症か
- 早発型であれば腟培養を含めた母体情報の確認
- 遅発型であれば市中発症なのか，院内発症（NICU）なのか
- 市中発症であれば，家族を含めた接触者とのシックコンタクト
- 院内であればカテーテルなどのデバイスの有無
- 院内のアンチバイオグラム
- 監視培養を含めた保菌歴

臨床・検査標準協会（Clinical and Laboratory Standards Institute：CLSI）で設定された基準を用いている．この基準は，「米国で規定されている投与量」を投与した場合に想定される血中濃度をもとに判定されている．そのため，米国と日本の投与量の乖離が大きい場合は，臨床的な効果が得られない可能性がある．また，CLSI が感受性試験のブレイクポイントを設定していない抗菌薬は適切な感受性判定ができない場合があり，臨床での使用経験（エビデンス）が少ないことも多い．実際に筆者が新生児に抗菌薬を投与する場合には，米国小児科学会が発刊している「Nelson's Neonatal Antimicrobial Therapy」や，電子教科書である UpToDate で閲覧できる「Lexicomp®」に収載されている抗菌薬の投与量を参考にしている．また，新生児での投与経験が少ない抗菌薬を使用する場合や，透析下などの特殊な状況での抗菌薬投与が必要な場合は，抗菌薬の成書や個々の論文を参照することもあるが，そのような場合には小児感染症専門医や小児領域に詳しい薬剤師にコンサルテーションすることが望ましい．

03 抗菌薬の種類と分類

a ペニシリン系抗菌薬

ペニシリン系抗菌薬は新生児においても使用経験が多く，安全性の高いものが多い．時間依存性の抗菌薬であり，血中濃度が最小発育阻止濃度（minimum inhibitory concentration：MIC）を超えている時間の割合（time above MIC）が効果の指標となる．

ペニシリン G は耐性化が進んできているが，感受性のある菌が原因の感染症ではよい適応となる．B 群溶血性レンサ球菌（*Streptococcus agalactiae*：GBS）感染症や先天梅毒では第一選択薬となる．とくに先天梅毒においては，確実な治療効果のある唯一の抗菌薬である．

アンピシリンは GBS と *Listeria monocytogenes* に効果のある抗菌薬であり，新生児敗血症や髄膜炎において，それらの菌のカバーのために経験的治療（empiric therapy）に使用される抗菌薬である．ゲンタマイシンと併用することでシナジー効果を得ることができる．感受性があれば，大腸菌（*Escherichia coli*）などの腸内細菌目細菌による侵襲性感染症にも，標的治療（definitive therapy）として使用できる．

アンピシリン・スルバクタムとタゾバクタム・ピペラシリンはβ-ラクタマーゼ阻害薬を配合したペニシリン薬であり，メチシリン感受性黄色ブドウ球菌（methicillin-susceptible *Staphylococcus aureus*：MSSA），腸内細菌目細菌，*Bacteroides fragilis* などの嫌気性菌も

含め広いスペクトラムを有し，腹腔内感染症などで使用される．しかしながら，アンピシリン・スルバクタムは地域によっては *E. coli* への耐性が進んでいるため，アンチバイオグラムなどを確認しておく必要がある．タゾバクタム・ピペラシリンは緑膿菌（*Pseudomonas aeruginosa*）も含めた多くの Gram 陰性桿菌をカバーするため，使用する場合にはその必要性を吟味すべきである．β-ラクタマーゼ阻害薬は中枢移行性が低いため，中枢神経感染症を想定した場合には使用できない．

b セファロスポリン系抗菌薬

セファロスポリン系抗菌薬はペニシリン系抗菌薬と同様に時間依存性の抗菌薬であり，製造された時期により世代で分類され，一般的に世代が進むと Gram 陰性桿菌にスペクトラムが拡がり，中枢移行性も高まる．しかし，**世代のみで臨床的な使用を分類できるわけではなく，どのような菌と感染臓器をターゲットとするかを知っておく必要がある**．腸球菌と *L. monocytogenes* はすべてのセファロスポリン系抗菌薬が内因性に耐性であることに注意する．セファロスポリン系抗菌薬全般の安全性は高いが，セフトリアキソンは蛋白結合率が高く核黄疸のリスクとなるため，高ビリルビン血症の新生児には使用すべきではない．ここでは新生児に使用経験の多いセファゾリン，セフォタキシム，セフェピムについて解説する．

1. セファゾリン

MSSA に対する活性があり，抗黄色ブドウ球菌用ペニシリン系抗菌薬（oxacillin）が使用できない日本では重要な抗菌薬である．感受性のある腸内細菌目細菌にも使用可能であるが，中枢移行性は低く，中枢神経感染症には使用できない．

2. セフォタキシム

Gram 陰性桿菌を広くカバーし，MSSA やペニシリン耐性の肺炎球菌（*Streptococcus pneumoniae*）もカバーする抗菌薬であり，新生児敗血症・髄膜炎を疑ったときに経験的治療として使用される抗菌薬である．一方で，緑膿菌，AmpC β-ラクタマーゼ産生菌，基質特異性拡張型 β ラクタマーゼ（extended-spectrum β-lactamase：ESBL）産生菌には感受性がないため，NICU 内での感染症など耐性菌を考慮すべき状況では注意が必要である．

3. セフェピム

抗緑膿菌作用を有するセファロスポリン系抗菌薬で，緑膿菌感染を考慮する状況で使用する．また AmpC β-ラクタマーゼ産生菌による感染症への有効性はあるが，ESBL 産生菌感染症に対する有効性のデータは乏しいため ESBL 産生菌には使用しない．中枢移

行性は良好であり，シャント関連髄膜炎で緑膿菌を疑うような場合にも使用可能である．

c カルバペネム系抗菌薬

もっとも広域なスペクトラムをもつ抗菌薬の 1 つであり，**使用する場合にはカルバペネム系抗菌薬でなくてはならない理由が必要である**．使用する場合は使用経験の多さと安全性から，メロペネムを選択する．絶対的な適応は ESBL 産生菌による侵襲性感染症である．緑膿菌感染症，脳膿瘍，複雑型腹腔内感染症でも適応となるが，代替薬がある場合はそちらを使用すべきである．カルバペネム系抗菌薬が効かない微生物（表2）を把握しておくことと，他の広域 β-ラクタム系薬との違い（表3）を整理しておくことが重要である．

d 抗 MRSA 薬

新生児メチシリン耐性黄色ブドウ球菌（methicillin-resistant *S. aureus*：MRSA）感染症に対するテイコプラニンやダプトマイシンなどの使用に関する知見も散見されるが，新生児で使用経験が多いバンコマイシンが第一選択薬である．リネゾリドも抗 MRSA 活

表2 カルバペネム系抗菌薬が効かない微生物

Gram 陽性球菌	Gram 陰性桿菌	その他
■ MRSA，MRCNS ■ 腸球菌 ■ *Corynebacterium jeikeium*	■ *Stenotrophomonas maltophilia* ■ カルバペネム耐性緑膿菌 ■ カルバペネマーゼ産生腸内細菌目細菌	■ *Mycoplasma pneumoniae* ■ *Mycoplasma hominis* ■ *Legionella pneumophila*

MRSA：メチシリン耐性黄色ブドウ球菌，MRCNS：メチシリン耐性コアグラーゼ陰性ブドウ球菌

表3 広域 β-ラクタム系抗菌薬との比較

	セフェピム	タゾバクタム・ピペラシリン	メロペネム
髄液移行性	○	×	○
AmpC 産生菌	○	×	○
ESBL 産生菌	×	×	○
CRE	×	×	×
嫌気性菌	×	○	○

注：各 β-ラクタマーゼは総称であり，感受性は一般的な傾向である．実際にこれらの耐性菌による感染症を治療する場合には感染症の専門家にコンサルテーションすることが望ましい．
ESBL：基質特異性拡張型 β ラクタマーゼ，CRE：カルバペネム耐性腸内細菌目細菌

性をもつが，バンコマイシン耐性腸球菌（vancomycin-resistant *enterococci*：VRE）のための"reserve drug"であり，MRSAをターゲットとして安易に使用すべきではない．

バンコマイシンは多くのGram陽性菌に効果がある．NICU内ではMRSAのみでなく，コアグラーゼ陰性ブドウ球菌（coagulase-negative *staphylococci*：CNS）による医療関連感染症やアンピシリン耐性腸球菌感染症にも使用される．成人領域ではシュミレーションソフトを用いた薬物血中濃度モニタリング（therapeutic drug monitoring：TDM）を行い，副作用を最小限に抑え，効果を最大限に高めることが主流であるが，新生児を母集団としたソフトウェアは開発されていない．しかしながら，トラフ値を用いた用量調節は必要である．採血量も極少量で血中濃度を測定できるため，低出生体重児であっても積極的に測定していくべきである．

e アミノグリコシド系抗菌薬

新生児領域では，Gram陰性桿菌をターゲットに経験的治療として使用されてきた．新生児でもっとも使用されてきたアミノグリコシド系抗菌薬はゲンタマイシンである．GBS，腸球菌，*L. monocytogenes*による感染症ではシナジー効果を期待して，ゲンタマイシンとアンピシリンを併用することもある．尿路への移行は良好であり，感受性のあるGram陰性桿菌による尿路感染症で使用しやすい．肺や中枢神経系で高濃度を達成することは難しく，感受性があっても髄膜炎に対して単剤で使用すべきでない．また，膿瘍などの酸性の環境では活性が低下する．腎毒性・耳毒性があり，使用の際には同様の毒性がある薬とは併用しないなどの注意を要する．血中濃度のピークを高め，トラフ値を下げることが，効果を高め，副作用を軽減するのに有効である．そのため新生児でも，1回投与量を増やし，投与間隔を伸ばす"extended-interval dosing"が行われるようになってきている．投与量・投与間隔は在胎週数・日齢などで変わるため，確認が必要である．

アミカシンはNICUでの使用経験の多いアミノグリコシド系抗菌薬であるが，多剤耐性Gram陰性桿菌に感受性が残っていることも多く，他に代替薬があるならば"reserve drug"とすることが望ましい．

f メトロニダゾール

メトロニダゾールは嫌気性菌のほとんどをカバーする抗菌薬で，中枢移行性も良好である．セファロスポリン系抗菌薬などと併用することにより，嫌気性菌のカバーが重要な新生児壊死性腸炎や脳膿瘍などで使用できるため，タゾバクタム・ピペラシリンやメロペネムを温存することができる．

〈桜井博毅〉

Chapter 3 抗菌薬 ②治療日数の実際

01 診断のための臨床推論をする

　感染症の治療期間を決めるためには,「感染巣がどこか」「どういう微生物による感染か」を明確にする必要がある.言い方を変えると,(鑑別)診断なしでは治療期間も決まらない.しかしながら,新生児,とくに早産児や低出生体重児は所見も乏しく,必要な培養検体を提出することも大変であり,検体の質が低いことも多いため,その感度も低くなりがちである.そのため,CRPの値のみで治療開始や終了を判断せざるを得ない場合もある.一方で,CRPのみを指標とすることで,①長期投与が必要な感染症の治療期間が不十分となりうる,②感染症以外の原因でCRPが上昇することも多いが,それらのケースで抗菌薬投与期間が長期化しうる,といった弊害が起こる.**新生児において非常に難しいことではあるが,感染症診療に必要な臨床推論を続けていくことが,適切な治療期間の決定に重要なことを強調したい**.

02 治療期間はどう決まるか

　感染症の治療期間の設定は元来,歴史が積み重ねてきた実績で決まっていた.近年になり,感染症の治療期間の標準化のためランダム化比較試験が行われ,より根拠のある治療期間の設定が増えてきている.成人領域の感染症では軽症〜中等症の感染症を中心に,「耐性菌を作らないため」「入院期間の短縮」を目的に,治療期間短縮のための非劣勢試験が行われている.一方で**新生児領域,とくに重症患者が多いNICUでは,治療失敗がそのまま児の後遺症や死亡に関連することも多い**.そのため,**成人領域の"shorter is better"の風潮とは異なり,もっとも確実で実績のある治療期間を選択することが主眼となる**.

　まずは,診断を落とし込む.そのうえで,新生児感染症の成書などで世界標準の治療期間を確認することが基本となる.

03 抗菌薬をどのように中止すべきか？

　診断が確定した感染症の治療期間を決定すること以上に悩ましいのが，感染症を疑って開始した抗菌薬をどのように中止するかである．新生児は採取できる培養検体に限界があり，培養が陰性であっても代替診断を想定できず，"culture negative sepsis"として，ある程度の治療期間を確保せざるを得ないこともある．近年では，NICUにおける抗菌薬適正使用プログラムを厳格化することによる抗菌薬使用の削減[1]や，新生児早発型敗血症を疑って開始された抗菌薬を，プロカルシトニン（☞ p.31 参照）を用いて安全に早期中止する試み[2]も行われている．

文献

1) Nzegwu NI, et al.：Implementation of an Antimicrobial Stewardship Program in a Neonatal Intensive Care Unit. *Infect Control Hosp Epidemiol* 2017；**38**：1137-1143 ［PMID：28745260］
2) Stocker M, et al.：Procalcitonin-guided decision making for duration of antibiotic therapy in neonates with suspected early-onset sepsis：a multicentre, randomised controlled trial（NeoPIns）. *Lancet* 2017；**390**(**10097**)：871-881 ［PMID：28711318］

（桜井博毅）

抗菌薬
③アンチバイオグラムの実際

アンチバイオグラムとは

　アンチバイオグラムとは，各医療施設が細菌ごとの抗菌薬の耐性の状況を毎年，累積抗菌薬感受性としてまとめたものであり，経験的抗菌薬治療の指針として，抗菌薬管理チーム（antimicrobial stewardship team：AST）にとっても，臨床家にとっても，必要不可欠な資料である．

アンチバイオグラムの作成方法

　アンチバイオグラムの作成方法は，米国臨床・検査標準協会（Clinical and Laboratory Standards Institute：CLSI）が2014年に公表したM39第4版の中で，「累積抗菌薬感受性試験データの解析と提示」と題して提示されている[1]．2022年に発行された最新のM39第5版でも，基本的な作成方針は変わっていない（表1）[1]．アンチバイオグラム

表1 アンチバイオグラム作成のためのおもな推奨事項

- アンチバイオグラム報告書は，少なくとも年1回分析し，発表すべきである．
- 臨床用分離株のみを含めるべきである（サーベイランス用ではない）．
- 最終的な検証済みの検査結果のみを含めるべきである．
- 重複した情報は，検体や抗菌薬感受性結果に関係なく，種，患者，および/または分析期間の最初の分離株のみを含めることによって排除するべきである．
- 30株以上の分離株の検査データがある菌種のみを含める．
- 抗菌薬の選択は，分離株に対してルーチンに検査されたもののみが含まれるべきである．感受性（％）は報告された結果だけでなく，施設ごとの選択的報告規則などにより報告が抑制されている可能性のある結果からも算出されるべきである．
- 感受性の推定値の偏りを減らすために，検査担当者は耐性分離株に対してのみ選択的に検査された補助的な結果を含めるべきではない．
- 感受性（％）を報告すべきであり，中間（Intermediate：I）と用量依存感性（susceptible dose dependent：SDD）を除外すべきである．

〔Simner PJ, et al.：What's New in Antibiograms? Updating CLSI M39 Guidance with Current Trends. *J Clin Microbiol* 2022；60：e0221021[1]〕

はこの方針に則り，各医療施設の AST（その中でもとくに臨床検査技師が中心となって）によって作成されている．基本的に感受性率 80% 以上の薬を緑色で，60% 未満の薬を赤色で，その中間を黄色で表すこととされている．

CLSI の発表している各菌種に対する抗菌薬ごとのブレイクポイントは毎年改訂されているうえに，**作成されたアンチバイオグラムの結果の解釈には専門的な知識が必要となる**（たとえば，大腸菌でセフェピムの感受性が 80% なのにもかかわらず，セフトリアキソンの感受性が 95% であった場合，結果の不備があることに気づけるか，など）ため，十分に知識と経験をもった感染症専門医師や臨床検査技師によって作成された結果を，さらに十分に吟味する必要がある．

入院患者の特性に偏りがある場所（NICU など）では，特別に部署特異的なアンチバイオグラムを作成することも可能であるが，十分な検体数が得られないことが多いため，その作成の是非は各医療施設の AST と相談して決めるべきである．

03 アンチバイオグラムの使い方

参考までに，東京都立小児総合医療センターのアンチバイオグラムを紹介する（表2）．Gram 陽性菌，Gram 陰性菌ごとに 1 枚ずつ表を作成するが，表2 のように 1 枚にまとめられているものもある．菌名，分離株数，各抗菌薬，および感受性が含まれている．

具体的には，ある感染症が想定され，その原因菌を予測した場合（たとえば，尿路感染症で大腸菌を想定した場合），その菌の感受性が 80% 以上を超えている抗菌薬を経験的抗菌薬として選択することができる．ただし，実際には患者の重症度，考えられる感染巣と抗菌薬の臓器移行性などによって選択できる抗菌薬はその中でも変わりうるため，**安易にアンチバイオグラムの結果を盲信せず，迷ったら AST に相談することが望ましい**．

アンチバイオグラムは効果のない抗菌薬を選んでしまう危険性を減らすだけでなく，むやみに広域の抗菌薬を選択するのではなく，狭域抗菌薬を安心して選ぶための指標として用いることができる．

表2 東京都立小児総合医療センターのアンチバイオグラム

▨ （株数の欄が網掛の菌種は 2022/01/01-2023/12/31 で集計）

菌名	詳細報情	株数	ペニシリン系						セフェム系			
			PCG	ABPC	PIPC	S/ABPC	C/AMPC	PIPC/T	CEZ	CMZ	CTM	CAZ
S. aureus (MRSA+MSSA)		345	−	−	−	61	−	−	61	−	−	−
S. aureus (MRSA)		134	R	R	−	R	−	−	R	R	R	−
S. aureus (MSSA)		211	−	−	−	100	−	−	100	100	−	−
S. epidermidis (MRSE)		69	R	R	−	R	−	−	R	R	R	−
S. epidermidis (MSSE)		29	29	29	−	100	−	−	100	100	−	−
S. pneumoniae	髄膜炎判定時：PRSP(22), PSSP(31)	48	58	−	−	−	96	−	−	−	65	−
	非髄膜炎判定時：PRSP(53), PISP(0), PSSP(0)	48	100	−	−	−	96	−	−	−	65	−
	経口PCG：PRSP(3), PISP(19), PSSP(31)	48	58	−	−	−	96	−	−	−	65	−
S. pyogenes	2015/1-2023/12のデータ PCG耐性株の検出なし CLDM誘導耐性の確認(D-test)は実施していない	33	100	100								
S. agalactiae		34	100	100								
E. faecalis		121	100	100					R		R	R
E. faecium		13	R	R	−	−	−	−	R	−	R	R
E. coli	全体：ESBL(58), AmpC(8), MBL(1)	304	−	50	−	63	91	98	68	97	78	78
	尿由来：ESBL(45), AmpC(6)	234	−	50	−	62	91	98	68	98	78	78
	血液由来：ESBL(3)	21	−	38	−	52	90	95	81	100	86	86
	全材料由来：ESBLのみ	58	−	R	R	43	90	95	R	100	R	R
	全材料由来：ESBL, AmpC, MBL除外	237	−	64	−	70	95	99	88	100	100	100
K. pneumoniae	ESBL(12), MBL(1)	66	−	R	−	65	82	94	76	95	80	80
K. oxytoca	ESBL(0)	37	−	R	−	62	95	89	24	100	95	97
S. marcescens	AmpC(6)	39	−	R	−	R	R	82	R	R	R	90
E. cloacae complex	CRE(4), AmpC(11)	36	−	R	−	R	R	75	R	R	R	69
K(E). aerogenes	CRE(6), AmpC(10)	31	−	R	−	R	R	68	R	R	R	58
P. mirabilis		24	−	88	−	100	100	100	88	100	96	100
C. freundii	ESBL(2), AmpC(9)	21	−	R	−	R	R	86	R	R	R	52
Salmonella sp.	ESBL(1)	8	−	63	−	63	100	100	R	R	R	88
P. aeruginosa		151	R	R	93	R	R	95	R	R	R	96
Acinetobacter sp.		51	R	R	76	R	R	−	R	R	R	80
S. maltophilia		36	R	R	R	R	R	R	R	R	R	21
C. jejuni		15	−	−	−	−	−	−	−	−	−	−
H. influenzae	全体：BLNAR(45), BLPAR(13)	93	−	37	−	75	52	−	−	−	73	−

（2023 年版；集計期間 2023/01/01 ～ 2023/12/31）

0～59% | **60～79%** | **80～100%** | **R** 自然耐性 | **−** 未検査または臨床的に無効（単位：%）

	セフェム系			タモノバクタム系	カルバペネム系		マクロライド系		リンコマイシン系	テトラサイクリン系	アミノグリコシド系			ニューキノロン系		グリコペプチド系		その他		
	CTX	CTRX	CFPM	AZT	IPM	MEPM	EM	CAM	CLDM	MINO	TOB	GM	AMK	LVFX	CPFX	VCM	TEIC	ST	LZD	FOM
	−	−	−	−	61	−	51	−	54	98	−	65	−	59	−	100	100	99	100	96
	−	−	−	−	R	−	22	−	28	97	−	60	−	22	−	100	100	100	100	96
	−	−	−	−	100	−	70	−	71	99	−	67	−	82	−	100	100	99	100	96
	−	−	−	−	R	−	42	−	70	100	−	20	−	25	−	100	91	83	100	48
	−	−	−	−	100	−	55	−	72	100	−	83	−	79	−	100	100	90	100	76
	96	98	98	−	−	77	21	−	50	33	−	−	−	100	−	100	−	88	−	−
	100	98	98	−	−	77	21	−	50	33	−	−	−	100	−	100	−	88	−	−
	100	98	98	−	−	77	21	−	50	33	−	−	−	100	−	100	−	88	−	−
	100	100	100	−	−	100	76	−	93*	91	−	−	−	100	−	100	−	−	−	−
	100	100	100	−	−	100	47	−	68	35	−	−	−	76	−	100	−	−	−	−
	R	R	R	−	99	−	16	−	R	26	−	R	R	97	−	100	100	R	100	−
	R	R	R	−	−	−	0	−	R	15	−	R	R	8	−	100	100	R	100	−
	78	−	80	79	100	100	−	−	−	94	−	88	100	69	72	−	−	76	−	86
	78	−	80	78	−	−	−	−	−	94	−	88	100	71	74	−	−	74	−	86
	86	−	86	86	−	−	−	−	−	100	−	76	100	57	57	−	−	67	−	90
	R	R	R	R	100	100	−	−	−	90	−	78	98	25	33	−	−	57	−	81
	100	−	100	100	100	100	−	−	−	95	−	90	100	79	81	−	−	81	−	88
	80	−	80	80	98	98	−	−	−	85	−	95	100	98	94	−	−	82	−	15
	97	−	97	92	100	100	−	−	−	100	−	100	100	97	97	−	−	95	−	24
	−	−	100	87	−	100	−	−	−	95	−	100	100	97	90	−	−	100	−	23
	67	−	92	72	86	100	−	−	−	100	−	100	100	93	92	−	−	86	−	6
	58	−	94	68	65	100	−	−	−	90	−	100	100	100	100	−	−	100	−	23
	100	−	100	96	100	100	−	−	−	R	−	96	96	77	75	−	−	75	−	67
	52	−	90	67	86	100	−	−	−	95	−	86	100	94	95	−	−	71	−	90
	88	−	88	88	100	100	−	−	−	75	−	−	86	67	−	−	−	38	−	88
	R	R	95	87	93	99	−	−	−	R	100	89	99	89	90	−	−	R	−	−
	−	−	82	R	100	100	−	−	−	98	98	82	98	88	73	−	−	73	−	R
	R	R	3	R	R	R	−	−	−	100	R	R	R	94	−	−	−	94	−	R
	−	−	−	−	−	−	93	−	−	−	−	−	−	−	53	−	−	−	−	−
	100	100	100	−	−	100	−	85	−	100	−	−	−	100	100	−	−	60	−	−

（薬剤略語，菌名略語一覧は次ページに掲載）

表2 東京都立小児総合医療センターのアンチバイオグラム（つづき）

【薬剤略語】

ABPC	アンピシリン	FOM	ホスホマイシン
AMK	アミカシン	GM	ゲンタマイシン
AZT	アズトレオナム	IMP	イミペネム
C/AMPC	アモキシシリン/クラブラン酸	LVFX	レボフロキサシン
CAM	クラリスロマイシン	LZD	リネゾリド
CAZ	セフタジジム	MEPM	メロペネム
CEZ	セファゾリン	MINO	ミノサイクリン
CFPM	セフェピム	PCG	ペニシリン
CLDM	クリンダマイシン	PIPC	ピペラシリン
CMZ	セフメタゾール	PIPC/T	ピペラシリン/タゾバクタム
CPFX	シプロフロキサシン	S/ABPC	アンピリシン/スルバクタム
CTM	セフォチアム	ST	スルファメトキサゾール/トリメトプリム
CTRX	セフトリアキソン	TEIC	テイコプラニン
CTX	セフォタキシム	TOB	トブラマイシン
EM	エリスロマイシン	VCM	バンコマイシン

【菌名略語】

BLNAR	β-ラクタマーゼ陰性（非産生）アンピシリン耐性	MSSE	メチシリン感受性表皮ブドウ球菌
BLPACR	β-ラクタマーゼ陽性アンピシリン/クラブラン酸耐性	MRSE	メチシリン耐性表皮ブドウ球菌
ESBL	基質拡張型β-ラクタマーゼ	PISP	ペニシリン中等度耐性肺炎球菌
MRSA	メチシリン耐性黄色ブドウ球菌	PRSP	ペニシリン耐性肺炎球菌
MSSA	メチシリン感受性黄色ブドウ球菌	PSSP	ペニシリン感受性肺炎球菌

文献

1) Simner PJ, et al.：What's New in Antibiograms? Updating CLSI M39 Guidance with Current Trends. *J Clin Microbiol* 2022；**60**：e0221021 ［PMID：35916520］

（伊藤健太）

Chapter 3 抗真菌薬

01 新生児における抗真菌薬

　新生児に抗真菌薬を使用するときに必要な思考過程は，抗菌薬と同様である．患者背景をもとに，どの臓器の感染なのか，具体的にターゲットにする真菌はなにかを考慮することで，使用すべき抗真菌薬が決定される．

　新生児で実際に抗真菌薬の全身投与が行われる場面は，早産，とくに 1,000 g 未満の超低出生体重児に発症する侵襲性カンジダ症が多い．新生児の侵襲性カンジダ症は全身性にカンジダ（*Candida* spp.）が播種しうる病態であり，血液培養でカンジダが陽性となった場合は全身の臓器の感染も考慮する必要がある．しかしながら，**培養検体の採取自体が大きな侵襲となるこれらの児に，培養検査を実施することは難しいことも多く，そのような場合は，中枢神経系や腎泌尿器系などの臓器移行を意識して抗真菌薬の選択をしなければならない**．

02 抗真菌薬の分類と作用機序

　国内で新生児におもに使用される抗真菌薬は，①アゾール系，②エキノキャンディン系，③ポリエン系，に分類される．図1 に，各抗真菌薬の作用点を示す．真菌のなかでも，酵母，糸状菌のどちらをターゲットにするのかを整理しておくと理解しやすい．真菌の感受性検査を実施できない施設も多く，真菌名で抗真菌薬を選択しなければならないこともあるため，一般的に耐性傾向にある真菌を覚えておく必要がある．カンジダに関しては，院内で微量希釈法による検査が可能な場合はその結果も参考にできるが，可能であれば小児感染症専門医などにコンサルテーションすることが望ましい．

a アゾール系

　新生児カンジダ症に使用経験の多いフルコナゾールと，まれではあるが新生児の糸状菌感染症に使用される可能性のあるボリコナゾールについて解説する．

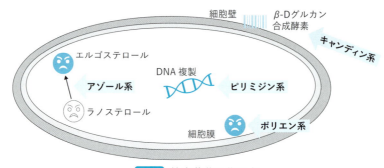

図1 抗真菌薬の作用点

アゾール系：エルゴステロール（真菌の細胞膜構成成分）合成酵素を阻害
キャンディン系：細胞壁のβ-Dグルカン合成酵素を阻害
ポリエン系：エルゴステロールに結合し，細胞膜の透過性を亢進
ピリミジン系：真菌の核酸合成系を阻害

1. フルコナゾール

　カンジダやクリプトコッカス（*Cryptococcus* spp.）のような酵母様真菌に効果のある抗真菌薬である．*C. albicans* には基本的に感受性を認めるが，*C. glabrata* や *C. krusei* などのいわゆる non-albicans *Candida* spp. のなかには，フルコナゾール耐性のカンジダが一定の割合を占めている．そのため，新生児の侵襲性カンジダ症を想定した場合に，経験的治療（empiric therapy）としては使用しづらい．組織移行性は良好で，眼内や尿路，中枢神経にも移行する．そのため，新生児の侵襲性カンジダ症においては，感受性が確定した場合の治療薬の選択肢として考えられている．カンジダ症の多い NICU では，侵襲性カンジダ症の予防として使用されることもある．新生児に起こる副作用として，一過性の血小板減少，肝機能障害，高ビリルビン血症，血清クレアチニン値の上昇などが報告されているが，比較的安全に使用できる抗真菌薬である．フェニトインなどの相互作用がある薬物との併用には注意が必要である．国内にはフルコナゾールのプロドラッグであるホスフルコナゾールがあり，水分量を減らして使用できる点がメリットであるが，新生児の薬物動態のデータは少ない．

2. ボリコナゾール

　第2世代のアゾール系抗真菌薬であり，カンジダだけでなくアスペルギルス（*Aspergillus* spp.）をはじめとした糸状菌にも有効である．成人領域ではアムホテリシン B を抑えて，ボリコナゾールが侵襲性アスペルギルス感染症の第一選択薬として位置づけられている．一方で新生児領域では，NICU における primary cutaneous aspergillosis

（PCA）などでの治療経験の報告[1]はあるが，アムホテリシンB製剤と比べると使用経験が少ない．また，血中濃度の測定をすることは可能だが，副作用発現の指標となるトラフ濃度を予測することはまだ難しい．肝機能障害や視力の異常などの副作用が起こりうるが，新生児での視力障害を長期的に評価した報告はない．フルコナゾールと同様に，相互作用のある薬物との併用に注意する．実際に新生児へのボリコナゾール使用が考慮される状況では，小児感染症専門医にコンサルテーションすることが望ましいだろう．

b エキノキャンディン系

国内では，ミカファンギンとカスポファンギンが使用できる．臨床的な適応はどちらも変わらないが，ミカファンギンの新生児への高用量投与に関する臨床試験が散見される[2]．エキノキャンディン系抗真菌薬は広くカンジダに感受性があり，成人領域では播種性カンジダ症に第一選択薬として使用される．*C. parapsilosis* には耐性のことが多く，注意が必要である．近年では，*C. glabrata* の *FKS* 遺伝子変異によるエキノキャンディン系耐性が問題となっている．アスペルギルスに対しても感受性を有するが，静菌的に働く薬剤であり，第一選択として用いることはない．肝臓から排泄されるため，腎機能による調節は必要ない．眼内，尿路，中枢神経への移行は限られている．そのため，播種性病変の評価が難しい超低出生体重児では，カンジダ症の標的治療（definitive therapy）として使いづらい状況も多い．

c ポリエン系

アムホテリシンBは新生児領域においても使用経験の多い抗真菌薬であり，酵母様真菌や糸状菌に幅広いスペクトラムをもつ．逆に，臨床上，問題となる耐性の真菌を把握しておく必要がある（表1）．国内では，アムホテリシンBデオキシコール酸塩（amphotericin B deoxycholate：AmBd）とアムホテリシンB脂質製剤（liposomal amphotericin B：L-AmB）の2種類の製剤が使用できる．L-AmBではとくに腎毒性の副作用が

表1 アムホテリシンB耐性のおもな真菌

カンジダ	*Candida lusitaniae* *Candida auris*
アスペルギルス	*Aspergillus terreus*
その他	トリコスポロン（*Trichosporon* spp.） スケドスポリウム（*Scedosporium* spp.） フサリウム（*Fusarium* spp.）

表2 各種抗真菌薬のメリット・デメリット

	メリット	デメリット
フルコナゾール	■ 眼内，中枢神経，尿路への移行性が良好	■ 耐性が多く，初期治療には使用しにくい ■ 中枢神経感染症での単独での使用経験は少なく，第一選択薬とはならない
ボリコナゾール	■ アスペルギルスへの活性が高い	■ 新生児での投与方法が確立していない ■ 新生児では副作用のモニタリングが難しい
ミカファンギン	■ 腎機能での調節が必要ない ■ 副作用が少ない	■ 新生児での使用経験は少ない ■ 中枢神経や尿路への移行性が悪い
AmBd	■ 新生児の臨床での使用経験が多く，新生児播種性カンジダ症の第一選択薬となる	■ 腎毒性が強い ■ 投与時間が長い ■ 腎毒性予防のため，水分負荷が多くなる
L-AmB	■ 腎毒性が軽減されている ■ 短時間（60分）で投与できる	■ AmBdと比べると新生児での使用経験が少ない ■ 腎臓への移行性が悪い ■ 価格が高い

AmBd：アムホテリシンBデオキシコール酸塩，L-AmB：アムホテリシンB脂質製剤

軽減されており，高価ではあるが，国内の施設ではNICUを含めてL-AmBの使用が増加していると推察される．アムホテリシンBは血中濃度のピークと効果が相関する薬剤であり，1日1回投与が望ましい．組織移行は良好であり，中枢神経にも移行する．また，L-AmBは尿路系への移行はよくないが，AmBdは尿路系への移行が良好である．副作用として血球減少，肝機能障害，腎毒性，電解質異常（とくに低カリウム血症）が問題となるため，採血によるモニタリングが必要である．薬物相互作用により副作用が増大することがあるため，併用薬物の確認が必要である．**アムホテリシンBはそのスペクトラムの広さと良好な組織移行性，新生児での使用経験の多さから，カンジダ症をはじめとした真菌感染を想定したときに経験的治療，標的治療のどちらでも使用される**．成人や小児領域では多くの場面で，AmBdとL-AmBの比較でL-AmBの非劣勢や優位性が証明されている．新生児領域でもL-AmBの使用が増えてはいるが，どち

らを第一選択とすべきかはいまだ議論がある（表2）．新生児のカンジダ症では尿路系の感染症の合併も多く，尿路系に移行性のよい AmBd が好まれることがある．観察研究ではあるが，新生児の侵襲性カンジダ症に対しては，L-AmB より AmBd のほうが死亡率が低かったとする報告もある[3]．最終的な結論には，今後のエビデンスの集積を待つ必要があるだろう．

文献

1) Frick MA, et al.：Primary Cutaneous Aspergillosis in a Preterm Infant. *Pediatr Infect Dis J* 2016；**35**：704-706 ［PMID：26974892］
2) Kelly C, et al.：Clinical Pharmacology of Antiinfective Drugs. In：Maldonado Y, et al.(eds), *Remington and Klein's Infectious Diseases of the Fetus and Newborn Infant*, 9th ed, Elsevier, 2024：1190-1193
3) Ascher SB, et al.：Antifungal therapy and outcomes in infants with invasive Candida infections. *Pediatr Infect Dis J* 2012；**31**：439-443 ［PMID：22189522］

（桜井博毅）

Chapter 3 抗ウイルス薬

01 新生児期における抗ウイルス薬

　新生児で大きな問題になるウイルス感染症は多くないが，先天感染症や重症敗血症など重篤な後遺症や死亡にかかわる可能性が高いため，抗ウイルス薬の使い方に精通しておく必要がある．おもにヒト単純ヘルペスウイルス（herpes simplex virus：HSV），サイトメガロウイルス（cytomegalovirus：CMV），水痘・帯状疱疹ウイルス（varicella zoster virus：VZV）やインフルエンザウイルス（influenza virus：Flu）がそのターゲットとなる．

　日本では小児のヒト免疫不全ウイルス（human immunodeficiency virus：HIV）感染症のほとんどが，母子感染予防の失敗によるものである．HIV感染妊娠の報告数は毎年およそ40例（近年はやや減少傾向にある）であるが，母子感染予防対策はほぼ確立されてきており，予防されることがほとんどで，新生児期のHIV感染症診療に従事する医療者は非常に稀有である〔令和4（2022）年度に報告された24年間の多施設コホート調査でも報告は累計38例のみ〕[1]．そのため本稿では，抗HIV薬については扱わない．

02 抗ウイルス薬の分類と作用機序

　ウイルスは細菌などと異なり，自身で蛋白合成ができないため，自身のRNAやDNAを設計図に，宿主細胞の代謝機能に依存した増殖過程を示す（**図1**）．抗ウイルス薬はウイルスゲノムの増殖・複製過程のどこかに作用し，抗ウイルス効果を発揮する．

　HSV，CMV，VZVなどはヘルペスウイルス科に分類される2本鎖DNAウイルスである．臨床で用いられている抗ヘルペスウイルス薬はDNAポリメラーゼを阻害し，ウイルスのDNA鎖伸長を妨げることによりウイルス増幅を抑える[2]．

　一方，Fluはオルソミクソウイルス科に分類される1本鎖RNAウイルスである．日本小児科学会による「2024/25シーズンのインフルエンザ治療・予防指針」においては，新生児・乳児で使用が推奨されているのはオセルタミビルである[3]．

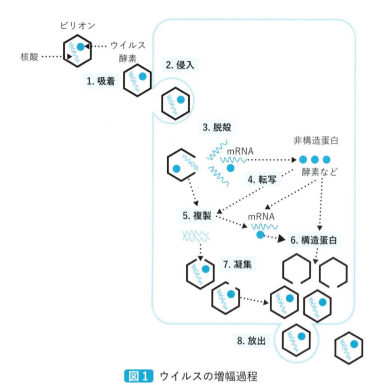

図1 ウイルスの増幅過程

a アシクロビル（ACV）

アシクロビル（ACV）はHSVやVZVに対する治療薬で，核酸に類似した構造をもつ核酸アナログ製剤である．基本的に，新生児HSV感染症を臨床的に疑った場合はただちに投与を開始すべきである（具体的にいつ疑い，どのように診療するのかは「単純ヘルペスウイルス」参照，☞p.280）．

ACVはウイルスに感染した宿主細胞の中で，ウイルスがもつチミジンキナーゼ（thymidine kinase：TK）によってリン酸化され，その後も宿主細胞によって，さらにリン酸化される．最終的にウイルスDNAポリメラーゼによってウイルスのDNAに取り込まれることでDNAの伸長を阻害し，複製を抑制する．ACVはHSVに対してもっとも活性が高く，次いでVZVとなる．CMVはTKをもたないため，ACVは基本的に効果がない．

ACVは，新生児の薬物動態/薬力学（pharmacokinetics/pharmacodynamics：PK/PD）データに基づいた投与設計が可能な薬剤である．経静脈的に投与されたACVは迅速に広

く分布し，とくに腎臓，肺，肝臓，心臓，皮膚組織などで高い濃度となる[2]．脳脊髄液では，血漿の25〜50%の濃度である[2]．**一方，経口ACVの生体利用率（bioavailability）は低いため，重症の新生児HSV感染症では必ず静注で使用する**．また，新生児では小児年齢以上に比べて半減期が長く，およそ3〜5時間である．腎機能障害がある患者では，薬物排泄は遅くなる．そのため腎クリアランスが低い早産児では，半減期はより長くなる[2]．PDの観点からは，ACVの50%阻害濃度〔half maximal（50%）inhibitory concentration：IC_{50}〕が1 μg/mL未満であるため，ACV濃度を1 μg/mL以上に保つことが重要である[2]．新生児HSV感染症では中枢神経感染症を合併することが多いため，脳脊髄液中の濃度を1 μg/mL以上に保つためには，血中の標的濃度は3 μg/mL以上としなくてはならない．

前述のように新生児HSV感染症は中枢神経感染を合併しやすく，非常に死亡率が高い感染症であるため，PK/PD的な観点から，満期産新生児の投与設計は60 mg/kg/日 分3となる．一方で，早産児を含む母集団薬物動態（population PK）解析では，腎機能が正常な場合，最終月経日齢（postmenstrual age：PMA）30週未満で40 mg/kg/日 分2，PMA 30〜36週で60 mg/kg/日 分3，PMA 36〜41週で80 mg/kg/日 分4を投与することで，十分な血中濃度が得られた[4]．しかし，80 mg/kg/日 分4の投与設計の安全性を評価した研究はないため，米国食品医薬品局（Food and Drug Administration：FDA）では，PMA 34週以上では60 mg/kg/日 分3，34週未満では40 mg/kg/日 分2が推奨されている[2]．

ACVは結晶析出型の腎機能障害を起こすため，十分に希釈（通常は1バイアルを溶媒100 mL以上で溶解する）し，時間をかけて点滴静注する必要がある．腎機能障害があるような場合は，より注意して使用する．また新生児HSV感染症をターゲットに高用量（60 mg/kg/日）で使用した場合，貧血を10%に，好中球減少を16%に，血小板減少を10%に認めた[2]．仮に，新生児HSV感染症の治療中に好中球減少症（≦ 500 /μL）が起きた場合は，**顆粒球コロニー形成刺激因子（granulocyte colony-stimulating factor：G-CSF）製剤を使用するなどして可及的に治療期間を完遂するよう心がける**[5]．

b ガンシクロビル（GCV）・バルガンシクロビル（VGCV）

ガンシクロビル（GCV），および，GCVのプロドラッグであるバルガンシクロビル（VGCV）は合成グアニン誘導体で，ウイルスDNAポリメラーゼを阻害し，ウイルスDNAの伸長を停止させることによってウイルスDNA合成を特異的に阻害する[2]．とくにCMVに対する活性が高く，新生児では先天性CMV感染症（congenital CMV infection：CCMVI）治療のキードラッグである（診断・治療方法などの詳細については「サ

イトメガロウイルス」参照，☞ p.262)．

GCV は蛋白結合性が低く，生体利用率が低いため，経静脈投与が必要である．脳脊髄液への移行率は，血漿中濃度の24〜70％である[2]．ACV と HSV の関係性と異なり，CMV に対する GCV の臨床的に最適な PD 濃度は決まっていないが，in vitro の試験では，IC_{50} は 0.02〜3.48 μg/mL であった[2]．新生児の PK データでは，4 mg/kg の経静脈投与を行った場合，ピークの血中濃度は 5.5 μg/mL，6 mg/kg の場合は 7.0 μg/mL で，半減期は 2.4 時間であった[2]．

一方，VGCV は新生児および幼児において十分な生体利用率を示す．CCMVI の新生児に対して VGCV 32 mg/kg/日 分2 で投与した場合，GCV 12 mg/kg/日 分2 で投与された乳児と同等の血中濃度が得られた[2]．症候性 CCMVI に対して，VGCV の6か月間投与は，GCV 6週間投与に比べて，長期的な聴力や神経学的予後の改善が認められた[6]．日本では VGCV ドライシロップが症候性 CCMVI に対して保険適用となっている．

GCV，VGCV の副作用としてもっとも重要なものは好中球減少であり，その発生は最高血中濃度や総投与量と関連している．症候性 CCMVI に対する VGCV の6か月治療では，19％ で Grade 3〜4 の好中球減少が認められた．仮に 500 /μL 以下の好中球減少が起きた場合は休薬し，好中球数回復後に治療を再開するのがよいとする報告がある[6]．

c オセルタミビル

オセルタミビルはノイラミニダーゼ阻害薬で，インフルエンザの治療に用いる．ノイラミニダーゼはウイルスが宿主の感染細胞から放出される際に，ウイルスと細胞を切り離す作用がある．それを阻害することで，複製されたウイルスを細胞表面にとどまらせ，ウイルス増殖を抑える．

インフルエンザに罹患した2歳未満の乳児を含む population PK 解析によると，6 mg/kg/日 分2 を投与した 0〜8 か月の乳児の薬物曝露量は，成人の通常投与量と同等であった[2]．日本では，オセルタミビルは平成29（2017）年3月の公知申請により，生後2週以降の新生児のインフルエンザに対する投与が保険適用となっている．

おもな副作用は悪心や嘔吐などの胃腸症状であるが，乳幼児期では副作用は比較的少なく，嘔吐は 6％ に認めるにとどまる[2]．

文献

1) 喜多恒和，他：HIV 母子感染全国調査研究報告書．令和4年度（2022年），令和4年度厚生労働科学研究費補助金エイズ対策研究事業 HIV 感染者の妊娠・出産・予後に関するコホート研究を含む疫学研

究と情報の普及啓発方法の開発ならびに診療体制の整備と均てん化のための研究，2023　https://hivboshi.org/report/report_r4.pdf(2024.06.05 アクセス)
2) Wade KC, et al.：Clinical pharmacology of antiinfective drugs. In：Maldonado Y, et al.(eds), *Remington and Klein's Infectious Diseases of the Fetus and Newborn Infant*, 9th ed, Elsevier, 2024：1046-1104.e143
3) 日本小児科学会　予防接種・感染症対策委員会：2024/25 シーズンのインフルエンザ治療・予防指針－2024/25 シーズンの流行期を迎えるにあたり－．2024　https://www.jpeds.or.jp/uploads/files/20241028_2024_2025_infuru.shishin.pdf(2024.11.19 アクセス)
4) Sampson MR, et al.：Population pharmacokinetics of intravenous acyclovir in preterm and term infants. *Pediatr Infect Dis J* 2014；**33**：42-49 ［PMID：24346595］
5) Kimberlin DW, et al.：Safety and efficacy of high-dose intravenous acyclovir in the management of neonatal herpes simplex virus infections. *Pediatrics* 2001；**108**：230-238 ［PMID：11483782］
6) Kimberlin DW, et al.：Valganciclovir for symptomatic congenital cytomegalovirus disease. *N Engl J Med* 2015；**372**：933-943 ［PMID：25738669］

（伊藤健太）

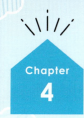

Chapter 4 NICUでの感染対策，院外出生児の入院時対策

はじめに

NICUの感染対策の基本は，一般病棟と同じである．しかし，早産児・低出生体重児は皮膚のバリア機能と免疫能が未熟な易感染状態であること，医療従事者のケアの回数が多く伝播しやすいことなどから，**より質の高い感染対策が必要である**．

01 感染症伝播の仕組みと感染経路別予防策

感染症が伝播する経路は疾患・病原体によって決まっており，感染症伝播の予防策のなかでもっとも重要なのは，標準予防策である．標準予防策とは，すべての人は伝播する病原体を保有していると考え，患者および周囲の環境に接触する前後には手指衛生を行い，血液・体液・粘膜などに曝露するおそれのあるときには個人防護具を用いることである．基本であり，もっとも難しい予防策である．

標準予防策を基本として，さらに後述する3つの感染経路に対してそれぞれ感染経路別予防策がある（表1）．病原体が判明していないときには，臨床症状から病原体を想定して感染対策を行う必要がある（表2）[1]．

a 接触感染

感染患者との直接接触，または感染患者に使用した物品や環境表面，感染患者に触れた医療従事者の手などとの間接接触で伝播する感染経路．

b 飛沫感染

感染者の咳やくしゃみなどによって病原体が飛沫となって排出され，この飛沫が未感染者の粘膜に付着することで伝播する感染経路．従来，飛散する範囲は約1m（3フィート）以内といわれていたが，病原体・環境によっては2m以上飛散することもあることが報告されている．

c 空気感染

病原体を含む飛沫核や粒子が長時間，空中を浮遊し，その飛沫核や粒子を未感染者が吸入することで伝播する感染経路．空気の流れによって広範囲に伝播される．新型コロ

ナウイルスで有名になったエアロゾル感染は，飛沫核よりも大きな粒子が空中を浮遊し，それを未感染者が吸入することで伝播する感染経路で，換気が悪く，密集した環境では，空気感染同様に広範囲に伝播されうる．

表1 感染経路別の病原体，予防策のまとめ

感染経路		接触感染	飛沫感染	空気感染
おもな病原体		■ RSウイルス ■ ロタウイルス ■ ノロウイルス ■ アデノウイルス ■ 耐性菌（MRSAなど）	■ インフルエンザウイルス ■ 肺炎マイコプラズマ ■ A群溶血性レンサ球菌	■ 結核菌 ■ 麻疹ウイルス ■ 水痘帯状疱疹ウイルス
予防策	患者	原則，個室または集団隔離 医療器具の専用化	原則，個室または集団隔離 移動時はサージカルマスク	原則，陰圧室 移動時はサージカルマスク
	医療従事者	手袋，ガウン	サージカルマスク 飛沫を目に浴びる可能性があるときはゴーグル	N95マスク

RS：respiratory syncytial，MRSA：メチシリン耐性黄色ブドウ球菌

表2 症状・疾患別の感染経路別対策

症状・疾患		病原体	感染対策（つねに標準予防策を含む）
下痢	オムツ使用児の感染による急性下痢	■ 腸管内病原体*	接触
全身性の発疹	水疱性	■ 水痘ウイルス ■ 単純ヘルペスウイルス，など	空気＋接触
	咳，鼻汁，発熱を伴う斑状丘疹	■ 麻疹ウイルス	空気
呼吸器感染症	とくに乳幼児の気管支炎，肺炎	■ RSウイルス ■ アデノウイルス ■ パラインフルエンザウイルス ■ インフルエンザウイルス ■ ヒトメタニューモウイルス	接触＋飛沫
皮膚・創部感染	覆うことのできない膿瘍または排膿している傷	■ 黄色ブドウ球菌 ■ A群溶血性レンサ球菌（GAS）	接触 ※侵襲性GAS感染症では，治療開始24時間は飛沫感染対策も

*腸管内病原体：腸管出血性大腸菌O157，赤痢菌，A型肝炎ウイルス，ノロウイルス，ロタウイルス，*Clostridioides difficile*，など
〔Siegel DJ, et al.：2007 Guideline for Isolation Precautions：Preventing Transmission of Infectious Agents in Health Care Settings. *Am J Infect Control* 2007；**35**：S65-S164[1)]〕

02 NICUにおける特徴

a メチシリン耐性黄色ブドウ球菌（MRSA）に対する感染対策

NICUにおいて，メチシリン耐性黄色ブドウ球菌（methicillin-resistant *Staphylococcus aureus*：MRSA）感染症は死亡率が高い感染症であり，MRSAに対する感染対策は非常に重要である．**保菌は感染症の発症リスクであるため，保菌を防ぐことが重要である．** NICUにおける黄色ブドウ球菌の感染予防策は，米国疾病管理予防センター（Centers for Disease Control and Prevention：CDC）からのガイドライン[2]では 表3 のように示されている．これらの介入を複数，同時に行うことが重要である．

b ウイルスに対する感染対策

NICUにおいて，耐性菌だけでなくウイルスによるアウトブレイクも多数報告されている．NICUにおけるアウトブレイクの死亡率が細菌6.4%に対し，ウイルス7.2%という報告もある．またハイリスク病棟であるため，アウトブレイク時に病棟閉鎖をしなければならない場合もあり，病院へのインパクトは非常に大きい．感染対策は基本的には一般病棟と同じだが，患者同士の直接の接触はないため，医療従事者・環境を介しての感染経路に限られる．医療関連ウイルス感染症の子どもの約30%は有症状の介護者や面会者に曝露していたという報告[3]もあることから，ハイリスク群の児が入院するNICUでは，医療従事者・面会者が持ち込まないことが非常に重要である．また，**介護者や面会者の予防接種の徹底や，有症状時には適切に休むことも必要である．**

c 先行的接触予防策

耐性菌保菌の有無が判明するまでは耐性菌を保菌しているとみなし，先行的に接触予防策を行うことを"先行的

表3 NICUにおける黄色ブドウ球菌感染対策

一般的な感染予防と管理	■ 手指衛生 ■ 標準予防策 ■ 接触予防策 ■ 患者のコホーティング ■ 教育とトレーニング
環境整備	■ 洗浄と消毒 ■ 個別物品の使用 ■ 周囲環境や物品の整備
医療者への介入	■ 人員配置率の検討 ■ 医療者のコホーティング（担当を分ける） ■ 保菌スクリーニング ■ 除菌 ■ 保菌者の仕事の制限，異動
積極的監視培養	
患者の除菌	

〔Centers for Disease Control and Prevention：Recommendations for Prevention and Control of Infections in Neonatal Intensive Care Unit Patients：*Staphylococcus aureus*[2]をもとに著者作成〕

接触予防策"という．各種培養結果で陰性が判明すれば，接触予防策から標準予防策に変更する．**院外出生児に対する先行的接触予防策によって，医療関連 MRSA 感染率が低下したことが報告されている**[4]．

03 東京都立小児総合医療センターの対策

当院では毎月，新生児科医師・看護師・感染制御チーム（infection control team：ICT）メンバーで集まり，新規耐性菌検出状況・手指衛生剤使用量などを共有している．新生児科医師に ICT のメンバーに入ってもらうことで，ICT からではなく新生児科内部からの声として，感染対策に対する情報や意見が届きやすい環境ができている．

a 全病棟での感染予防対策

全病棟において，患者エリアに入る際の指輪・腕時計などの肘から下の装飾品を禁止し，聴診器はすべて患者ごとに用意している．指輪・腕時計をつけていると十分な手洗いができず，もっとも重要な標準予防策を行うことができないからである．そのうえで，**手指衛生剤の使用量や手指衛生実施率・遵守率を確認し，定期的に手指衛生について評価・フィードバックを行っている**．また患者ごとに聴診器を用意することは，間接的な接触感染予防策として重要である．

b 全病棟での耐性菌に対する感染予防対策

MRSA，基質特異性拡張型 β ラクタマーゼ（extended-spectrum β-lactamase：ESBL）産生菌，メタロ β ラクタマーゼ産生菌，多剤耐性菌の保菌・感染症罹患患者，AmpC 産生菌の感染症罹患患者に対して，接触感染対策を行う．メタロ β ラクタマーゼ産生菌・多剤耐性菌の保菌患者のみ，個室隔離も行っている．原則，隔離解除は行っていない．NICU においては，MRSA 保菌児に対してのコホーティングも行っている．また近年，環境消毒として紫外線照射の有用性が示されている[5]．まだ NICU におけるデータは乏しいが，当院では MRSA 保菌児の NICU 退室後，試験的に紫外線照射による環境消毒を行っている．

c 医療従事者・面会者からの持ち込み感染対策

職員は麻疹・風疹・水痘・ムンプスだけでなく，**百日咳含有ワクチンの接種を必須としている**．また面会家族には，新型コロナワクチン，インフルエンザワクチンの接種を強く推奨している．入院児に呼吸器症状があり感染性のある感染症と診断した場合は，飛沫感染対策を行い，できる限り一般病棟への転棟を行う．転棟できない場合は，新生

児病棟の個室隔離も考慮する．

d 院外出生児に対する感染予防対策

院外出生児に対しては，原則，保育器収容し，先行的接触予防策を行っている．入院時の各種培養結果で耐性菌が検出されなければ，接触予防策を解除する．個室管理は行っていない．

文献

1) Siegel DJ, et al.：2007 Guideline for Isolation Precautions：Preventing Transmission of Infectious Agents in Health Care Settings. *Am J Infect Control* 2007；**35**：S65-164［PMID：18068815］
2) Centers for Disease Control and Prevention：Recommendations for Prevention and Control of Infections in Neonatal Intensive Care Unit Patients：*Staphylococcus aureus* https://www.cdc.gov/infection-control/media/pdfs/Guideline-NICU-Saureus-H.pdf（2025.01.20 アクセス）
3) Hei H, et al.：Development of a novel prevention bundle for pediatric healthcare-associated viral infections. *Infect Control Hosp Epidemiol* 2018；**39**：1086-1092［PMID：30027857］
4) Morioka I, et al.：Impact of pre-emptive contact precautions for outborn neonates on the incidence of healthcare-associated meticillin-resistant Staphylococcus aureus transmission in a Japanese neonatal intensive care unit. *J Hosp Infect* 2013；**84**：66-70［PMID：23561425］
5) Pegues DA, et al.：Impact of Ultraviolet Germicidal Irradiation for No-Touch Terminal Room Disinfection on Clostridium difficile Infection Incidence Among Hematology-Oncology Patients. *Infect Control Hosp Epidemiol* 2017；**38**：39-44［PMID：27707423］

〈芝田明和〉

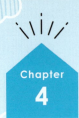

Chapter 4 医療関連感染対策

01 新生児における医療関連感染対策

　NICUに入院する新生児，とくに早産児は長期にわたる侵襲的なサポートを必要とすることが多く，また免疫系統や皮膚バリア機能，常在微生物叢が未熟であることから，**医療関連感染症（healthcare-associated infections：HAIs）の罹患リスク，重症化リスクの高い集団である**．さらに，HAIsは児の予後にも大きな影響を与え，死亡率の上昇や神経学的予後の悪化，入院期間やNICU滞在期間の長期化にもつながる．

　新生児の場合，非特異的な症状や検査閾値の高さ（複数セットの血液培養採取困難，カテーテル抜去困難など）といった理由から，感染症の診断やサーベイランスに困難さを伴うことが多い．そのため新生児に特化したHAIsデータは十分ではなく，小児や成人の基準や予防策を参考としている場合が多々ある．

　本稿では，NICU領域におけるサーベイランスや予防バンドルの取り組みの活性化を目指し，新生児ならではの注意点を交えつつ，これらの情報やガイドラインを整理し紹介する．

02 サーベイランスに関連する基本的情報

　HAIsには疾患ごとに，①**臨床的な診断基準と，**②**サーベイランスのための判定基準があり**，2つの基準は必ずしも一致していない．サーベイランスのための判定基準は，それをもとにデバイス使用日数あたりの感染症発生数を算出し，他の医療機関からの報告や米国疾病予防管理センター（Centers for Disease Control and Prevention：CDC）の全米医療安全ネットワーク（National Healthcare Safety Network：NHSN）が発表している発生率と比較することによって，自施設の診療の質を評価できる．また発生率を継続的にモニタリングすることでHAIs発生数増加の早期覚知や，なんらかの対策を導入した場合にはその有効性の評価にも役立つ．各HAIの診断・判定に関する2つの基準の比較を 表1[1〜4]に示す．また，サーベイランスデータの解釈に必要となる一般的な発生率やリスク因子について，以下に述べる．

a カテーテル関連血流感染症

カテーテル関連血流感染症の診断基準には，①臨床診断に用いる CRBSI（catheter-related blood stream infection）と，②サーベイランスを行う際の判定基準として用いる CLABSI（central line-associated blood stream infection），の 2 種類がある（表1）．

NICU でのカテーテル関連血流感染症の発生率は，出生体重 1,500 g 未満の児では 1,000 カテーテル日あたり 1.56，1,500 g 以上の児は 0.72 と報告されており[5]，リスク因子としては早産児，低出生体重児，長期のカテーテル留置，長期の非経口栄養，鼠径部からの挿入などがあげられる．NICU では臍帯カテーテルや末梢挿入中心静脈カテーテル（peripherally inserted central catheter：PI カテーテル）が頻用されるが，その他の中心静脈カテーテルと比較して感染率の明らかな優劣はなく，臨床的なニーズに応じて選択すべきとされている．

b 人工呼吸器関連肺炎

人工呼吸器関連肺炎（ventilator-associated pneumonia：VAP）は，気管挿管による人工呼吸管理開始から 48 時間以降に発症する肺炎と定義される．臨床的な診断基準に関して国際的な統一見解はないが，例として NHSN が定めている 1 歳未満の診断基準を示す（表1）．サーベイランス基準は，同じく NHSN が定めている小児人工呼吸器関連イベント（pediatric ventilator-associated events：Ped-VAE）のサーベイランス定義を示すが（表1），NICU は現在，対象外となっている．

VAP は，NICU で CRBSI に次いで多くみられる HAI であり，その頻度は出生体重別に 1,000 人工呼吸日あたり 0.1〜1.0 間で推移している[1]．リスク因子として，早産児，低出生体重児，長期の人工呼吸管理，鎮静，頻回の吸引，再挿管，血流感染，非経口栄養，気管支肺異形成などがあげられる．

c カテーテル関連尿路感染症

新生児におけるカテーテル関連尿路感染症（catheter-associated urinary tract infection：CAUTI）は，尿道カテーテルの使用が少ないことから，その発生率は低い．そのためサーベイランスが十分に行われておらず，疾病負荷が明らかになっていない．新生児以降の小児と同様，CAUTI のリスク因子には，長期のカテーテル留置，解剖学的・機能的尿路異常があげられている．

表1 各疾患の臨床的な診断基準とサーベイランスの判定基準

	臨床的な診断基準
CRBSI CLABSI	1または2に該当 1. 血液培養1セット以上からの検出菌とカテーテル先端培養からの検出菌が一致 2. 血液培養2セットが陽性となった場合には，カテーテル血採取ボトルが，末梢血採取ボトルよりも2時間以上早く陽性になること (IDSA)
VAP	人工呼吸管理開始から48時間以降で，以下の1かつ2に該当する 1. 画像所見 　2回以上[*1]連続して胸部画像検査の変化（浸潤影，空洞化，気腫）が新規に出現し，持続または進行する 2. 臨床所見 　酸素化・換気の悪化のほかに，以下の7つのうち少なくとも3つを満たす場合 　1）体温不安定 　2）白血球減少，または白血球増加および左方移動 　3）新規の膿性痰，痰の性状変化，分泌物増加または吸引回数増加 　4）無呼吸，頻呼吸，陥没呼吸，鼻翼呼吸，呻吟 　5）喘鳴，ラ音，stridor 　6）咳嗽 　7）徐脈または頻脈 (NHSN)
CAUTI	カテーテル留置中，もしくは抜去後48時間以内の患者で，1かつ2に該当する 1. UTIに合致した症状や徴候があり，他の感染源がない 2. 新たに挿入したカテーテルによる採尿か中間尿で，尿路に病原性のある1種類以上の菌が10^3 CFU/mL以上認められる (IDSA)

[*1] 肺，心臓に基礎疾患がない患者では1回でよい
[*2] 1日で吸入酸素濃度（F_IO_2）が0.25以上上昇し2日間持続する，または1日で平均気道内圧（MAP）が4 cm H_2O以上上昇し2日間持続する（NHSN）
CRBSI：catheter-related bloodstream infection, CLABSI：central line-associated bloodstream infection, VAP：人工呼吸器関連肺炎, CAUTI：カテーテル関連尿路感染症, UTI：尿路感染症, IDSA：Infectious Diseases Society of America, NHSN：National Healthcare Safety Network

03 予防バンドル

　HAIsは予防がもっとも重要であり，そのためには**医療チーム全体で予防バンドルに取り組む必要がある**．NICUにおいても，バンドルアプローチによってHAIsの発生率

サーベイランスの判定基準
1のいずれか，または2に該当 1. ■ 皮膚常在菌でない菌が1回以上，血液培養から確認される 　■ 他の感染源など，菌が検出されうる原因がない 2. ■ 皮膚常在菌が2回以上，血液培養から確認される 　■ 患者が発熱，悪寒戦慄，血圧低下の1つ以上を有している 　■ 検出菌が他の感染症に関係がない　　　　　　　　　　　　　　　　　　　　（NSHN）
2日間以上呼吸器設定が変わらない，もしくはF_iO_2やMAPを下げられていた児が，酸素化悪化の指標[*2]の1つ以上を満たす

(NHSN)

1, 2, 3すべてに該当する 1. 発症日の時点で2日以上カテーテルが留置されており，発症日にも留置中もしくは前日に抜去された 2. 以下の症状のうち，いずれか1つでも認めた場合： 　38.0℃を超える発熱，恥骨上部の痛み，圧痛，尿意切迫感，肋骨脊柱角の痛み・圧痛，尿意切迫感，頻尿，排尿障害 　1歳以下の場合は以下も認める： 　36.0℃未満の低体温，他に原因がない無呼吸・徐脈・活気低下，嘔吐 3. 尿培養で検出された微生物（真菌，寄生虫は対象外）が2種類以下，少なくとも1種類は10^5 CFU/mL以上である　　　　　　　　　　　　　　　　　　　　　　　　　　　（NHSN）

〔Quach C：NICUにおけるデバイス関連感染症. 中河秀憲（編）：感染予防，そしてコントロールのマニュアル小児版，第1版，メディカル・サイエンス・インターナショナル，2021：49-70[1]/Centers for Disease Control and Prevention：National Healthcare Safety Network (NHSN) Patient Safety Component Manual[2]/Mermel LA, et al.：Clinical practice guidelines for the diagnosis and management of intravascular catheter-related infection：2009 Update by the Infectious Diseases Society of America. Clin Infect Dis 2010；49：1-45[3]/Hooton TM, et al.：Diagnosis, prevention, and treatment of catheter-associated urinary tract infection in adults：2009 International Clinical Practice Guidelines from the Infectious Diseases Society of America. Clin Infect Dis 2010；50：625-663[4]をもとに作成〕

の大幅な低下が報告されている．しかし，新生児に特化し広く普及しているバンドルは存在しないため，新生児期以降の小児や成人で効果が示されているデータを参考とした，各疾患の予防バンドルの1例を 表2 [1]に示す．

表2 各疾患の予防バンドル

HAIs	バンドルの例
CLABSI	**＜挿入バンドル＞** ■ 手技の前に必要物品をあらかじめ準備する ■ カテーテル挿入前後に適切に手指衛生を行う ■ 術者はマキシマルバリアプリコーション（滅菌ガウン，滅菌グローブ，サージカルマスク，キャップ，滅菌ドレープ）で処置を行う ■ 日頃から挿入のシミュレーションを行い，処置中・処置後にはチェックリストを用いて記入する ■ カテーテル挿入前に適切な消毒薬で皮膚を30〜60秒間消毒し，完全に乾くまで30〜60秒間自然乾燥させる ■ 皮膚や挿入部位の消毒にヨードを用いない ■ 透明の滅菌ドレッシング材か滅菌ガーゼでカテーテル挿入部位を覆う **＜維持バンドル＞** ■ 挿入部位の感染徴候，ドレッシング材の汚染の有無，カテーテルの必要性を毎日評価する ■ ドレッシング材を交換する前後に適切に手指衛生を行う ■ ドレッシング材の交換時には必要物品をあらかじめ準備する ■ カテーテル挿入部位のケアに関するマニュアルを作る ・ドレッシング材が汚染された場合は交換し，再度，皮膚を消毒する ■ 接続部を含めたカテーテルや延長チューブの操作や交換の際は，無菌的に操作する ■ 手技の物品を準備するスタッフもマスクや滅菌グローブを着用する
VAP	■ 非侵襲的陽圧換気を用いる ■ 人工呼吸期間を最短にする ■ 抜管可否を毎日評価する ■ 鎮静は必要最小限にする ■ 計画外抜管を防ぐ ■ 人工呼吸器回路を外す操作を最小限にする ■ 人工呼吸器回路が明らかに汚染や破損した場合には交換する ■ 側臥位やヘッドアップさせた体位で管理する ■ 閉鎖式吸引回路を用いる
CAUTI	■ カテーテル挿入のシミュレーショントレーニングをする ■ 尿道カテーテル留置の適応や抜去のタイミングをよく検討する ■ 尿道カテーテル挿入時は無菌的に操作する ■ 尿道カテーテル挿入時には監督者が立ち会い，挿入手技のチェックリストを用いる

（次ページにつづく）

HAIs	バンドルの例
CAUTI	■ 閉鎖式のバッグを用いて，膀胱より下に固定する ■ バッグは 2/3 が満たされる，もしくは 8 時間ごとのいずれか早いタイミングで尿を廃棄する ■ 尿道カテーテルやバッグはルーチンでは交換しない ■ 少なくとも 1 日 1 回，もしくは汚染があった場合にはより高い頻度で尿道口と会陰部のケアを行う

*クロルヘキシジンは従来，2 か月未満には皮膚障害のため使用を避けるという推奨であったが，近年，米国食品医薬品局（FDA）からも「2 か月未満や未熟児にも注意して使用可」，「28 週未満の早産児で生後 7 日未満の児にも考慮」とされており，新生児への適応も拡大してきている[5]．
CLABSI：central line-associated bloodstream infection，VAP：人工呼吸器関連肺炎，CAUTI：カテーテル関連尿路感染症
〔Quach C：NICU におけるデバイス関連感染症．中河秀憲（編），感染予防，そしてコントロールのマニュアル小児版，第 1 版，メディカル・サイエンス・インターナショナル，2021：49-70[1] より一部改変〕

📖 文献

1) Quach C：NICU におけるデバイス関連感染症．中河秀憲（編），感染予防，そしてコントロールのマニュアル小児版，第 1 版，メディカル・サイエンス・インターナショナル，2021：49-70

2) Centers for Disease Control and Prevention：National Healthcare Safety Network（NHSN）Patient Safety Component Manual https://www.cdc.gov/nhsn/pdfs/pscmanual/pcsmanual_current.pdf（2024.06.27 アクセス）

3) Mermel LA, et al.：Clinical practice guidelines for the diagnosis and management of intravascular catheter-related infection：2009 Update by the Infectious Diseases Society of America. *Clin Infect Dis* 2010；**49**：1-45 [PMID：19489710]

4) Hooton TM, et al.：Diagnosis, prevention, and treatment of catheter-associated urinary tract infection in adults：2009 International Clinical Practice Guidelines from the Infectious Diseases Society of America. *Clin Infect Dis* 2010；**50**：625-663 [PMID：20175247]

5) Muller M, et al.：SHEA Neonatal Intensive Care Unit（NICU）White Paper Series：Practical approaches for the prevention of central-line-associated bloodstream infections. *Infect Control Hosp Epidemiol* 2023；**44**：550-564 [PMID：35241185]

（多田歩未）

Chapter 4 同胞面会

　子どもの入院は家族全体に影響を及ぼす．同胞面会は同胞の情緒・行動面を安定させるメリットがあり，約40年前に米国小児科学会から，NICUを含む新生児との同胞面会を推奨するガイドラインが提示されている[1]．

　しかしながら，同胞から入院児が感染するリスク，院内へ感染症が持ち込まれるリスクなどの観点から，NICUにおける同胞面会の実施には施設差があるのが現状である．**また新型コロナウイルス感染症（COVID-19）の流行に伴い，同胞面会だけではなく家族面会も禁止し，以降，同胞面会は禁止したままの施設もある**．2018年の全国アンケート調査で同胞面会を実施している施設は63.6%と報告されている[2]が，COVID-19流行後の現在の同胞面会実施施設数は不明である．

　当院は2012年から同胞面会を行い，COVID-19流行時は一時期中止したが，現在は再開している．当院の同胞面会の対象を 表1 に示す．

　同胞面会は事前予約制だが回数制限はなく，日中のみとしている．当院の申込書・問診票を参考までに掲載する（ 図1 ， 図2 ）．**このルールで同胞面会を行い，ウイルス**

表1　同胞面会の対象

新生児の対象	NICU	急性期（出生後1週間以上）を脱した児
	GCU	長期入院が予想される 　かつ コット移床済み 　かつ 状態が安定している児
同胞の対象		感染を疑う症状がなく，以下の予防接種条件を満たしていれば年齢は問わない ■ 水痘/麻疹/風疹/ムンプス：各最低1回ずつ ■ BCG ■ 3種または4種または5種混合：定期接種年齢相当 ■ インフルエンザ（冬季のみ）：時期相当

※同胞が以下の感染症患者と接触した場合の対応（同胞は無症状）
・水痘・麻疹・風疹・おたふくかぜ➡同胞の予防接種歴が1回なら面会3週間禁止，同胞の予防接種歴2回なら面会許可．
・アデノウイルス感染症・インフルエンザウイルス感染症・RSV感染症・手足口病➡面会許可

による院内感染の増加はなかった[3]．患者家族にとってメリットの大きい同胞面会は，適切なルール作りを行えば安全に行うことが可能である．

同胞面会申込書　（家族記入・病棟保管）

患者名前	面会にくる同胞の名前	ニックネーム	
生年月日・年齢　　年　月　日　　歳	性別　男　女	集団生活の有無　有　無　幼稚園　保育園　小学校　中学校	

面会希望日
第1希望　　月　　日　　時　　分～　第2希望日　　月　　日　　時　　分～
入院している赤ちゃんについてどのように理解していますか？
赤ちゃんの様子はどのように説明していますか？　　例　写真をみせている，DVDをみせている
同胞面会中に実施してみたいことはありますか？　　例　触らせたい，抱っこさせたい
面会中に止めて欲しい医療行為はありますか？　　例　吸引，体位交換
ご同胞が関心を持っていること，ものはなんですか？　　例　アンパンマン，○○レンジャー

★下記の感染症にかかったこと，または予防接種を受けたことはありますか？

麻疹（はしか）	かかった・予防接種済　①　年　月　日　②　年　月　日
風疹（三日ばしか）	かかった・予防接種済　①　年　月　日　②　年　月　日
水痘（みずぼうそう）	かかった・予防接種済　①　年　月　日　②　年　月　日
ムンプス（おたふくかぜ）	かかった・予防接種済　①　年　月　日　②　年　月　日

★下記の予防接種は済んでいますか？

BCG	予防接種済　　年　月　日
3種 or 4種 or 5種混合ワクチン（百日咳を含むワクチン）	予防接種済　1期　①　年　月　日　　②　年　月　日　　③　年　月　日　　1期追加　年　月　日
インフルエンザ（11月から2月）同胞	していない　予防接種済　①　年　月　日　　②　年　月　日
ご両親	していない　予防接種済　　年　月　日　（流行時は，ご両親の予防接種も推奨）

　　　　は必須です！！やっていないと面会できません．
感染症疾患の人と接触があった場合は，予防接種回数によって面会できない場合があります．ご了承ください．
参考）予防接種の種類　　MR→麻疹，風疹　2種混合→ジフテリア，破傷風

　　　　　　　　　　　　　　　月　　日までに記入し看護師に渡してください．

図1　同胞面会申込書（東京都立小児総合医療センター）

```
同胞面会問診票
                                                    (家族記入・病棟保管)

                                    同胞の名前(              様)

        同胞面会当日(   月   日   時   分〜)   ☆回数：   回目

        ☆今日の体温   (   . ℃)
        ☆3週間以内に感染症流行や接触はありませんか？
            麻疹（はしか）                   はい ・ いいえ
            風疹（三日ばしか）                はい ・ いいえ
            水痘（みずぼうそう）              はい ・ いいえ
            流行性耳下腺炎（おたふくかぜ）    はい ・ いいえ
            流行性角結膜炎                    はい ・ いいえ
            インフルエンザ                    はい ・ いいえ
            RSウイルス                        はい ・ いいえ
            手足口病                          はい ・ いいえ
        ☆熱はありませんか？                  ある ・ なし
        ☆咳，鼻水はありませんか？            ある ・ なし
        ☆下痢・嘔吐はありませんか？          ある ・ なし
        ☆全身の皮膚に異常はありませんか？    ある ・ なし

            ※ 1項目でも「はい・ある」にチェックがある場合，面会できない場合があります．

        同胞面会    可 ・ 不可        確認   月   日   看護師サイン ＿＿＿＿＿＿＿
                                                       医師サイン ＿＿＿＿＿＿＿

                                  *同胞の感冒症状・質問等ありましたら残してください．
           メモ
          (                                                                    )
```

図2 同胞面会問診票（東京都立小児総合医療センター）

文献

1) American Academy of Pediatrics. : Postpartum (neonatal) sibling visitation. Committee on fetus and newborn. *Pediatrics* 1985；**76**：650 [PMID：4047813]
2) 新澤杏奈，他：新生児集中治療室（NICU）における家族面会の全国調査．葦 2020；**49**：74-76
3) Horikoshi Y, et al. : Sibling visits and viral infection in the neonatal intensive care unit. *Pediatr Int* 2018；**60**：153-156 [PMID：29205682]

（芝田明和）

Chapter 4 監視培養

01 監視培養の意義

監視培養とは，特定の病原微生物の培養検査を，感染症の有無にかかわらず定期的に行うことである．監視培養を行い，陽性者への感染対策を早期に行うことで，院内伝播の発生を減少させることが期待される．しかし，費用の問題や検査室への業務負担などから，すべての医療現場で行うことが推奨されているわけではない．

米国疾病管理予防センター（Centers for Disease Control and Prevention：CDC）からの勧告では，黄色ブドウ球菌（*Staphylococcus aureus*）感染の発生率が高い場合，またはアウトブレイクの状況にある場合は，**NICU 患者における黄色ブドウ球菌保菌に対する監視培養が推奨されている**．なぜなら，侵襲的黄色ブドウ球菌感染症の発生率は新生児，とくに早産児や低出生体重児で高く，メチシリン耐性黄色ブドウ球菌（methicillin-resistant *S. aureus*：MRSA）感染症の発生が NICU において多数報告されているためである．

NICU 患者の黄色ブドウ球菌保菌の監視培養を行う場合は，NICU 患者の鼻前庭から検体を採取することが推奨されている．監視培養を行う頻度に関しては，各施設の状況によって検討されるべきであるが，一定の頻度で行うことが重要である．監視培養は，培養ではなく PCR（polymerase chain reaction）法でも可能だが，PCR 法の場合，アウトブレイク時に株の型別をすることができないというデメリットがある．現在入院中の患者だけでなく新規入院患者への監視培養検査も，保菌率が高い集団では検討する必要がある．

02 監視培養の実際

当院の新生児病棟はハイリスクの超低出生体重児の入院が多いこと，過去に MRSA アウトブレイクを複数回経験していることから，表1 に示す方法で監視培養を行っている．MRSA スクリーニング培地のみを使用し，MRSA 以外の細菌の培養は行わないようにすることで，細菌検査室への業務負担および費用を抑えるようにしている．速や

表1 当院新生児病棟における監視培養

対象	入院中の患者	新規入院患者
頻度	2週間おき，毎週水曜日	入院時
検体	鼻前庭ぬぐい	鼻前庭ぬぐい，耳ぬぐい，皮膚，臍，便（日齢による）
培地	MRSAスクリーニング培地	血液寒天培地
結果	①MRSA新規陽性検出時，細菌検査室からICTに速やかに連絡 ②ICTから新生児科医師・看護師に連絡	①主治医が確認 ②MRSAを含む耐性菌検出時は，細菌検査室からICTに速やかに連絡

MRSA：メチシリン耐性黄色ブドウ球菌，ICT：感染制御チーム

かにコホーティングと接触感染対策を開始することができるように，入院患者全員を対象とした監視培養は週半ばの水曜に行い，木曜か金曜にはMRSA保菌の有無が判明するようにしている．MRSA新規陽性患者がでたら，細菌検査室が感染制御チーム（infection control team：ICT）に連絡し，その後，ICTが新生児科医師・看護師に伝えてMRSA感染対策が開始となる．このように，監視培養は提出するだけでなく，誰が結果を確認し，どのような対応を行うのかを事前に決めたうえで開始することが重要である．培養を提出しているだけで結果を確認していない，ということはないようにしなければならない．MRSA新規陽性患者が増えてアウトブレイクが疑われる場合は，監視培養の回数を増やし，2週間ごとの培養を毎週行うようにしている．検出されたMRSAはPCR-based open reading frame typing（POT）法で型判定を行い，水平伝播の推定に役立てている．また当院では，新規入院患者にも監視培養を行っている（**表1**）．とくに院外出生児は，入院時の監視培養で耐性菌陰性が判明するまでは接触感染対策を行う，"先行的接触予防策"を行っている（「NICUでの感染対策，院外出生児の入院時対策」参照，☞p.83）．

　監視培養の必要性は各施設で異なるが，行う場合には，①対象，②頻度，③方法（検体採取部位・培地），④結果確認のフロー，⑤陽性となった場合の対応，について，関係各所とよく話し合い決定しておくことが重要である．

📖 参考文献

・Centers for Disease Control and Prevention：Recommendations for Prevention and Control of Infections in Neonatal Intensive Care Unit Patients：*Staphylococcus aureus*（2020）
https://www.cdc.gov/infection-control/hcp/nicu-saureus/index.html#toc（2025.02.25 アクセス）

（芝田明和）

Q&A

Q 記念培養って何ですか？

A 感染は疑っていないが，デバイスを抜去した記念に（たとえば，カテーテルを抜去した記念にカテーテルの先端を，挿管チューブを抜去した記念にチューブの先端をというように）培養を提出しておこうという意味から，"記念培養"と表現されることがあります．記念培養で陽性となってもコンタミネーションの可能性があるため，記念培養の提出は推奨されません．デバイス関連感染症を疑っている場合のみ，デバイス先端培養を提出する必要があります．

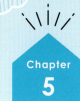

Chapter 5 敗血症をとりまく各種用語の定義

01 菌血症

菌血症とは，血液中に細菌が検出される状態である．菌血症と敗血症は異なる概念で，敗血症であっても菌血症を伴わない場合もあれば，菌血症の状態にあっても患者に全身性の炎症所見はなく敗血症の状態ではないという場合もある．

02 敗血症

a 新生児

新生児敗血症の標準化された基準・スコアリングシステムはない．新生児は免疫の未熟性があり，在胎週数による差異が大きい．また，胎内感染も起こりうることや，発症時期による差異（早発性・遅発性）があること，臨床症状に特異性がなく非常に多様であることから，一般化が難しいことが影響している．2019 年に nSOFA（neonatal sequential organ failure assessment）スコアが提唱され[1]，このスコアリングシステムと新生児遅発性敗血症との関連性が示されたが，今後，国際的に標準化した定義とその検証が望まれる．

b 小児

小児の敗血症は，**小児の全身性炎症反応症候群（systemic inflammatory response syndrome：SIRS）基準に基づき，「感染症により引き起こされた SIRS」とする従来の定義が用いられている**．小児敗血症については，Surving Sepsis Campaign International Guidelines[2]や，「日本版敗血症ガイドライン 2020」で言及されている．近年では成人と同様，小児でも臓器障害に基づいた診断基準が検討され，2024 年 2 月に，Society of Critical Care Medicine Pediatric Sepsis Definition Task Force から Phoenix Sepsis Score（表1）が提唱された[3]．

c 成人

敗血症という言葉は古くから使用されてきたが，その疾患概念や定義は変遷してき

表1 The Phoenix Sepsis Score

		0点	1点	2点	3点
呼吸障害 (0〜3点)		$PaO_2:F_IO_2 \geq 400$ または $SpO_2:F_IO_2 \geq 292$	$PaO_2:F_IO_2 < 400$ かつ呼吸サポート または $SpO_2:F_IO_2 < 292$ かつ呼吸サポート	$PaO_2:F_IO_2 100〜$ 200 かつ IMV または $SpO_2:F_IO_2 148〜$ 220 かつ IMV	$PaO_2:F_IO_2 < 100$ かつ IMV または $SpO_2:F_IO_2 < 148$ かつ IMV
循環障害 (0〜6点)		循環作動薬なし 乳酸値<5 mmol/L	各1点 (計3点まで) 循環作動薬1剤 乳酸値 5〜10.9 mmol/L	各2点 (計6点まで) 循環作動薬2剤以上 乳酸値>11 mmol/L	
年齢別平均血圧	1か月未満	>30	17〜30	<17	
	1〜11か月	>38	25〜38	<25	
	1歳代	>43	31〜43	<31	
	2〜4歳	>44	32〜44	<32	
	5〜11歳	>48	36〜48	<36	
	12〜17歳	>51	38〜51	<38	
凝固障害 (0〜2点)		血小板数≧10万/μL PT-INR ≦ 1.3 D-dimer≦2 mg/L FEU FIB ≧ 100 mg/dL	各1点 (合計2点まで) 血小板数<10万/μL PT-INR > 1.3 D-dimer≦2 mg/L FEU FIB<100 mg/dL		
神経障害 (0〜2点)		GCS > 10, 対光反射あり	GCS ≦ 10	両側対光反射なし	

PaO_2:動脈酸素分圧, F_IO_2:吸入酸素濃度, IMV:間欠的強制換気, SpO_2:経皮的動脈血酸素飽和度, PT-INR:プロトロンビン時間国際標準比, GCS:Glasgow coma scale, FEU:fibrinogen equivalent units, FIB:フィブリノゲン
〔Schlapbach LJ, et al.:International Consensus Criteria for Pediatric Sepsis and Septic Shock. *JAMA* 2024;**331**:665-674[3]より一部改変〕

た．1991年に国際的な統一基準としてSepsis-1が作成され，「敗血症は感染によってSIRSを呈した状態」と定義された．この診断基準は広く普及し，長年使用されることとなった．その後，2001年にSepsis-2として「敗血症は感染による全身症状を伴った症候」とされ，SIRS項目に加えて24項目からなる診断基準へ変更された．しかし，本診断基準は判断すべき項目数が多く，臨床現場で使用しづらかったこともあり普及しなかった．2016年に敗血症の疾患概念が，「感染症により重篤な臓器障害が引き起こされ

た状態」と規定され，これが Sepsis-3 とされる[4]．Sepsis-3 のスコアリングシステムとして，SOFA（sequential organ failure assessment）スコアと quick SOFA（qSOFA）スコアが使用されている．

03 全身性炎症反応症候群（SIRS）

SIRS は新生児，とくに早産児においては，その体格や週数によって SIRS の症状や程度の差異が大きく，新生児や早産児に特化した明確な SIRS の定義はない．新生児・早産児における SIRS は，小児 SIRS の診断基準（表2，表3）[5]を参考に診断する．

さらに臓器障害を伴うものを重症敗血症，輸液蘇生に反応がない低血圧を伴うものを敗血症性ショックと定義する．

04 nSOFA スコア

新生児敗血症を客観的に評価する方法として Wynn らによって提唱された nSOFA スコア（表4）[1]は，遅発性敗血症を伴う超早産児の死亡率を予測することが示されてい

表2 小児全身性炎症反応症候群（小児 SIRS）の診断基準

下記4項目中，少なくとも2項目を満たした場合である（①または④は必須）	
①深部体温	＞38.5℃ または ＜36℃
②心拍数	■ 心拍数＞年齢正常値＋2SD，または，ほかに説明のつかない 0.5〜4 時間以上の持続的な上昇（外的刺激，常用薬，疼痛刺激がない状態） ■ 1歳未満児では，徐脈＜月齢の 10 パーセンタイル，または，ほかに説明のつかない 0.5 時間以上の持続的な低下（迷走神経刺激，β遮断薬，先天性心疾患の影響がない状態）
③平均呼吸数	＞年齢正常値＋2SD，または，急速に人工呼吸を必要とする状態（非侵襲的陽圧呼吸を含む，神経筋疾患や全身麻酔がない状態）
④白血球数	年齢正常値よりも増加または減少（抗がん薬治療による白血球減少を除く），または，＞10% 未熟好中球

小児・新生児の心拍数，呼吸数，白血球数の基準値は 表3 を参照．
〔Goldstein B, et al. : International pediatric sepsis consensus conference: definitious for sepsis and organ dysfunction in pediatrics. *Pediatr Crit Care Med* 2005 ; 6 : 2-8[5]〕

る．また，nSOFAスコアの上昇と壊死性腸炎による死亡や手術の必要性との関連も報告されている．nSOFAスコアは新生児敗血症の評価方法として有用な可能性があり，前向き比較試験を含め，さらなる検証が待たれる．

表3 小児全身性炎症反応症候群（小児SIRS）基準

年齢	心拍数（/分）		呼吸数（/分）	白血球数（×10³/μL）	収縮期血圧（mmHg）
	頻脈	徐脈			
日齢0～1週	>180	<100	>50	>34	<65
1週～1か月	>180	<100	>40	>19.5 or <5	<75
1か月～1歳	>180	<90	>34	>17.5 or <5	<100
2～5歳	>140	NA	>22	>15.5 or <6	<94
6～12歳	>130	NA	>18	>13.5 or <4.5	<105
13～18歳	>110	NA	>14	>11 or <4.5	<117

〔Goldstein B, et al.: International pediatric sepsis consensus conference:definitions for sepsis and organ dysfunction in pediatrics. *Pediatr Crit Care Med* 2005；**6**：2-8[5]より一部改変〕

表4 Neonatal sequential organ failure assessment（nSOFA）スコア

呼吸	0	2	4	6	8
	非挿管または挿管下 $SpO_2/FIO_2 \geq 300$	挿管下 $SpO_2/FIO_2 < 300$	挿管下 $SpO_2/FIO_2 < 200$	挿管下 $SpO_2/FIO_2 < 150$	挿管下 $SpO_2/FIO_2 < 100$

循環器	0	1	2	3	4
	循環作動薬なし かつ ステロイドなし	循環作動薬なし かつ ステロイドあり	1剤の循環作動薬あり かつ ステロイドあり	2剤以上の循環作動薬あり または 1剤以上の循環作動薬あり，かつ，ステロイドあり	2剤以上の循環作動薬あり かつ ステロイドあり

血液	0	1	2	3
	血小板数 $\geq 150 \times 10^3$	血小板数 $100 \sim 149 \times 10^3$	血小板数 $< 100 \times 10^3$	血小板数 $< 50 \times 10^3$

SpO_2：経皮的動脈血酸素飽和度，F_IO_2：吸入酸素濃度
〔Wynn JL, et al.: A neonatal sequential organ failure assessment score predicts mortality to late-onset sepsis in preterm very low birth weight infants. *Pediatr Res* 2020；**88**：85-90[1]より一部改変〕

📖 文献

1) Wynn JL, et al.：A neonatal sequential organ failure assessment score predicts mortality to late-onset sepsis in preterm very low birth weight infants. *Pediatr Res* 2020；**88**：85-90 ［PMID：31394566］
2) Weiss SL, et al.：Surving sepsis campaign international guidelines for the management of septic shock and sepsis-associated organ dysfunction in children. *Intensive Care Med* 2020；**46**：10-67 ［PMID：32030529］
3) Schlapbach LJ, et al.：International Consensus Criteria for Pediatrics Sepsis and Septic Shock. *JAMA* 2024；**331**：665-674 ［PMID：38245889］
4) Rhodes A, et al.：Surviving Sepsis Campaign:International Guidelines for Management of Sepsis and Septic Shock:2016. *Intensive Care Med* 2017；**43**：304-377 ［PMID：28101605］
5) Goldstein B, et al.：International pediatric sepsis consensus conference:definitious for sepsis and organ dysfunction in pediatrics. *Pediatr Crit Care Med* 2005；**6**：2-8 ［PMID：15636651］

（山口美穂子）

Q&A

 敗血症の用語を定義している論文は？

 Schlapbach LJ, et al.：International Consensus Criteria for Pediatric Sepsis and Septic Shock. JAMA 2024；331：665-674 ［PMID：38245889］.

2024年に，Society of Critical Care Medicine Pediatric Sepsis Definition Task Force から新たな敗血症基準として，Phoenix Sepsis Score（**表1**）が示されました．これは，Schlapbach らによって，国際的な調査，システマティックレビュー，メタ解析から得られたエビデンス，および4大陸の10施設から得られた300万件以上の電子カルテデータをもとに作成されています．小児敗血症は Phoenix Sepsis Score に基づいて，呼吸器系・心疾患系・凝固系・神経系の生命を脅かす可能性のある機能障害をスコアリングし，2点以上の場合に診断されます．Phoenix Sepsis Score 2点以上の小児の院内死亡率は，医療資源の豊富な環境で7.1%，乏しい環境では28.5%で，どちらの環境でも基準を満たさない感染症疑い例の死亡率の8倍以上でした．敗血症の小児で Phoenix Sepsis Score の心血管系スコア1点以上（年齢に対して重度の血圧低下，血中乳酸値5 mmol/L 以上，または循環作動薬の使用）の心血管機能障害を有する場合を敗血症性ショックと定義して院内死亡率を検討したところ，医療資源の豊富な環境で10.8%，乏しい環境で33.5%でした．Phoenix Sepsis Score の使用は，世界中の小児敗血症および敗血症性ショックの治療，疫学的評価，研究を改善する可能性があります．

Chapter 5 播種性血管内凝固

01 播種性血管内凝固とは？

　生体において組織や血管が損傷すると，血小板および凝固因子が連続的に活性化することで血栓を形成し，止血が起こる．止血のために形成された血栓（凝血塊）は，組織の修復が完了すると線維素溶解（線溶）現象により取り除かれる．生体内ではこれらの凝固・線溶機能が調節されて，諸臓器の微小循環が保たれている．しかし，なんらかの基礎疾患によって凝固線溶機能の調整が崩れると，血栓が過剰に形成され，微小血管の閉塞による虚血性臓器障害をきたす．さらに，凝固亢進状態により血小板や凝固因子の消費が進み，血栓を溶解しようと線溶系が亢進する．このような連鎖によって出血傾向をきたした病態を，播種性血管内凝固（disseminated intravascular coagulation：DIC）とよぶ．敗血症に関連した DIC は，凝固活性化は高度であるが，線溶活性化が軽度にとどまるタイプの「線溶抑制型 DIC」とよばれる．これは，線溶阻止因子のプラスミノーゲン活性化抑制因子（plasminogen activator inhibitor：PAI）が増加するため線溶抑制状態となり，微小循環障害による臓器障害は高度となるが，出血症状は比較的軽度にとどまるという特徴がある．

02 症状は？

　DIC の臨床症状は，播種性微小血栓形成による多臓器不全の症状と出血症状である．**臓器不全症状には，乏尿，呼吸障害，末梢循環不全，けいれんなどがみられるが，これらの症状は非特異的であり，DIC の症状と判断するのは難しい．**出血症状に関しても，**新生児では血小板や凝固因子の産生予備能が低く，凝固因子はそもそも低値であるため，消費亢進による負荷に耐えられず多彩な出血傾向を呈する．**皮膚穿刺部位の止血困難，紫斑，臍出血，鼻出血だけでなく，頭蓋内，気道，肺胞内，腹腔内，消化管内，腎，副腎などの重要臓器にも出血が起こる．

03 新生児の播種性血管内凝固の特徴

新生児期は肝臓機能が未成熟であるため，肝臓で産生される凝固因子・凝固制御因子は低値である．そのため，基礎疾患を背景とした凝固因子の活性化が起こると過凝固の状態となり，微小血管血栓による虚血性臓器障害を呈する．

新生児がDICに陥りやすいのは，**①DICの原因となる基礎疾患に罹患しやすい，②血液凝固制御因子が少ない，③線溶能が低いため血栓が溶けにくい，④生理的に凝固因子が少なく，産生予備能も少ない，⑤血小板産生予備能が少ない**，などが要因とされている（図1）[1]．

新生児のDICでは治療の遅れが重篤化を招くが，基礎疾患が多岐にわたる，出血傾向以外にも乏尿や呼吸障害などの非特異的な症状を呈する，各凝固検査の基準が修正週数や日齢で異なる，評価に必要な検査項目のための検体を適切に確保することが困難などといった理由から，診断に難渋する場合がある．

04 播種性血管内凝固の基礎疾患

新生児DICの原因となる基礎疾患（表1）[2]は多岐にわたるが，アシドーシス，低酸

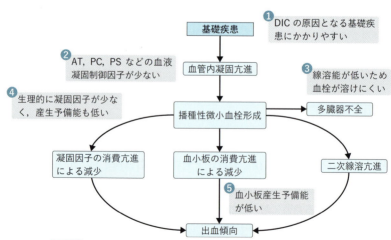

図1 新生児が播種性血管内凝固（DIC）に陥りやすい要因
AT：アンチトロンビン，PC：プロテインC，PS：プロテインS
〔白幡 聡，他：新生児のDIC．日血栓止血会誌 2006；**17**：245-253[1]〕

素血症，低体温，末梢循環不全，高サイトカイン血症といった病態が，血管内の凝固亢進のトリガーとなる．新生児，とくに早産児は，これらの疾患に罹患するリスクが高い．一方，新生児期の出血傾向をきたす疾患として，血友病A・Bなどの凝固因子欠乏症やビタミンK欠乏症などが鑑別としてあげられる．また，血小板減少症をきたす疾患としては，母体特発性血小板減少症に伴う受動的免疫性血小板減少性紫斑病や同種免疫性血小板減少性紫斑病などが考えられる．出血傾向や血小板数減少をきたした際には，前述の鑑別診断も念頭におきながら治療を行うことが重要である．

05 新生児の播種性血管内凝固の診断基準

新生児DICの診断基準は，2016年に日本産婦人科・新生児血液学会より提唱された「新生児DIC診断・治療指針2016年版」が現在，広く活用されている（図2，表2）[2]．

DICはなんらかの基礎疾患による血管内凝固亢進が引き金となるが，感染症が基礎疾患の場合，急性期炎症性蛋白であるフィブリノゲンが検査項目から除外される．そのため診断アルゴリズムでは，基礎疾患が感染症と感染症以外に分けて進められる．感染症

表1 新生児播種性血管内凝固（新生児DIC）の基礎疾患

低酸素血症	胎児・新生児仮死
分娩合併症	胎盤早期剝離，重症妊娠高血圧症，双胎の1児死亡
出血	頭蓋内出血，帽状腱膜下出血，手術後出血
消化器疾患	新生児壊死性腸炎，消化管穿孔
肝疾患	肝炎
感染症	細菌性（B群溶血性レンサ球菌，大腸菌，緑膿菌など） ウイルス性（風疹，サイトメガロウイルス，単純ヘルペスウイルスなど） 原虫（トキソプラズマ） 真菌（カンジダなど）
代謝性疾患	新生児ヘモクロマトーシス，ガラクトース血症
血管病変	巨大血管腫（Kasabach-Merritt症候群），ヘマンギオマトーシス
血液疾患	プロテインC欠乏症，プロテインS欠乏症，胎児赤芽球症
呼吸器疾患	呼吸窮迫症候群，胎便吸引症候群
腫瘍性疾患	先天性中胚葉性ネフローマ，仙尾骨奇形腫，先天性白血病，神経芽腫，過誤腫

〔日本産婦人科・新生児血液学会 新生児DIC診断・治療指針作成ワーキンググループ（編）：新生児DIC診断・治療指針2016年版．日産婦新生児血会誌 2016；25：3-34[2]〕

の診断には，小児・新生児の全身性炎症反応症候群（systemic inflammatory response syndrome：SIRS）診断基準が用いられる（☞ p.102 の表2 参照）[2])．DIC スコア（表2）の合計点が 4 点以上を DIC と診断するが，このなかで臨床症状を伴う場合を overt DIC，臨床症状を伴わない場合を non-overt DIC と区分する．スコアの合計が 3 点の場合は DIC 疑いで，抗凝固療法を開始するめやすとする．2 点以下は DIC の可能性は低いが，引き続き注意して観察する．表2 にもあるように，DIC の診断は凝固検査が中心となるが，新生児の場合，検体の確保ができず凝固検査を実施できないこともある．そのため，出血傾向などから臨床的に DIC と診断することも少なくない．臨床的に DIC を疑った場合は，動脈ラインなどの採血ルートを確保し，確実な検体採取を行うことも管理のために重要である．

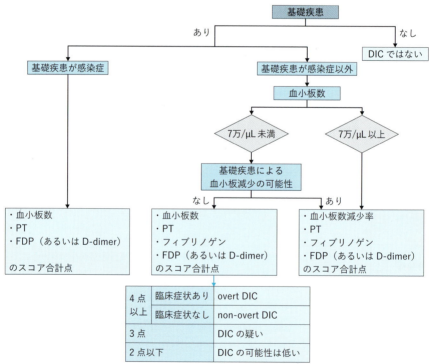

図2 新生児播種性血管内凝固（新生児 DIC）診断のアルゴリズム
PT：プロトロンビン時間，FDP：フィブリン・フィブリノゲン分解産物
〔日本産婦人科・新生児血液学会　新生児 DIC 診断・治療指針作成ワーキンググループ(編)：新生児 DIC 診断・治療指針 2016 年版．日産婦新生児血会誌 2016；**25**：12[2)]〕

表2 新生児播種性血管内凝固（新生児DIC）診断基準

項目		出生体重	
		1,500 g 以上	1,500 g 未満
血小板数[*1]	$70×10^3/\mu L$ 以上かつ24時間以内に50％以上減少	1点	1点
	$50×10^3/\mu L$ 以上 $70×10^3/\mu L$ 未満	1点	1点
	$50×10^3/\mu L$ 未満	2点	2点
フィブリノゲン[*2]	50 mg/dL 以上 100 mg/dL 未満	1点	―
	50 mg/dL 未満	2点	1点
凝固能（PT-INR）	1.6以上1.8未満	1点	―
	1.8以上	2点	1点
線溶能[*3]（FDPあるいはD-dimer）	基準値の2.5倍未満	−1点	−1点
	基準値の2.5倍以上10倍未満	1点	2点
	基準値の10倍以上	2点	3点

付記事項
[*1] 血小板数：基礎疾患が骨髄抑制疾患など血小板減少を伴う疾患の場合には加点しない．
[*2] フィブリノゲン：基礎疾患が感染症の場合には加点しない．感染症の診断は小児・新生児SIRS基準（別掲）などによる．
[*3] TAT/FM/SFMCは，トロンビン形成の分子マーカーとして，凝固亢進の早期判断に有用な指標である．
・しかし，採血手技の影響をきわめて受けやすいことから，血小板数やD-dimerなど他の凝固学的検査結果とあわせて評価する．
・血管内留置カテーテルからの採血など採血時の組織因子の混入を否定できる検体では，TAT/FM/SFMCの1つ以上が異常高値の場合は，1点のみを加算する．
・なお，採血方法によらず，これらの測定値が基準値以内のときはDICである可能性は低い．
FDP：フィブリン・フィブリノゲン分解産物，SIRS：全身性炎症反応症候群，TAT：トロンビン−アンチトロンビン複合体，FM：フィブリンモノマー，SFMC：可溶性フィブリンモノマー複合体
〔日本産婦人科・新生児血液学会 新生児DIC診断・治療指針作成ワーキンググループ（編）：新生児DIC診断・治療指針 2016年版．日産婦新生児血会誌 2016；25：13[2)]〕

06 治療の選択は？

a 基礎疾患の治療および全身管理

DICは，基礎疾患によって引き起こされる過凝固状態が主たる病態である．したがって，基礎疾患の治療は必須である．敗血症が原因の場合，感染症の治療が優先される．**全身管理を行い，過凝固状態を引き起こしている病態（末梢循環不全，アシドーシス，低酸素血症，低体温，高サイトカイン血症など）の是正を適切に行うことが重要である．**

b 抗凝固療法

　過凝固状態を引き起こしている基礎疾患・病態の速やかな改善が見込めない場合は，抗凝固療法を行う．後述する抗凝固療法に用いられる製剤のうち，アンチトロンビンⅢ（antithrombin Ⅲ：AT Ⅲ）製剤と遺伝子組換えトロンボモデュリンアルファはともに抗炎症作用をもつため，敗血症に伴う DIC では有効であると考えられる．また，この 2 つの薬剤は末梢静脈からの単回投与が可能であり，副作用も少ないことから，新生児での使用頻度が高い傾向にある．

1. アンチトロンビンⅢ製剤

　抗トロンビン作用によって，抗凝固にはたらく．ヘパリンとの結合によって作用が増強されるため，ヘパリンとの併用は出血を増長する可能性がある．AT Ⅲ の低下を認める患者に対して，AT Ⅲ 70〜80% を維持するように 40〜60 単位/kg/日で投与を行う．

2. 遺伝子組換えトロンボモデュリンアルファ

　活性化プロテイン C と協働して，活性化第Ⅷ因子，活性化第Ⅴ因子を分解する．重篤な出血をきたした患者には禁忌とされている．また，動脈管開存症や先天性心疾患によって肺血流増加傾向にある患者は，肺出血のリスクがあるため注意が必要である．一方，AT Ⅲ 製剤との併用で出血の副作用が増強することはなく，抗凝固作用および抗炎症作用の相加的効果が期待される．遺伝子組換えトロンボモデュリンアルファとして，380 単位/kg/日を 30 分で投与する．

3. ヘパリン

　AT Ⅲ の抗凝固活性を促進させることで，抗凝固にはたらく．AT Ⅲ 製剤との併用で出血を増長させるリスクがあるため，注意が必要である．半減期が短いため，持続投与する．5〜10 単位/kg/時の持続点滴静注で開始し，活性化部分トロンボプラスチン時間（activated partial thromboplastin time：APTT）を 1.5 倍程度延長させる方法が推奨されている．

4. 合成プロテアーゼ阻害薬

　①メシル酸ガベキサート

　AT Ⅲ 非依存性に凝固因子を阻害する作用を有しており，アラキドン酸遊離阻害作用によって血小板凝集を抑制する．静脈炎・皮膚潰瘍のリスクがあるため，中心静脈からの単独投与（1〜2 mg/kg/ 時）が望ましい．

　②ナファモスタットメシル酸塩

　AT Ⅲ 非依存性の凝固因子阻害作用を有する．副作用として遠位尿細管での Na の再

吸収を抑制するため，腎機能低下症例では低ナトリウム血症および高カリウム血症に注意する．末梢静脈から投与可能（0.06〜0.20 mg/kg/時）だが，ヘパリンとの併用が禁忌であり，単独投与する．

c 血液製剤補充療法

新生児 DIC に対する濃厚血小板（platelet concentrate：PC），新鮮凍結血漿（fresh frozen plasma：FFP）および血液成分製剤の投与については，エビデンスに基づく治療指針はない．新生児輸血基準に準じて補充を行う．

d 交換輸血および血液浄化療法

高サイトカイン血症の改善を目的として，敗血症に伴う新生児 DIC に対して交換輸血が行われることがある．また，血小板輸血や血液製剤投与時に容量負荷の回避のため，病態に応じて全血または部分交換輸血が行われることもある．

文献

1) 白幡 聡，他：新生児の DIC．日血栓止血会誌 2006；**17**：245-253 [DOI：10.2491/jjsth.17.245]
2) 日本産婦人科・新生児血液学会 新生児 DIC 診断・治療指針作成ワーキンググループ（編）：新生児 DIC 診断・治療指針 2016 年版．日産婦新生児血会誌 2016；**25**：3-34

（泉　絢子）

Chapter 5 敗血症に対する抗菌薬の使い方

はじめに

新生児は免疫機能が弱く，通常の感染症でも急激に悪化し敗血症に至ることがある．とくに早産児や低出生体重児では重篤化しやすいことが知られているが，正期産児や十分な体重がある児でも重篤な合併症や死亡に至ることがある．そのため，敗血症のリスク因子（表1）や症状（表2）があれば，**機を逸せずアグレッシブに抗菌薬を開始する**．

01 敗血症の分類

新生児敗血症は，**発症時期によって原因菌やリスク因子がまったく異なる**ため，早発型（early-onset sepsis：EOS）と遅発型（late-onset sepsis：LOS）に分けて考える．

EOSは生後72時間以内に発症するもので，おもに垂直伝播による母子感染である．そのため，原因菌とリスク因子は母体にある（表1）．前期破水や母体発熱など，とくに絨毛膜羊膜炎を示唆するような産科情報は重要で，表1に示すようなリスク因子を有し，分娩前または分娩中から敗血症のリスクが高いと考えられる場合は，出生直後から抗菌薬を開始する．とくに超早産児や超低出生体重児は，出生時に感染症を疑われた時点で抗菌薬投与を開始することが多い．

LOSは生後72時間以降に発症するもので，水平伝播による院内感染もある．そのため，原因菌とリスク因子は新生児周囲にある（表1）．院内感染を減らすには，環境（患者ゾーン），医療デバイス（中心静脈カテーテル，気管挿管チューブ，尿道カテーテルなど），医療スタッフ（手指・スクラブ・白衣の汚染など）などに注意して感染対策を行う．

表1 新生児敗血症のリスク因子

	リスク因子
早発型	母体発熱，18時間以上の前期破水，悪臭羊水，母体白血球増多，母体頻脈，胎児頻脈など絨毛膜羊膜炎を疑う症状，早産，GBS保菌妊婦，など
遅発型	中心静脈栄養カテーテル・気管挿管チューブ・尿道カテーテル・ドレーンなどのデバイス 低栄養，手術後，ステロイド投与

GBS：B群溶血性レンサ球菌

症状は？

新生児敗血症の症状は非特異的かつ非常に多彩であるため（表2），症状だけで敗血症か否かの判断はできない．しかし新生児，とくに早産児では，急激に状態が変化することがあり，また成人と比べて敗血症が神経学的予後に影響する．さらに，治療の遅延は生命予後にかかわる．

新生児敗血症の非特異的な症状には，"not doing well"（なんとなく元気がない），無呼吸，腹部膨満などがあり，血糖異常（高血糖，低血糖のいずれも起こりうる）や代謝性アシドーシス，CRP上昇や白血球増多などの検査値異常を伴うことが多い．しかし，いずれも他の疾患でもよくみられる症状・検査異常である．表2に示すような症状・検査異常が認められた場合，敗血症を否定できるかを考える必要がある．

表2 新生児敗血症でみられる症状

- "not doing well"（なんとなく元気がない）
- 活気低下
- 哺乳力低下
- 発熱
- 低体温
- 無呼吸発作
- 黄疸増強
- 消化不良
- 腹部膨満
- 嘔吐，下痢，血便
- 血糖異常（高血糖または低血糖）
- 代謝性アシドーシス
- 皮膚色不良
- 発疹
- 不機嫌，など

一方，感染部位によっては特徴的な症状が現れることがあり，診断の手がかりとなることもある．たとえば髄膜炎では，けいれんや易刺激性などの神経学的症状を伴うことがある．またカテーテル感染では，皮膚発赤や腫脹などの局所所見を伴うこともある．ただし，感染初期から症状が明らかになるとは限らないため，治療開始を遅らせないためにも，感染を疑った時点で介入を検討することが重要である．

いずれの症状も，その程度と病勢の重症度とは必ずしも一致しない．一般的に，LOSと比較してEOSでは症状が全身性で重篤なことが多く，急激に悪化することもまれではない．そのため，リスクが高いと考えられる児では注意深く観察し，感染症が疑われれば必要な検査を行ったのち，すぐに抗菌薬治療を開始する必要がある．バイタルサインの変化を伴うような重篤な状況では，速やかに呼吸管理や薬物療法などの治療を強化し，全身管理を行う．抗菌薬を開始しないのであれば6時間おきに，医師自らがバイタルサインの変化を確認し血液検査を行うなど，治療開始のタイミングを逃してはならない．

03 抗菌薬の選択は？

　敗血症が否定できなければ，速やかに抗菌薬治療を開始する．新生児では症状がわかりにくく治療が遅れることや，急激に状態が悪化することも経験される．とくに敗血症性ショックに陥った場合は，初期治療が適切でなければ重篤な後遺症につながる可能性や，場合によっては死亡する可能性もある．臨床所見から敗血症が明らかであっても，治療開始の時点では原因菌や感染部位がわからないため，発症時期や経過をふまえて，まずは経験的判断に基づいた抗菌薬を選択する（経験的治療；empiric therapy）．

　感染症治療では，感染部位を同定するための努力を怠ってはならない．とくに抗菌薬投与後の培養は判定が難しく，抗菌薬治療を開始する前に，血液培養（2セット，できるだけ各1mL以上），髄液培養，尿培養（生後早期では不要），その他（気管内吸引痰培養，カテーテル培養など）をsepsis workupとして必ず提出する．敗血症性ショックなどで全身状態が不安定な場合は腰椎穿刺を省略することもあるが，超早産児も含め培養は積極的に提出する．

　それらの培養検査の結果が判明したら，投与していた抗菌薬の感受性やカバー範囲を確認し，必要に応じて抗菌薬を変更する（標的治療；definitive therapy）．あるいは肝機能障害や腎機能障害によって抗菌薬の種類を変更したり，投与量を増減したりすることもある．

　また分娩前や分娩中に母体に抗菌薬を投与した場合は，胎盤を介した抗菌薬の移行率によっては，児の培養検査が偽陰性になることもあるので注意を要する．

04 おもな原因微生物と治療期間は？

a 早発型敗血症（EOS）

　EOSの原因菌は，B群溶血性レンサ球菌（*Streptococcus agalactiae*：GBS）や大腸菌（*Escherichia coli*）が代表的で，頻度も高い．またリステリア菌（*Listeria monocytogenes*）も念頭においてよいが，頻度はそれほど高くない．そのほか，母体の腟培養の結果も重要である．EOSはLOSと比較して経過が急激で重症度が高いことも多く，**幅広いスペクトラムをカバーできる抗菌薬を使用する必要がある**．とくにGBSは，型によっては重篤な合併症や死亡につながることがある．

　EOSの経験的治療として，アンピシリンとアミノグリコシド系抗菌薬であるゲンタ

マイシンを併用する．GBS以外にも，リステリア菌や腸球菌のカバーも含めてアンピシリンを選択する．大腸菌はGBSの次に頻度が高く，近年，増加傾向にあり，また多剤耐性菌が増加している．そのため，大腸菌カバーとして，アンピシリンとの相乗効果を考慮しゲンタマイシンを併用する．ゲンタマイシンは腎毒性があるため，血中濃度を確認しながら投与量を決定する．また，家族性難聴を呈する児ではゲンタマイシンの使用を避ける．髄液検査の結果から髄膜炎が否定できない場合は，髄液移行性を考慮してゲンタマイシンの代わりにセフォタキシムを併用する．母体のESBL保菌歴，東南アジアでの居住歴がある場合など，多剤耐性菌が疑われるときには，最初からメロペネムの併用も考慮される．

> **処方例**
> アンピシリン＋ゲンタマイシン
> 想定菌 GBS，大腸菌，リステリア菌など
> 髄膜炎が疑われる場合は，アンピシリン＋セフォタキシム

b 遅発型敗血症（LOS）

LOSでは，医療デバイスの有無や手術の有無など，児によって状況はさまざまである．また院内感染としての要素も加わるため，環境要因も大きくかかわっている．初期治療として，セフォタキシムとゲンタマイシンを併用する．原因菌は黄色ブドウ球菌（*Staphylococcus aureus*）やコアグラーゼ陰性ブドウ球菌（coagulase-negative *staphylococci*：CNS）をはじめ，緑膿菌（*Pseudomonas aeruginosa*）や腸内細菌など多岐にわたり，その感受性も施設により異なる．そのため，アンチバイオグラムからLOSの経験的治療の抗菌薬を施設ごとに決めておく（☞*p.68*参照）．黄色ブドウ球菌はさまざまな感染症を引き起こしうるが，メチシリン耐性黄色ブドウ球菌（methicillin-resistant *S. aureus*：MRSA）はNICUではとくに重要で，MRSA感染が強く疑われる場合やPIカテーテルなど医療デバイスを留置している場合は，ゲンタマイシンの代わりにバンコマイシンを併用する．バンコマイシン投与中は血中濃度を確認し，薬物血中濃度モニタリング（therapeutic drug monitoring：TDM）を行いながら適正な投与量を決定する．監視培養は感染症が発症していないときの培養検体であり（☞*p.97*参照），この結果をもとに抗菌薬を決定することはリスクを伴うため，注意が必要である．

いずれの抗菌薬も，初期投与量は在胎週数や出生体重，日齢などによって調整する．**原因菌や感染部位が判明したら速やかに適切な抗菌薬に変更し（標的治療），推奨され**

る投与期間をしっかり継続する．培養検査が 36 時間陰性で症状がない，もしくは改善した場合は，細菌感染症の可能性はきわめて低いため，不要な耐性菌を発生させないためにも速やかに抗菌薬投与を中止する．

処方例

セフォタキシム＋ゲンタマイシン

想定菌 GBS，黄色ブドウ球菌〔メチシリン感受性黄色ブドウ球菌（methicillin-susceptible *S. aureus*：MSSA）〕，CNS，腸球菌，大腸菌，緑膿菌，クレブシエラ，エンテロバクター，シトロバクターなど

💡 MRSA が疑われる場合や医療デバイスを留置している場合は，セフォタキシム＋バンコマイシン

参考文献

- Stoll BJ, et al.：Early-Onset Neonatal Sepsis 2015 to 2017, the Rice of *Escherichia coli*, and the Need for Novel Prevention Strategies. *JAMA Pediatr* 2020；**174**：e200593［PMID：32364598］
- Jefferies AL：Management of term infants at increased risk for early-onset bacterial sepsis. *Paediatr Child Health* 2017；**22**：223-228［PMID：29480905］
- Macdonald MG, et al.：Infections in the Newborn. In：Avery GB, et al. (eds)：*AVERY'S Neonatology*, 7th ed, 2015：965-966

（鈴木亮子）

Chapter 5 敗血症に対するそのほかの治療

はじめに

敗血症の治療において，早期診断と適切な抗菌薬投与がもっとも重要であるが，抗菌薬投与のみでは児の状態改善に乏しい場合に，さまざまな支持療法を考慮する必要がある．

01 ステロイド

早産児は，相対的な副腎不全状態である．ショックを呈している新生児に対してヒドロコルチゾンを使用することで輸液やカテコラミン製剤の使用量を減らすとされており，敗血症の児にも有効である[1]．当院では敗血症が想定された場合，とくに超早産児や超低出生体重児には積極的にステロイドを投与している．具体的には，児の状態に応じてヒドロコルチゾンを生理的補充量（1〜2 mg/kg/回）やショック用量（3〜5 mg/kg/回）で投与する．

シクロオキシゲナーゼ（cyclooxygenase：COX）阻害薬（インドメタシンなど）との同時投与は消化管穿孔のリスクを高めると報告されており，注意が必要である．

02 カテコラミン製剤

敗血症に伴う低血圧に対して，一般的には，まず容量負荷（生理食塩液投与や輸血など）を行う．しかし，早産児は正期産児と比較して，より鋭敏に容量負荷に反応し，呼吸器系・神経系の合併症が懸念されるため，少量の容量負荷とカテコラミン製剤を併用することが多い．NICUでもっともよく使われるカテコラミン製剤は，ドパミンやドブタミンである．敗血症に伴う末梢血管拡張性ショックでは，理論上，α受容体刺激作用がメインとなるノルアドレナリンが有効であり，児の状態に応じて使用する[2]．バソプレシンはカテコラミン製剤と作用機序が異なるため，カテコラミン製剤に対する反応が乏しい場合に有効なことがある[3]．

当院では，敗血症に伴う低血圧に対してドパミンやドブタミン（3γで開始し，最大10

γ）を投与し，改善に乏しい場合に前述のステロイドやノルアドレナリン（0.05〜0.1γで開始し，最大 1γ），バソプレシン（0.2〜0.4 mU/kg/ 分で開始し，最大 2 mU/kg/ 分）を投与する．前述の治療で低血圧の改善に乏しい場合には，後述する交換輸血も考慮する．

03 免疫グロブリン製剤

　獲得免疫系のなかで免疫グロブリンは重要で，抗原を認識・結合し，補体や好中球機能を活性化させる．とくに感染時は，オプソニン化や補体の活性化，抗体依存性の細胞傷害において重要な役割を果たす．血中免疫グロブリン低値は繰り返す感染や感染の重症化につながり，死亡率を上昇させる．胎児や新生児は免疫グロブリンの産生能がきわめて低いことはよく知られており，胎盤を介して母体から胎児に移行したものに依存している．胎盤通過性があるのはIgGのみで，IgAやIgMは移行しない．通常，在胎13週からIgGの移行が始まり，22週で母体の血中濃度の10%，32週で50%，36〜40週にピークとなる．そのため，37週未満で出生した早産児では移行が不十分なため，血中IgG濃度は低い．また生後12か月までは免疫グロブリンの産生能は低く，正期産児であっても易感染状態となりうる．

　前述の背景を考えると，敗血症の治療および予防として免疫グロブリン製剤を静脈内投与すること（intravenous immunoglobulin：IVIG）は合理的と思われる．そのため，**当院では敗血症を疑った場合に，児の血清IgG濃度を測定し，月齢の基準値以下であればIVIGを行っている**．血清IgG濃度300 mg/dL未満をIVIGの1つのめやすとしている．投与量は200〜500 mg/kgを2時間程度で投与している．早産児などで容量負荷を懸念する場合には，2日間に分けて投与する場合もある．しかし現在のところ，積極的にIVIGを行う明確なエビデンスはない[4]．

04 顆粒球コロニー形成刺激因子（G-CSF）製剤

　免疫の大部分を自然免疫系に依存する新生児において好中球は重要であり，好中球減少は重症細菌感染症や真菌感染症のリスクを高める．なかでも早産児，とくに極低出生体重児は好中球数が少なく，機能も正期産児と比べて未熟である．顆粒球コロニー形成刺激因子（granulocyte colony-stimulating factor：G-CSF）製剤は好中球数を増加させるだけでなく，好中球の活性酸素産生能を増強（プライミング）させて，殺菌機能を高める

効果もある．敗血症の早産児にも有効であることが期待されるが，抗菌薬に加えてG-CSF製剤をルーチンで投与するエビデンスはない．また，敗血症発症に対する予防的投与の効果も乏しい[5]．ただし，サブグループ解析では，好中球減少を呈する児へのG-CSF製剤投与による死亡率減少や敗血症予防効果の報告もある．

当院では，無症状の好中球減少を呈する児に対して敗血症予防効果を期待したルーチンでのG-CSF製剤投与は原則行っていないが，敗血症が疑われ，好中球減少を伴っている児には投与している．好中球数が500〜1,000/μL未満の場合に，1回5〜10μg/kgを30分程度かけて点滴静注しており，好中球数増加が乏しい場合には連日投与する．ただし，G-CSF製剤はプライミング作用により好中球を活性化させ，活性酸素産生を増加させるため，G-CSF製剤使用時に高濃度酸素を使用しているときは，活性酸素産生による臓器障害が懸念される．

05 交換輸血

1970〜1990年代にかけて，新生児敗血症に対する交換輸血の有効性が報告された．新生児敗血症に伴う高サイトカイン血症は，敗血症性ショックや多臓器不全，死亡と関連しており，サイトカイン除去を目的とした交換輸血は有効な場合がある．

交換輸血は，①細菌・細菌毒素・炎症性サイトカインの除去，②肺血流・換気・組織の酸素化の改善，③凝固系の改善，④生体防御機構の改善（免疫グロブリンの増加や好中球数の増加と機能改善），の効果が期待される．とくに④は，新鮮全血を用いて交換輸血を行った場合に顕著である．新生児敗血症に対する交換輸血に否定的な意見もあるが，**敗血症の新生児で抗菌薬投与や前述の支持療法を行っても，多臓器不全や循環不全，播種性血管内凝固（disseminated intravascular coagulation：DIC）などを呈し，改善に乏しい重篤な児に対しては，交換輸血を行うことがある．**実際，交換輸血によって劇的に改善することも経験している．血液浄化療法などの炎症性メディエータを除去する治療ができない重篤な早産児においては，今もなお選択肢の1つであり，期を逃さずに行う．

当院では原則として，末梢動脈ラインと末梢静脈ラインを確保し，循環動態への変動が少ないtwo-site法で実施している．交換輸血量は体重1kgあたり150〜200mL，交換速度は2時間程度で実施している．

新生児敗血症に対する交換輸血は，前述した免疫学的観点からも，新鮮全血を用い

たほうが得られる効果は大きい．しかし，新生児敗血症に対して交換輸血を実施する場合の多くは緊急性が高く，新鮮全血を取り寄せる時間を待つことは現実的ではない．そのため当院では，院内に在庫がある赤血球と新鮮凍結血漿，血小板を4：2：1の比率で混合したものを使用している．血小板が院内にない場合は，赤血球と新鮮凍結血漿を2：1の比率で混合したものを使用し，交換輸血後に必要に応じて血小板の投与を行う．これまで敗血症に対する交換輸血で大きな有害事象が起こったことはないが，一般的な有害事象である低カルシウム血症，高カリウム血症，代謝性アシドーシスには注意する．

おわりに

新生児敗血症が重症化すれば，後遺症や，時に死亡にも繋がる．そのため，抗菌薬以外にエビデンスのある治療法はほとんどないが，当院では救命のために可能性があるものは積極的に行っている．

文献

1) Seri I, et al.：Cardiovascular effects of hydrocortisone in preterm infants with pressor-resistant hypotension. *Pediatrics* 2001；**107**：1070-1074 ［PMID：11331688］
2) Rizk MY, et al.：Norepinephrine infusion improves haemodynamics in the preterm infants during septic shock. *Acta Paediatr* 2018；**107**：408-413 ［PMID：28992392］
3) Bidegain M, et al.：Vasopressin for refractory hypotension in extremely low birth weight infants. *J Pediatr* 2010；**157**：502-4 ［PMID：20727442］
4) Ohlsson A, et al.：Intravenous immunoglobulin for suspected or proven infection in neonates. *Cochrane Database Syst Rev* 2020；**1**：CD001239 ［PMID：31995649］
5) Carr R, et al.：G-CSF and GM-CSF for treating or preventing neonatal infections. *Cochrane Database Syst Rev* 2003；**2003**：CD003066 ［PMID：12917944］

（生形有史）

Chapter 6 髄膜炎・脳膿瘍

> 最低限これだけは！
>
> ① 医学的緊急疾患で，早期診断と治療が基本である．
> ② 髄膜炎を疑ったら，血液培養，髄液検査と髄液培養を検討する．
> ③ 脳膿瘍では，頭部画像検査が必要である．

01 症状は？

a 髄膜炎

発熱，けいれん，活気不良，嘔吐，哺乳不良，意識障害などの症状，大泉門膨隆などの所見で疑うが，**新生児は症状に乏しいことがある**．急性期には脳梗塞，頭蓋内出血，脳浮腫などを，また亜急性期以降には水頭症，硬膜下水腫などを合併することがある．

b 脳膿瘍

敗血症や髄膜炎の併発症として二次性に生じることが多く，けいれん，麻痺などの神経巣症状を呈することがある．

02 原因微生物は？

a 髄膜炎

B群溶血性レンサ球菌（*Streptococcus agalactiae*：GBS）がもっとも多く，次に大腸菌（*Escherichia coli*）などの腸内細菌がみられる．**敗血症が先行して，血行性に髄膜炎を発症する**．まれではあるが，リステリア菌（*Listeria monocytogenes*），セレウス菌（*Bacillus cereus*），緑膿菌（*Pseudomonas aeruginosa*），黄色ブドウ球菌（*Staphylococcus aureus*），*Streptococcus bovis*，セラチア（*Serratia marcescens*），腸球菌も原因となる．また早産児では，まれにウレアプラズマや，*Mycoplasma hominis* なども中枢神経感染症を起こすことがある．そのほか，真菌の *Candida albicans* などもみられることもある．ウイルスで

121

は，エンテロウイルスなどの垂直感染や水平感染が原因の髄膜炎がみられることがある．

脳膿瘍

二次性の場合には，敗血症や髄膜炎と同じ原因微生物のことが多い．まれに消化管系の起因菌による混合感染がある．

03 抗菌薬の選択とおもな原因菌の治療期間は？

a 初期治療

頻度の高い GBS と腸内細菌を想定して治療を開始されることが多い．GBS はペニシリン系に感性で，セファロスポリン系でも効く．一方，大腸菌など腸内細菌はペニシリン系に耐性のものが多く，髄液移行性のある広域スペクトラムの第 3 世代以上のセファロスポリン系，カルバペネム系の抗菌薬を選択する．リステリア菌をカバーする場合には，アンピシリンを使用する．髄液の Gram 染色や細菌 PCR の結果が判明していると，ある程度，抗菌薬選択の想定を行いやすい．

> **処方例**
> 1. アンピシリン + セフォタキシム
>   [想定菌] GBS，腸内細菌，リステリア菌
> 2. メロペネム + バンコマイシン
>   [想定菌] GBS，薬剤耐性の腸内細菌，耐性の Gram 陽性球菌・桿菌

最終治療

GBS 髄膜炎	髄膜炎量のアンピシリン + ゲンタマイシン（ゲンタマイシンは血液培養陰性化などで終了）で計 14〜21 日間を使用する．
大腸菌髄膜炎	感受性のある髄液移行性の薬剤（アンピシリン，セフォタキシム，メロペネムなど）を，髄膜炎量で計 21 日間を使用する．
脳膿瘍	感受性のある髄液移行性の薬剤を，髄膜炎量で使用する．膿瘍のサイズが大きい場合には，外科的ドレナージを併用する．治療反応は，原則，画像的に膿瘍の縮小・消失を確認する．一般に，計 6〜12 週間程度の抗菌薬治療が必要で，反応をみながら適宜，延長する．

04 必要な検査は？

a 髄膜炎を疑う場合

血液培養に加えて，髄液検査で髄液細胞数，髄液蛋白，髄液糖と，髄液培養を行う．細菌性髄膜炎では，髄液細胞数と髄液蛋白の上昇，髄液糖の低下がみられるが，病初期には変化が起きていないこともあるので，**診断は髄液培養で生えないかの最終確認をする．Gram 染色は，遠沈して行うとよい**．髄液細菌迅速検査，髄液多項目 PCR 検査を採用している施設は追加する．治療経過が思わしくない，耐性菌が検出されたなどの場合は，髄液培養の陰性化を確認するため，髄液 Re-tap を考慮する．

b 脳膿瘍を疑う場合

造影 CT または造影 MRI を考慮する．**外科的に膿瘍をドレナージする場合，通常の細菌培養に加えて，嫌気ポーターで嫌気培養も提出する**．

〈 Case Study 〉

生後 5 日，男児，正期産

[現病歴] 産科施設で発熱，哺乳不良，嘔吐がみられ，NICU に転院．

[身体所見・検査所見] 新生児発熱としてフルワークアップしたところ，髄液細胞数 5,000 個/μL，髄液蛋白 120 mg/dL，髄液糖 10 mg/dL で髄膜炎が疑われた．Gram 染色では，連鎖状の Gram 陽性球菌が確認された．

本症例のアプローチ

髄膜炎量のアンピシリン，セフォタキシム，ゲンタマイシンで治療を開始．血液培養と髄液培養から GBS が検出され，後日，Ⅲ型と判明した．GBS の感受性判明後，アンピシリン，ゲンタマイシンに de-escalation し，ゲンタマイシンは血液培養陰性を確認後に終了して，アンピシリンで合計 3 週間治療した．母体腟の GBS の保菌歴はなかった．

退院前の聴力検査，頭部 MRI で合併症は認めず，外来にて発達フォローアップとなった．

解説 GBS は新生児でもっとも多い髄膜炎の原因で，Gram 染色で早期に想定し，菌血症への効果をねらってゲンタマイシンを併用した．

Point

1. 臨床的に施行可能な状況であれば，疑った場合には髄液検査は積極的に行う．新生児では臨床診断が難しいことが多く，検査診断の重要性が高い．
2. 全身管理が重要な疾患で，水分管理，電解質管理，呼吸循環の管理を適切に行う．とくに補液では，過度な水分制限は避けつつ，脳浮腫のリスクが高い低ナトリウム血症をきたさないように管理する．
3. 急性期を過ぎたら頭囲測定を定期的に行い，拡大の有無で水頭症の合併をみる．
4. 髄液培養が陰性だった場合，細菌性髄膜炎を否定するかどうかは，症状や他の検査結果などをもとに総合的に判断する．髄液所見や臨床的に疑わしい場合には治療を完遂する．一方，疑いが低い場合は，髄液培養陰性で髄膜炎としての治療は終了できることが多い．
5. 合併症として感音性難聴があるので，治療終了後に聴性脳幹反応（auditory brainstem response：ABR）で聴力検査を行う．

（堀越裕歩）

Q&A

Q 新生児髄膜炎の治療でステロイド併用は必要ですか？

A 新生児期以降に多くみられたインフルエンザ菌 b 型（*Haemophilus influenzae* type b：Hib）による髄膜炎では，急性期にステロイドを併用することで難聴の発症を減らすことができたという報告がありましたが，今はワクチンの普及で Hib による髄膜炎がみられなくなりました．新生児で多い GBS や腸内細菌による髄膜炎ではステロイドの適応がなく，新生児髄膜炎でステロイド併用の有用性を証明したものはありません．したがって原則，ステロイド併用は必要ありません．

Chapter 6 脳室内シャントおよび関連器具に伴う髄膜炎

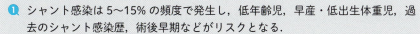

最低限これだけは！

1. シャント感染は5〜15％の頻度で発生し，低年齢児，早産・低出生体重児，過去のシャント感染歴，術後早期などがリスクとなる．
2. シャント感染は症状や髄液検査所見からは確定診断・除外診断が難しく，髄液培養が重要となる．
3. シャント感染と診断した症例では，抗菌薬投与に加えてシャントチューブの抜去が重要となる．

01 症状は？

シャント感染の典型的な症状としては，発熱や頭痛，嘔吐，意識障害，シャントチューブ刺入部やチューブに沿った皮膚の発赤や圧痛，項部硬直などの髄膜刺激徴候などがあげられる．しかし，**これらの症状が揃うことはまれで，非常に軽微なこともある**．さらに新生児では，自ら頭痛は訴えられず髄膜刺激徴候も確認できないことが多いため，症状のみから診断することは困難である．シャント機能不全として発症することもあり，その場合は髄液検査や髄液培養の所見もあわせて感染の有無を判断する必要がある．脳室−腹腔シャント（VPシャント）患者においては，腹部の圧痛，腹膜刺激徴候がみられ，他に明らかな原因がない場合にはシャント感染を考える．

02 原因微生物は？

術後早期発症の感染は，術中・術後における皮膚常在菌によるものが一般的であり，原因微生物としては**コアグラーゼ陰性ブドウ球菌（coagulase negative *staphylococci*：CNS）が約30〜50％，黄色ブドウ球菌（*Staphylococcus aureus*）が約20〜30％を占める**．思春期以降は，*Propionibacterium acnes*（*P. acnes*）が増加する．約10〜15％でシャント遠位端からの逆行性感染や血流感染を介した感染を呈し，その場合は，腸内細菌目細菌

や緑膿菌（*Pseudomonas aeruginosa*），レンサ球菌，嫌気性菌，真菌などさまざまな病原体が原因となる．

03 抗菌薬の選択とおもな原因菌の治療期間は？

a 初期治療

経験的治療（empiric therapy）として，**バンコマイシンと抗緑膿菌活性のあるβ-ラクタム系抗菌薬（セフェピム，セフタジジム，メロペネム）の併用が推奨される**．バンコマイシンのトラフ濃度は15〜20 μg/mLを目標とする．薬剤耐性菌の保菌歴，過去の感染歴がある場合は，それらも考慮する．

処方例 1	バンコマイシン＋セフェピム
	想定菌　CNS，黄色ブドウ球菌，腸内細菌目細菌，緑膿菌

b 最終治療

髄液培養で原因微生物が判明したら，感受性結果にあわせてより狭域の，髄液移行性のある抗菌薬に変更する．抗菌薬の脳室内投与の有効性については，ランダム化比較試験による十分な評価がされていないが，抗菌薬の全身投与による効果が不十分な場合やシャントの抜去が困難な場合に行われることがある．治療への反応性として臨床症状の改善のほか，髄液培養の陰性化を確認する．臨床症状の改善が乏しい場合には，髄液検査や髄液培養を再検する．

CNS	メチシリン耐性：バンコマイシン[※1] メチシリン感性：セフォタキシム[※2] 髄液検査異常なしでは10日間，髄液検査異常ありでは10〜14日間投与する．
黄色ブドウ球菌	メチシリン耐性：バンコマイシン[※1] メチシリン感性：セフォタキシム[※2] 10〜14日間投与する
Gram陰性桿菌	セフェピム[※2] 10〜14日間（21日間）投与する．

[※1] 薬物血中濃度モニタリングを実施し，トラフ濃度は15〜20 μg/mLを目標とする．
[※2] 感受性結果に基づいて，より狭域の，髄液移行性のある抗菌薬を選択する．

c 治療期間

治療期間は，CNS または P. acnes による感染で髄液検査異常がない場合は 10 日間，髄液検査異常がある場合は 10〜14 日間が推奨される．黄色ブドウ球菌や Gram 陰性桿菌の場合には，髄液所見にかかわらず 10〜14 日間とされるが，Gram 陰性桿菌に対しては 21 日間を推奨する専門家もいる．適切な抗菌薬治療にもかかわらず髄液培養が繰り返し陽性となる場合は，最後の培養陽性から 10〜14 日間治療を行う．

d シャントチューブの扱い

感染したシャントチューブは原則，抜去し，脳室外ドレナージ留置を経て二期的にシャントチューブを交換する方法がもっとも治療成功率が高く，推奨される．二期的な入れ替えを行った場合の治療成功率は 95% であるのに対し，一期的な入れ替えでは 65%，シャントチューブを抜去せず抗菌薬のみで治療した場合は 35% にとどまる[1]．そのため，抗菌薬のみでの保存治療は終末期，全身麻酔の高リスク，脳室内へのシャントチューブ挿入困難などの場合に限るべきである．

新しいシャントチューブの挿入は，タイミングが早いと，もとの感染が再燃するリスクが，またタイミングが遅いと入れ替えた脳室外ドレナージから新たに感染するリスクが上昇する．適切な入れ替えの時期としては，CNS または P. acnes による感染で髄液検査異常がない場合は，シャントチューブ抜去後 48 時間の髄液培養の陰性を確認後に，また髄液検査異常があるが速やかに髄液培養が陰性化した場合は 7 日間の抗菌薬治療後に，髄液培養陽性が複数回続いた場合は髄液培養陰性化から 7〜10 日間の抗菌薬投与後に再挿入が推奨される．黄色ブドウ球菌，Gram 陰性桿菌による感染の場合は，髄液培養陰性化から 10 日間の抗菌薬投与後に再挿入が推奨される．

04 必要な検査は？

a 髄液検査

シャント感染の場合，髄液検査所見からの診断は困難なことも多い．髄液細胞数の上昇，髄液蛋白の上昇，髄液糖の低下は髄膜炎の存在を示唆するが，シャント感染ではこれらの所見がない，もしくは非常に軽微であることも多く，髄液所見のみから否定することはできない．また，脳神経外科手術後は化学性髄膜炎の病態が存在し，感染を起こしていない場合も髄液細胞数の上昇，髄液糖の低下がみられることがあり，診断を困難にしている．その他のバイオマーカーとして，血液/髄液プロカルシトニン，髄液乳酸

値が研究されており，有用な可能性がある．

b 培養検査

　シャント感染の診断においてもっとも重要となる検査であり，抗菌薬投与を開始する前に髄液培養検査，血液培養検査を実施する．髄液細胞数の上昇，髄液糖の低下があり，髄液培養が陽性となればシャント感染と診断できる．しかし，シャント感染において髄液 Gram 染色で菌体を認めるのは 20％，髄液培養が陽性となるのは約 50％ と低いことが知られている[2]．また，*P. acnes* のような発育が遅い菌の場合，**通常よりも培養期間を延長しないと見逃す可能性があり**，10 日間の培養が推奨されている．複数回の培養のうち 1 回のみ CNS などの皮膚常在菌が検出された場合や，複数菌種が検出された場合などは，コンタミネーションの可能性がある．

c その他

　VP シャント患者に腹部症状がある場合は，腹部超音波検査や CT でシャント先端に限局した腹水貯留がないか確認する．

> ### ⟨ Case Study ⟩
>
> **日齢 30，男児（在胎 37 週 4 日，出生体重 2,800 g）**
>
> ［現病歴］胎児期から脊髄髄膜瘤，水頭症，Chiari 奇形 II 型を指摘されていた．予定帝王切開で出生し，日齢 1 で髄膜瘤修復術，脳脊髄液リザーバー留置術が実施された．術後，脳室拡大あり，日齢 15 に VP シャント造設術を行った．術後の経過はよく，日齢 28 に退院した．日齢 30（VP シャント術後 15 日目）に発熱，嘔吐，不機嫌が出現し，入院となった．
>
> ［身体所見・検査所見］髄液細胞数 4,080（単核球 768，多核球 3,312）個/μL，髄液蛋白 140 mg/dL，髄液糖 6 mg/dL であり，シャント感染が疑われた．髄液 Gram 染色では，Gram 陽性球菌（Gram-positive cocci：GPC）cluster が確認された．
>
> **本症例のアプローチ**
>
> シャント感染を疑って，セフェピム，バンコマイシンで治療を開始した．入院同日にシャントチューブは抜去し，脳室外ドレナージを留置した．髄液培養からは *Staphylococcus epidermidis* が検出され，メチシリン耐性でありバンコマイシンを継続した．臨床症状は速やかに改善が得られ，シャントチューブ抜去以降，髄液培養は陰性化した．治療開始から 10 日目に新しいシャントを挿入し，バンコマイシンの投与は合計 14 日間で終了した．

> **解説** 本症例では，低年齢児，術後早期であることがリスク因子だった．シャント感染の場合，髄液検査所見が軽微であることも多いが，本症例では細胞数増加が顕著であった．シャントチューブの抜去は速やかに実施され，二期的に再挿入を行った．経過は良好であり，髄液所見に異常のある CNS によるシャント感染として，抗菌薬治療は 14 日間で終了とした．

Point

1. シャント感染は臨床所見，髄液検査所見からは診断が難しく，培養検査の重要性が高い．
2. シャント感染の原因微生物のなかには培養陽性まで時間を要するものもあり，必要に応じて培養期間を 10 日間に延長する．
3. 感染したシャントチューブは早期に抜去し，脳室外ドレナージを経てシャントの再留置をする二期的入れ替え術が，もっとも治療成功率が高い．
4. 二期的なシャント入れ替え術後は，タイミングが早い場合と遅い場合のどちらもリスクがあるため，手術時期については適切な判断が必要となる．

文献

1) James HE, et al.：The management of cerebrospinal fluid shunt infections：a clinical experience. *Acta Neurochir*（*Wien*）1981；**59**：157-66 ［PMID：7340429］
2) Srihawan C, et al.：Clinical Characteristics and Predictors of Adverse Outcome in Adult and Pediatric Patients With Healthcare-Associated Ventriculitis and Meningitis. *Open Forum Infect Dis* 2016；**3**：ofw077 ［PMID：27419154］

参考文献

- Tunkel AR, et al.：2017 Infectious Diseases Society of America's Clinical Practice Guidelines for Healthcare-Associated Ventriculitis and Meningitis. *Clin Infect Dis* 2017；**64**：e34-e65 ［PMID：28203777］
- Conen A, et al.：Characteristics and treatment outcome of cerebrospinal fluid shunt-associated infections in adults：a retrospective analysis over an 11-year period. *Clin Infect Dis* 2008；**47**：73-82 ［PMID：18484878］
- Huskins WC：Health Care-Associated Infections. In：Cherry JD, et al.（eds）, *Feigin and Cherry's Textbook of pediatric infectious disease*, 8th ed, ELSEVIER, 2018：2514-2542

（多田歩未）

Q&A

Q シャント感染のリスク因子は？

A シャント感染は，シャント手術症例全体の 5〜15% に生じ，そのリスク因子としては，低年齢，早産・低出生体重児，過去のシャント感染，過去の脳神経手術，周術期の髄液漏出，脊髄髄膜瘤，胃瘻の存在などがあげられます．術後早期に頻度が高く，2/3 は術後 1 か月以内に，90% が半年以内に起こります．なお，シャント留置時の抗菌薬予防投与，抗菌薬含浸シャントの使用は，感染を減少させることが報告されています．

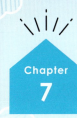

Chapter 7 肺炎・肺膿瘍

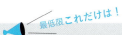

1. 症状は非特異的で診断が困難なことも多く，総合的に判断する．
2. 血液培養を提出する．挿管されていれば，気管吸引痰培養検体も採取する．
3. 黄色ブドウ球菌による肺炎は他の肺炎より長期間治療を要する．

01 症状は？

　生後 7 日未満で発症する早発肺炎と，生後 7 日以降に発症する遅発肺炎がある．**早発肺炎のおもなリスクとして，早産・低出生体重児，母体の絨毛膜羊膜炎，早期あるいは遷延する破水，母体の B 群溶血性レンサ球菌（*Streptococcus agalactiae*：GBS）保菌，母体発熱がある**[1, 2]．

　肺炎の症状は 表1 に示すように，非特異的である．呼吸窮迫や頻呼吸，無呼吸といった呼吸に関連するような症状であっても，呼吸器以外の感染症でも起こりうるし，また感染症ではない場合でも呼吸窮迫症状が起こることもしばしば経験する[1, 2]．

02 原因微生物は？

　早発肺炎には 3 つの感染経路があり，①経胎盤的に，②感染した羊水を吸引して，③

表1 早発肺炎と遅発肺炎の症状

早発肺炎	遅発肺炎
■ 出生時あるいは早期から出現する呼吸窮迫 ■ 無呼吸 ■ 体温の不安定 ■ 頻脈，循環不全，進行すれば敗血症性ショック ■ 活気不良，代謝性アシドーシス，腹部膨満 ■ 新生児遷延性肺高血圧	■ 無呼吸 ■ 頻呼吸，呼吸窮迫 ■ 腹部膨満 ■ 黄疸，嘔吐 ■ 頻脈，循環の不安定

分娩の前後に羊水の吸引や産道に保菌した微生物を獲得して，感染する．遅発肺炎では，①おもに正期産の新生児が退院後に発症するもの，②出生してから入院し続けている新生児が発症するもの，がある[1]．後者はいわゆる医療関連感染症であり，NICUの環境から得られる微生物に影響を受ける．

早発肺炎と遅発肺炎のおもな原因微生物を 表2 [2] に示す．早発肺炎では，産道に存在する細菌が分娩のときに児の気道に定着して原因微生物になることが多い．**GBS がもっとも典型的で，ほかに大腸菌**（*Escherichia coli*），肺炎球菌（*Streptococcus pneumoniae*），インフルエンザ菌（*Haemophilus influenzae*），*Chlamydia trachomatis*（多くは生後4〜12週で発症する）も分娩時に定着して原因微生物になる[1]．黄色ブドウ球菌（*Staphylococcus aureus*），クレブシエラ（*Klebsiella* spp.），大腸菌，セラチア（*Serratia marcescens*），エンテロバクター（*Enterobacter* spp.），緑膿菌（*Pseudomonas aeruginosa*）はニューマトセルを起こしうる．肺炎球菌やインフルエンザ菌は新生児肺炎の原因微生物としてはまれだが，これらの微生物の肺炎は菌血症や髄膜炎を合併しやすい．水中分娩後のレジオネラ肺炎の報告もある．単純ヘルペスウイルス，サイトメガロウイルス，*Mycoplasma hominis*，*Ureaplasma urealyticum* も，子宮内あるいは分娩時の感染による肺炎の原因となりうる．

表2 早発肺炎と遅発肺炎（呼吸器関連含む）のおもな原因微生物

早発肺炎	遅発肺炎（呼吸器関連含む）	
	細菌性	ウイルス性
■ GBS ■ 大腸菌 ■ *Listeria monocytogenes* ■ 黄色ブドウ球菌 ■ 腸球菌 ■ *Haemophilus* spp. ■ 緑色レンサ球菌 ■ クレブシエラ ■ エンテロバクター ■ GAS ■ 肺炎球菌	■ 緑膿菌 ■ エンテロバクター ■ クレブシエラ ■ 黄色ブドウ球菌 ■ 大腸菌 ■ 腸球菌 ■ *Acinetobacter* spp. ■ *Proteus* spp. ■ *Citrobacter* spp. ■ *Stenotrophomonas maltophilia* ■ GBS ■ *Chlamydia trachomatis* ■ *Serratia marcescens*	■ RS ウイルス ■ ライノウイルス ■ ヒトメタニューモウイルス ■ アデノウイルス ■ パラインフルエンザウイルス ■ A 型または B 型インフルエンザウイルス ■ コロナウイルス 　（SARS CoV-2 含む）

〔Hooven TA, et al.：Pneumonia. *Semin Fetal Neonatal Med* 2017；**22**：206-213[2] より一部改変〕

03 抗菌薬の選択とおもな原因菌の治療期間は？

a 初期治療

1. 早発肺炎

新生児敗血症の主要な原因微生物である GBS や腸内細菌を想定して治療が開始される．ゲンタマイシンは肺への移行が不良で，併用するアンピシリンでカバーされない微生物が想定される場合には使用しづらい．Gram 染色などから黄色ブドウ球菌が想定される場合には，メチシリン耐性黄色ブドウ球菌（methicillin-resistant *S. aureus*：MRSA）の検出率を参考に，バンコマイシンの併用を考慮する．バンコマイシン耐性腸球菌（vancomycin-resistant *enterococci*：VRE）の治療は，感染症専門家に相談する．

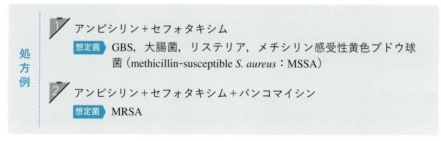

処方例
1. アンピシリン＋セフォタキシム
   想定菌 GBS，大腸菌，リステリア，メチシリン感受性黄色ブドウ球菌（methicillin-susceptible *S. aureus*：MSSA）
2. アンピシリン＋セフォタキシム＋バンコマイシン
   想定菌 MRSA

2. 遅発肺炎

出生してからずっと入院していた児の遅発肺炎は，呼吸器関連肺炎を含む医療関連肺炎の側面が大きい．**緑膿菌，腸内細菌，MRSA を含む黄色ブドウ球菌が主要な原因微生物である**．基質特異性拡張型 β-ラクタマーゼ（extended spectrum β-lactamase：ESBL）産生菌や MRSA などの耐性菌の検出率，Gram 染色なども参考に，抗菌薬選択を行う．

処方例
1. セフォタキシム±バンコマイシン，または，セフェピム±バンコマイシン
   想定菌 緑膿菌，腸内細菌，黄色ブドウ球菌

b 最終治療

一般的には **7〜10 日間治療が行われる**[1,2] が，**黄色ブドウ球菌による肺感染症では 21 日間以上治療を行う**[1]．新生児の膿胸や肺膿瘍の治療期間について定まったものはない

が，小児のデータに準じて，膿胸では 2〜4 週間かつ解熱から 10 日間，肺膿瘍では 2〜4 週間かつ膿瘍の消失までが治療期間のめやすとなる．

GBS	ペニシリンGあるいはアンピシリン　10日間
黄色ブドウ球菌	MSSA：セファゾリン　21日間以上 MRSA：バンコマイシン　21日間以上
大腸菌	感受性のある抗菌薬　(7)〜10日間
ほかの Gram 陰性桿菌	クレブシエラ，*Enterobacter cloacae*，緑膿菌は感受性結果に応じて使用できる抗菌薬を選択する．緑膿菌は 10〜14 日間，それ以外は(7)〜10 日間．*E.cloacae*，*S.marcescens* などの腸内細菌目細菌は染色体性に AmpCβ-ラクタマーゼに安定であり，はじめは第 3 世代セファロスポリンに感受性があっても，治療中に耐性化することがある．セフェピムやカルバペネム系薬は AmpCβラクタマーゼに安定であり，これらで治療するのが安全だが，可能なら感染症の専門家に相談する．
Chlamydia trachomatis	アジスロマイシン経口または静脈内投与　5日間

c 肺サーファクタント投与

　新生児肺炎でみられる呼吸不全は，サーファクタントの不活化と機能不全による二次性サーファクタント欠乏が寄与している可能性があり，新生児肺炎に対して肺サーファクタント製剤の投与が行われることがある[3]．細菌性肺炎患者も含む呼吸不全の新生児に対する肺サーファクタント製剤投与の観察研究では，ガス交換が改善したことが報告されているが，肺サーファクタント製剤の投与量を増やしたり，繰り返し投与したりすることがしばしば必要だった．また，新生児肺炎に対して肺サーファクタント製剤投与を行ったランダム化比較試験[4]では一時的な酸素化指数の改善を認めたが，その効果は持続せず，最終的な臨床転帰に違いはみられていない．

04 必要な検査は？

　新生児肺炎の徴候は非特異的で，呼吸窮迫や全身性疾患の徴候のある新生児では，敗血症としての総合的な評価が必要である．敗血症の評価として，最低限，血液培養は提出すべきである．

a 胸部X線

胸部 X 線は，肺炎の診断を確定するための主要な検査である．両肺の透過性低下や

気管支透亮像を伴う局所の浸潤影は，肺炎に特徴的な所見である．X線像はさまざまな所見を呈することがあり，病初期には正常なこともある．

　前述のような，肺炎に特徴的な所見を呈する場合は診断が容易だが，新生児期の他の呼吸疾患と同様の画像所見を呈することもある．たとえば，新生児呼吸窮迫症候群（respiratory distress syndrome：RDS）のようなスリガラス影や，胎便吸引症候群（meconium aspiration syndrome：MAS）のような粗く不規則な浸潤影を呈する場合もある．ただし，一般的にRDSやMASでは胸水はみられないが，新生児肺炎では胸水を伴うことが多く，鑑別の一助となりうる．

　胸部の造影CTは，肺膿瘍やニューマトセル，膿胸などとの鑑別に有用である[1,2]．

b 微生物学的検査

1. 培養

　敗血症としての評価で，血液と，可能なら髄液の培養を提出する．挿管している児では，気管吸引痰のGram染色と培養を行う．胸水が貯留している児で，治療として胸腔穿刺が行われた場合には胸水のGram染色と培養を行う．通常，培養の目的のみで胸腔穿刺を行う必要はないことが多い．

2. ウイルス検査

　ウイルス感染症が疑われる場合に，呼吸器ウイルスパネルのようなPCR検査や抗原検査が行われる．先天性サイトメガロウイルス感染症や単純ヘルペスウイルスなどの先天性や周産期の感染症が疑われる場合には，それらの検査を行う．

3. *Chlamydia trachomatis* の検査

　C. trachomatis の感染歴があり未治療の母体から出生した児や，妊婦検診を受診していない母体から出生した *C. trachomatis* 感染症が疑われる児では，後鼻腔ぬぐい液の核酸増幅検査を行う．

Case Study

生後0日，男児（在胎33週6日，出生体重1,670 g）

［現病歴］出生6日前に前期破水があり，母体にアンピシリン投与が開始された．出生当日に母体発熱があり，緊急帝王切開術で出生した．

［身体所見・検査所見］Apgarスコア1分5点，5分9点．頻呼吸，呻吟，陥没呼吸，鼻翼呼吸を認めていた．酸素3L/分でSpO$_2$ 90%だった．胸部X線では両肺野にびまん性の網状斑状影を認めた．

本症例のアプローチ

呼吸状態が悪く，挿管・人工呼吸管理を要した．胸部 X 線所見から RDS が疑われ，肺サーファクタント製剤が投与されたが，呼吸状態の改善はわずかであった．新生児敗血症が疑われたが，全身状態が不安定で髄液検査は施行できなかった．血液培養採取後にアンピシリン，セフォタキシムで治療開始された．血液培養は 5 時間で陽性となり，大腸菌が検出された．感受性結果をもとに，抗菌薬はセフォタキシム単剤に変更した．

生後 6 日に胸部 X 線で右肺に円形の浸潤影を認め，胸部 CT では同部位に液体貯留が確認されたため，肺膿瘍と診断した．生後 7 日に髄液検査を行い，髄膜炎は否定された．生後 9 日に呼吸状態改善し，抜管した．セフォタキシムは肺膿瘍が画像上，消失するまで 40 日間投与した．

解説 本症例は早発敗血症が疑われ，出生直後から抗菌薬投与がなされていた．肺膿瘍やニューマトセルは新生児肺炎のまれな合併症で，とくに大腸菌が原因となることは一般的ではない．本症例は絨毛膜羊膜炎から菌血症に至り，菌血症から局所の感染症を起こしたと考えられる．新生児の肺膿瘍の治療期間に定まったものはないが，小児では 4 週間以上をめやすに抗菌薬投与が行われる．本症例では 4 週治療した時点で膿瘍が残存しており，膿瘍の消失が確認できるまで治療を継続した．

Point

1. 新生児では，肺炎以外の感染症でも呼吸障害がみられやすいこと，感染症以外でも呼吸障害や肺炎と同様の X 線所見がみられることから，肺炎の診断は非常に難しい．
2. 抗菌薬治療と同等，あるいは，それ以上に呼吸管理，全身管理が重要である．
3. 臨床所見と画像所見から細菌性肺炎と考えて治療を始めたが，培養検査が陰性だった場合，48～72 時間は治療を継続する．そのうえで，治療開始からの臨床的な経過から肺炎として治療を続けるべきかを再評価し，必要であれば肺炎として 7～10 日間治療を行う．

文献

1) Moujaes L, et al：Bacterial infections of the respiratory tract. In：Maldonado Y, et al. (eds), *Remington and Klein's Infectious Diseases of the Fetus and Newborn*, 9th ed, Elsevier, 2024：255-262

2) Hooven TA, et al.：Pneumonia. *Semin Fetal Neonatal Med* 2017；**22**：206-213 ［PMID：28343909］

3) Dargaville PA, et al.：Neonatal surfactant therapy beyond respiratory distress syndrome. *Semin Fetal Neonatal Med* 2023；**28**：101501 ［PMID：38040584］

4) Rong Z, et al.：Bovine surfactant in the treatment of pneumonia-induced-neonatal acute respiratory distress syndrome (NARDS) in neonates beyond 34 weeks of gestation：a multicentre, randomized, assessor-blinded, placebo-controlled trial. *Eur J Pediatr* 2021；**180**：1107-1115 ［PMID：33084980］

5) Ronchi A, et al.：Viral respiratory tract infections in the neonatal intensive care unit：the VIRIoN-I study. *J Pediatr* 2014；**165**：690-696 ［PMID：25027362］

6) Bravo-Queipo-de-Llano B, et al.：Surveillance of Viral Respiratory Infections in the Neonatal Intensive Care Unit-Evolution in the Last 5 Years. *Pathogens* 2023；**12**：644 ［PMID：37242314］

（山中崇之）

Q&A

 NICU での気道ウイルス感染症のリスクはどのくらいありますか？

 気道ウイルス感染症は，NICU に入院している児において大きな疾病負荷を及ぼしうると考えられますが，その影響についてのデータは少ないです．敗血症として介入された児の 6% から気道ウイルスが検出され，うち 25% が肺炎と診断されたとする報告もあります[5]．出生後から毎週，気道ウイルスをスクリーニング検査した研究では，新型コロナウイルス流行前で 8.9%，流行後で 3% の検体から気道ウイルスが検出され，ライノウイルス，アデノウイルスが多く検出されていました[6]．新型コロナウイルス流行後は感染対策が強固に行われた影響か，気道ウイルスの検出率は低下していますが，それでも 18.8% の児が 1 度は陽性となっており，NICU でも気道ウイルス感染症は一定のリスクがあるのかもしれません．

Chapter 7 人工呼吸器関連肺炎

> **最低限これだけは！**
> 1. 新生児の人工呼吸器関連肺炎（VAP）を診断する明確な基準はなく，総合的に判断する．
> 2. 予防バンドルを施設ごとに設けて発生率を減らす．
> 3. なるべく挿管しない，挿管した場合は早期に抜管することが1番の予防策である．

01 症状は？

　人工呼吸器関連肺炎（ventilator-associated pneumonia：VAP）は，気管挿管，人工呼吸管理から暦日2以上経過した患者に生じた肺炎をいう[1]．

　全米医療安全ネットワーク（National Healthcare Safety Network：NHSN）は1歳以下のVAPについて，表1[1]に示す診断基準を定義している．しかし，**これは新生児に特異的な基準ではなく，実際の新生児のVAPの発生率を評価することは困難である**．「肺炎・肺膿瘍」（☞p.131）でも述べたように，新生児ではVAPの症状が非特異的であったり（表2），VAPを発症する児は呼吸中枢の未熟性や慢性肺疾患などが基礎にあることが多いため，肺炎でなくとも，呼吸窮迫や頻呼吸，無呼吸のような呼吸に関連する症状が生じたりする点に注意が必要である[2]．

02 原因微生物は？

　緑膿菌（*Pseudomonas aeruginosa*），腸内細菌目細菌（*Enterobacterales*），メチシリン耐性黄色ブドウ球菌（methicillin-resistant *Staphylococcus aureus*：MRSA）を含む黄色ブドウ球菌が多くを占める．

　おもな原因微生物を表3に示す[3]．

表1 人工呼吸器関連肺炎（VAP）の診断基準

\<1歳以下の患者が，臨床症状の**基準1**と，**基準2**の少なくとも3つ以上の症状を認め，かつX線所見を満たす場合にVAPと診断する	
基準1	ガス交換の悪化（SpO_2低下，酸素需要の増加もしくは呼吸器条件の上昇）を認める
基準2	■ 体温の不安定 ■ 白血球数＜4,000/mm^3 または白血球数≧15,000/mm^3 かつ桿状好中球≧10% ■ 新たに出現した膿性痰，痰の性状変化，気道分泌物の増加，吸引回数の増加 ■ 無呼吸，頻呼吸，胸郭の陥没を伴う鼻翼呼吸，呻吟 ■ 喘鳴，ラ音 ■ 咳 ■ 徐脈（＜100 bpm）または頻脈（＞170 bpm）
X線所見	2枚以上の胸部X線で以下の所見のうち少なくとも1つ以上を認める 新規あるいは進行する ・浸潤影 ・硬化像 ・空洞形成 ・ニューマトセル

〔National Healthcare Safety Network（NHSN）：Pneumonia（Ventilator-associated [VAP] and non-ventilatorassociated Pneumonia [PNEU]) Event. Patient Safety Component Manual, 2024[1]〕

表2 人工呼吸器関連肺炎（VAP）の症状

- ガス交換の悪化（SpO_2低下，酸素需要の増加もしくは呼吸器条件の上昇）
- 体温の不安定
- 無呼吸
- 頻呼吸，呼吸窮迫
- 痰の性状変化，膿性痰，気道分泌物の増加，吸引回数の増加
- 徐脈，頻脈，循環の不安定

表3 人工呼吸器関連肺炎（VAP）のおもな原因微生物

- 緑膿菌
- エンテロバクター
- クレブシエラ
- 黄色ブドウ球菌
- 大腸菌
- 腸球菌
- *Acinetobacter* spp.
- *Proteus* spp.
- *Citrobacter* spp.
- *Stenotrophomonas maltophilia*
- B群溶血性レンサ球菌

〔Hooven TA, et al.：Pneumonia. *Semin Fetal Neonatal Med* 2017；**22**：206-213[3]より一部改変〕

03 抗菌薬の選択とおもな原因菌の治療期間は？

a 初期治療

　VAPは新生児の遅発肺炎と原因微生物が共通する部分が多く，抗菌薬選択も遅発肺炎と同様に緑膿菌，腸内細菌，黄色ブドウ球菌をカバーする抗菌薬を選択する．NICUの環境や医療者の手を介して原因微生物が獲得されるので，**施設内の基質特異性拡張型 β-ラクタマーゼ（extended spectrum β-lactamase：ESBL）産生菌やMRSAなどの耐性菌の検出状況も参考にする**．気管内吸引痰が得られるときは，Gram染色も参考になる．

処方例

1. セフォタキシム±バンコマイシン，または，セフェピム±バンコマイシン
　想定菌▶ 緑膿菌，腸内細菌，黄色ブドウ球菌

2. メロペネム±バンコマイシン
　想定菌▶ ESBL産生菌を含むGram陰性桿菌，黄色ブドウ球菌

b 最終治療

　一般的には**7～10日間治療が行われるが，黄色ブドウ球菌による肺感染症では21日間以上，治療を行う**．菌血症や髄膜炎を合併していれば，その治療期間に準じて治療を行う．

黄色ブドウ球菌	メチシリン感受性黄色ブドウ球菌（methicillin-susceptible *S. aureus*：MSSA）：セファゾリン　21日間以上 MRSA：バンコマイシン　21日間以上
Gram陰性桿菌	感受性結果に応じて，使用できる抗菌薬を選択する． *Enterobacter cloacae*，*Serratia marcescens*など染色体性にAmpC βラクタマーゼをもっている菌は，はじめは第3世代セファロスポリン系抗菌薬に感受性があっても治療中に耐性化することがあり，セフェピムやカルバペネム系薬で7～10日間治療することを推奨する．

c 予防と管理

　挿管期間の長さ，未熟性，低出生体重，鎮静薬の使用，胃管の留置はVAP発症のリスクとなる．また，広域抗菌薬やヒスタミンH₂受容体拮抗薬の使用は気道・消化管への菌の定着を増やし，VAPのリスクを増加させる[2]．

　VAPの予防には，バンドルアプローチとよばれる手法がとられる．これは1つ1つ

表4 人工呼吸器関連肺炎（VAP）予防のためのバンドル例

- 手指衛生を徹底する
- 可能な限り挿管を避け，非侵襲的陽圧換気を使用する
- 人工換気を行う期間を最小限にする
- 抜管と鎮静中止が可能かを毎日評価する
- 鎮痛・鎮静を適正化し，過剰な鎮静を避ける
- 滅菌水で口腔内ケアと口腔咽頭の吸引を定期的に行う
- 呼吸器回路の閉鎖性を保つ
- 呼吸器回路は見た目に汚染されたときと故障したときのみ交換する

〔Klompas M, et al.: Strategies to prevent ventilator-associated pneumonia in acute care hospitals: 2014 update. *Infect Control Hosp Epidemiol* 2014; 35: 915-936[4)]より一部改変〕

の予防策にはVAP抑制効果がなくても，複数の予防策を組み合わせることでVAPの発症を減らすというものである．成人を中心に複数のVAP予防バンドルが公開されているが，新生児を対象としたガイドラインは存在しない．表4に，新生児におけるVAP予防バンドルの例を示す[4)]．実際には，各施設での実情なども考慮して予防バンドルを策定するのが望ましい．INSURE（intubation-surfactant-extubation）アプローチやNIV-NAVA（non-invasive ventilation neurally adjusted ventilatory assist）によって挿管しない，または早期抜管して管理を行うVAP予防も有効である．

04 必要な検査は？

a 胸部X線

胸部X線は肺炎の診断を確定するための主要な検査であるが，新生児では呼吸窮迫症候群の再増悪や，慢性肺疾患など感染症以外で肺炎を示唆する画像所見を認めることが多くあり，とくにこれらの事象はVAPを起こすような児によくみられる．胸部X線所見は，時系列の変化や抗菌薬，肺炎以外の治療に対する反応も参考に判断する必要がある．

b 微生物学的検査

敗血症としての評価で，血液と，可能なら髄液の培養を提出する．挿管している児では，気管吸引痰のGram染色と培養を行う．

> ## Case Study

生後 76 日，男児，超低出生体重児（在胎 22 週 4 日，出生体重 480 g）

[現病歴] 出生後から挿管・人工呼吸器管理中．修正 33 週 3 日に発熱，酸素需要の増大，分泌物の増加，活気低下，頻脈を認めた．

[身体所見・検査所見] 体温 38.2 ℃，心拍数 175 /分，胸部 X 線では両肺野の透過性が以前より低下している．血液検査では WBC 3,500/mm^3，Plt 8.5 万/mm^3，CRP 1.68 mg/dL．気管吸引痰の Gram 染色では，やや小型の Gram 陰性桿菌のみを認めた．血液培養も提出した．

本症例のアプローチ

VAP の診断で，吸引痰の Gram 染色から緑膿菌や腸内細菌を想定してセフェピムで治療を開始した．吸引痰と血液培養から *S. marcescens* が検出され，セフェピムで治療を継続した．治療に対する反応は良好で，血液培養もすぐに陰性化した．治療開始 3 日目に全身状態が安定したため，髄液検査を施行して髄膜炎がないことを確認した．治療は 14 日間行って終了した．

解説 超低出生体重児で菌血症を伴う VAP を認めた．*S. marcescens* による菌血症は髄膜炎を合併することも多く，当初は髄膜炎合併を考えて治療し，髄液検査で否定した．治療は菌血症に準じて 14 日間行った．

Point

① 新生児に特化した VAP の診断基準はなく，総合的に判断する必要がある．

② 緑膿菌を含む Gram 陰性桿菌や黄色ブドウ球菌を想定し，Gram 染色も参考にして初期治療を選択する．

③ なるべく挿管しない，挿管したら早期の抜管を心掛けることが VAP 予防の第一歩である．

④ 複数の感染予防策を組み合わせるバンドル（束）アプローチを利用する．

文献

1) National Healthcare Safety Network (NHSN): Pneumonia (Ventilator-associated [VAP] and non-ventilatorassociated Pneumonia [PNEU]) Event. Patient Safety Component Manual, 2024 https://www.cdc.gov/nhsn/pdfs/pscmanual/pcsmanual_current.pdf(2024.05.07 アクセス)
2) Mathew R, et al.: Health Care-Associated Infections. In: Maldonado Y, et al.(eds), *Remington and Klein's Infectious Diseases of the Fetus and Newborn*, 9th ed, Elsevier, 2024: 1014-1030
3) Hooven TA, et al.: Pneumonia. *Semin Fetal Neonatal Med* 2017; **22**: 206-213 [PMID: 28343909]
4) Klompas M, et al.: Strategies to prevent ventilator-associated pneumonia in acute care hospitals: 2014 update. *Infect Control Hosp Epidemiol* 2014; **35**: 915-936 [PMID: 25026607]
5) 木下大介, 他: 本邦の新生児集中治療室における医療器具関連感染の多施設サーベイランス. 日環境感染会誌 2014; **29**: 256-264 [DOI: 10.4058/jsei.29.256]

（山中崇之）

Q&A

  実際のVAP発生率は？（日本と当院のデータ）

  2010～2011年にかけて，国内9施設のNICUで，出生体重1,500 g以下の患者を対象にNHSNのサーベイランス手法を用いて算出されたVAPの発生率は，1,000 device-daysあたり750 g以下群で3.3件，751～1,000 g群で5.0件，1,001～1,500 g群で3.6件でした[5]．また2017～2022年度に当院NICUで，同様の定義を用いて調査したVAPの発生率は，750 g以下群で2.3件，751～1,000 g群で1.5件，1,001～1,500 g群で0件でした．調査時期が異なり，非侵襲的な呼吸管理の進歩などの影響を受けているため単純な比較はできませんが，当院では手指衛生の徹底などVAP予防の手法が，低いVAP発生率につながっている可能性があります．

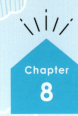

Chapter 8 尿路感染症

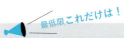

1. 非特異的な症状が多く，とくに遅発性や遷延した黄疸では注意が必要である．
2. Uro-sepsis では血液培養陽性となることが多く，一般的に初期治療は敗血症に準じる．
3. 新生児や早期乳児では，RS ウイルスが陽性でも尿路感染症を除外することはできない．

01 症状は？

新生児の尿路感染症の症状はさまざまであり，非特異的な症状のみであることも多い．発熱（20〜40％），体重増加不良（15〜43％），黄疸（3〜41％），嘔吐（9〜41％），軟便（3〜5％），哺乳不良（3〜5％）などの症状が報告されている．また，症状に乏しい場合や遷延する黄疸のみの場合もあり，注意が必要である．生後 8 日以降に発症した黄疸は尿路感染症と関連があるとする報告もあり，米国小児科学会は遅発性の黄疸児では尿路感染症の検査を推奨している．

早産児では正期産児の症状に加えて，無呼吸（45％），徐脈（45％），頻呼吸（30％）や酸素化不良（12％）を呈することがある．また，腹部膨満も症状の 1 つであり，早産児では正期産児に比べ，よりさまざまな症状が起こりうる．

02 原因微生物は？

新生児および早期乳児における市中発症の尿路感染の原因微生物は大腸菌（*Escherichia coli*）がもっとも多く，1990 年代の報告では 90％ 以上を占めていた．近年では割合が低い報告も散見されるが，依然として大腸菌がもっとも多くみられる．次いで，腸内細菌目細菌のクレブシエラ（*Klebsiella* spp.）とエンテロバクター（*Enterobacter* spp.）が僅差で続く．緑膿菌（*Pseudomonas aeruginosa*），腸球菌，黄色ブドウ球菌（*Staphylo-*

coccus aureus），*Citrobacter freundii*，セラチア（*Serratia marcescens*）なども尿路感染の原因微生物となるが，頻度は低い．敗血症を伴う新生児では，尿培養からB群溶血性レンサ球菌（*Streptococcus agalactiae*：GBS）が検出されることがあるが，尿路感染が一次感染となることは少ない．

　NICUにおける新生児の尿路感染症は尿道カテーテルの有無にかかわらず，近年，急激に増加している．NICUで発症した尿路感染症の原因微生物は，1970年代には大腸菌が最多であったが，以降は劇的に変化しており，近年では大腸菌に代わり，ほかの腸内細菌目細菌（クレブシエラ，エンテロバクター），緑膿菌，腸球菌，真菌の*Candida albicans*，コアグラーゼ陰性ブドウ球菌（coagulase negative *staphylococci*：CNS）が増加傾向にある．

 ## 抗菌薬の選択とおもな原因菌の治療期間は？

a 初期治療

　新生児の尿路感染は，神経学的に未発達なことも相まって非特異的な症状を呈するため，敗血症との区別が難しいことがある．また血液培養が陽性となる頻度も高く，実際に敗血症を伴うことも多い．そのため，**初期治療の抗菌薬は新生児敗血症の場合と同様，アンピシリン＋アミノグリコシド系薬や，アンピシリン＋第3世代セファロスポリン系抗菌薬を選択することが多い．**

　Gram染色で黄色ブドウ球菌が疑われる場合や，院内や地域のメチシリン耐性黄色ブドウ球菌の流行状況によっては，バンコマイシン投与を検討することもある．NICUにおいて院内感染が疑われる患者では，CNSや腸球菌が原因となることもあり，その場合は初期療法としてバンコマイシンを投与する．

> **処方例**
> **1　新生児敗血症として**
> アンピシリン＋ゲンタマイシン，または，アンピシリン＋セフォタキシム
> **想定菌** GBS，大腸菌，リステリア

b 最終治療

　検出された菌の感受性結果に基づき，抗菌薬を適正化する．米国小児科学会は生後2〜24か月の尿路感染症に対して，経静脈投与もしくは内服による7〜14日間の治療を推

奨している．しかし，内服抗菌薬治療のデータのほとんどは年長児の研究に基づいており，新生児や早期乳児に対する効果は未確定な部分も多い．とくに早産児では，経口抗菌薬の生物学的利用能や安全性，有効性が不明である．歴史的には，新生児の抗菌薬投与期間は 10～14 日間であり，治療反応が速やかで血液や脳脊髄液の培養が陰性，尿路の解剖学的異常や機能異常などの懸念事項がない場合に限り，3～4 日間の静脈投与後に経口抗菌薬への移行を考慮できる．以前に比べ経静脈投与期間が短くても治療可能とする観察データが蓄積されつつあるが，治療経過が悪い場合や解剖学的な異常によって再燃が懸念される場合には，より長く（3 週間以上）投与することもある．

大腸菌	施設のアンチバイオグラムを参考に経験的抗菌薬を選択する．経験的治療としてセフォタキシムを選択する施設が多い．感受性結果をもとに適正化を行い，合計 10～14 日間治療する．
腸球菌	検鏡で Gram 陽性レンサ球菌を認めた場合は，腸球菌を念頭においてアンピシリンを投与する．*Enterococcus faecium* が同定された場合は，バンコマイシンへの変更を検討する．10～14 日間治療する．

c 予防投与

抗菌薬の予防投与（continuous antibiotic prophylaxis：CAP）は，先天的に尿路異常のある患者において，尿路感染予防の重要な要素である．CAP の有益性は Swedish reflux trial や RIVUR（Randomized Intervention for Children With Vesicoureteral Reflux）study などの大規模ランダム化比較試験で示されているが，どちらの研究にも新生児は含まれていない点に注意が必要である．新生児や早産児に対する CAP の有用性のエビデンスは必ずしも高くはないが，尿路感染症に伴う敗血症や菌血症のリスクを考慮すると，CAP による利益が尿路感染を繰り返すリスクを上回るケースもある．

新生児の CAP には通常，アモキシシリンもしくはセファレキシンが使用される．スルファメトキサゾール・トリメトプリムは核黄疸のリスクがあるため，生後 1 か月間は避ける．

04 必要な検査は？

尿路感染症の診断におけるゴールドスタンダードは，尿培養による単一菌の検出である．採尿バッグによる尿は汚染率が高いため，尿道カテーテルや恥骨上吸引（suprapubic aspiration：SPA）による採尿が望ましいが，早産児ではこれらの採尿方法は難しい場

合がある．欧米諸国では SPA が安全かつ侵襲の低い手技として認識されているが，国内ではなじみがなく，カテーテルで採尿する施設が多い．

米国小児科学会では，2〜24 か月の発熱児の感染源検索に採尿バッグの使用も容認している．バッグ尿所見に異常がある場合（白血球エステラーゼ反応または亜硝酸塩検査が陽性，または尿沈渣で白血球または細菌が検出された場合），尿道カテーテルまたは SPA によって培養検体を採取する．新生児においては，バッグ尿による検査の高い偽陽性率を考慮すると，理想的な採尿方法ではない点に留意が必要である．

SPA やカテーテル採取検体による培養陽性の閾値は文献によって異なるが，米国小児科学会では膿尿に加えて，単一菌のコロニー形成単位（colon-forming unit：CFU）が 1 mL あたり 10,000 CFU/mL 以上，もしくは 50,000 CFU/mL 以上と定義している．ほとんどの専門家は，SPA または無菌カテーテル検査による単一菌の閾値を 50,000 CFU/mL 以上として診断することを推奨しているが，新生児では 1,000 CFU/mL 以上の菌量であっても有意な細菌尿である可能性が報告されている．

◀ Case Study ▶

生後 25 日，男児，正期産

[現病歴] 2 日前から咳，鼻汁があり，活気良好だが，朝から 38.8℃の発熱を認め救急外来を受診した．2 歳の姉に感冒症状があり，姉の通う保育所で RS ウイルスが流行していた．患児に迅速 RS ウイルス抗原検査を実施し，陽性．新生児発熱としてフルワークアップしたところ，尿白血球は 1 視野あたり 30〜49，尿 Gram 染色で Gram 陰性桿菌が確認された．髄液検査は細胞数 4，髄液蛋白 32，髄液糖 67 であった．

本症例のアプローチ

RS ウイルス感染症および尿路感染症の診断となり，髄膜炎は否定的と判断され，アンピシリン＋ゲンタマイシンで治療が開始された．酸素投与は要さず，鼻腔吸引処置のみで呼吸器症状は改善傾向となった．尿培養からは大腸菌が 10^5 CFU/mL で検出され，薬剤感受性結果からアンピシリン単剤へ de-escalation し，合計 10 日間治療した．血液培養・髄液培養は陰性で経過した．腎臓の超音波検査では水腎症の所見を認めず，経過観察となった．

解説 米国小児科学会のガイドライン[1]では，カテゴリーを日齢 8〜21，22〜28，29〜60 に分けている．本推奨では，日齢 22〜28 の見た目の元気な発熱児は尿検査および血液検査による炎症を評価後，必要ならば髄液検査を行うアルゴリズムとなっている．呈示した症例は前述のガイドラインが発表された 2021 年より前

の症例であり，髄液検査も施行している．血液検査による炎症反応は軽度上昇のみであり，髄液検査が必要であったかは議論の余地がある．早期乳児の RS ウイルス陽性児と RS ウイルス陰性児の重症細菌感染症の頻度を比較した研究は多い．尿路感染症の頻度は RS ウイルス感染の有無によっては差を認めないとする報告が散見されており，尿路感染症の見逃しに注意が必要である．

Point

1. 新生児，とくに早産児の尿路感染症は非特異的な症状が多いため，感染を疑うことが肝要である．
2. 新生児の尿路感染症において，尿路内の感染部位を適切に定義する臨床所見や検査はない．新生児で有意な細菌尿を認めた場合は，尿路全体（腎臓を含む）の感染を示すと考えられている．
3. 出生直後に尿路感染症を発症する可能性は非常にまれであり，敗血症と推定される生後 3 日未満の新生児においては尿培養の評価を省略できる．
4. Uro-sepsis との鑑別は困難なことが多く，初期治療は新生児敗血症に準じて開始する．
5. 内服移行を検討する際には，治療反応性がよい，血液や脳脊髄液培養が陰性である，尿路の解剖学的異常や機能異常などの懸念事項がないことが前提となる．

文献

1) Pantell RH, et al.：Evaluation and Management of Well-Appearing Febrile Infants 8 to 60 Days Old. *Pediatrics* 2021；**148**：e2021052228 ［PMID：34281996］

参考文献

- Same RG：10-Bacterial Infections of the Urinary Tract. In：Maldonado Y, et al. (eds), *Remington and Klein's Infectious Diseases of the Fetus and Newborn Infant*, 9th ed, Elsevier, 2024：274-285
- Farley MM：132-Listeria monocytogenes. In：Long SS, et al. (eds), *Principles and Practice of Pediatric Infectious Diseases*, 6th ed, Elsevier, 2023：797-802
- Way SS：95-Listeriosis. In：Cherry JD, et al. (eds), *Feigin and Cherry's Textbook of Pediatric Infectious Diseases*, 8th ed, Elsevier, 2019：952-957

（荒木孝太郎）

Q&A

検尿で大切なデータはどれですか？

　乳幼児の有意な膿尿のカットオフ値を 5 WBC/HPF と定義すると，予測できる尿路感染は 50% 以下となります．一方で，米国小児科学会の推奨する 10 WBC/mL 以上を膿尿と定義した場合は，Gram 染色と組み合わせることで尿路感染症の感度は 91%，特異度は 96% となります．しかし新生児の尿路感染症においては，尿中白血球数が増加しないこともあると報告されています．
　尿中白血球エステラーゼ反応または亜硝酸塩は補助的検査として有用ですが，新生児や早期乳児の膀胱容量は小さく，排尿頻度も高いため，検査が陽性となるのに十分な期間，蓄尿することができず，偽陰性が多い点に注意が必要です．

Chapter 9 カテーテル関連血流感染症

> 最低限これだけは！
> 1. 抗菌薬投与前に血液培養を採取する．
> 2. 初期治療は，黄色ブドウ球菌をターゲットとした抗菌薬を選択する．
> 3. カテーテルは原則として抜去する．

01 症状は？

カテーテル関連血流感染症は，血管内カテーテルによって引き起こされた菌血症である．発熱，頻脈，血圧低下などの全身症状が認められるが，症状が乏しいこともある．**カテーテル挿入部に所見がなくても菌血症を引き起こすことがある**ため，局所所見がなくてもカテーテル関連血流感染症は否定できない．

02 原因微生物は？

原因微生物の多くはブドウ球菌であり，黄色ブドウ球菌（*Staphylococcus aureus*）やコアグラーゼ陰性ブドウ球菌（coagulase-negative *staphylococci*：CNS）が原因となる．*Bacillus* spp. や *Corynebacterium* spp. を含む Gram 陽性菌，大腸菌（*Escherichia coli*）などの腸内細菌目細菌や，緑膿菌（*Pseudomonas aeruginosa*）などの Gram 陰性桿菌も原因微生物となる．そのほか，カンジダ（*Candida* spp.）も原因となる．

03 抗菌薬の選択とおもな原因菌の治療期間は？

カテーテル関連血流感染症の治療は，短期留置型のカテーテルによる感染か，長期留置型のカテーテルや皮下埋め込み型の中心静脈ポートによる感染かで異なる点がある．本項では NICU での感染症をメインに考え，短期留置型のカテーテル感染症について述

べる．

　カテーテル関連血流感染症の治療の基本は，抗菌薬の全身投与とカテーテルの抜去である．臨床上，カテーテルの抜去が困難な場合には，患者の状態が落ち着いていればカテーテルの温存を検討できる．しかし，①黄色ブドウ球菌，②緑膿菌，③多剤耐性のGram陰性桿菌，④カンジダ，が原因微生物の場合には，とくにカテーテルの抜去が強く推奨される．

a 初期治療

　カテーテル関連血流感染症では，特段の理由がなければ黄色ブドウ球菌を想定した初期治療を行う．日本ではメチシリン耐性黄色ブドウ球菌（methicillin-resistant S. aureus：MRSA）の頻度が高いため，MRSAを想定してバンコマイシンで治療を開始する．

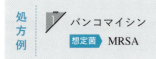

処方例 1 バンコマイシン
想定菌 MRSA

b 最終治療

　カテーテル抜去の有無と，血液やカテーテル先端のGram染色や培養結果をふまえて抗菌薬を選択する．

黄色ブドウ球菌	カテーテルを抜去した場合：治療開始後すみやかに解熱し，治療開始後48〜72時間以内に血液培養が陰性となった場合には，14日間の抗菌薬が推奨される． カテーテルを抜去しない場合：28日間の抗菌薬投与＋抗菌薬ロック療法を行う場合がある． メチシリン感受性黄色ブドウ球菌（methicillin-susceptible S. aureus：MSSA）ではセファゾリン，MRSAではバンコマイシンが選択される．
CNS	治療期間に関する明確なエビデンスには乏しい． カテーテルを抜去した場合：治療開始後すみやかに解熱し，治療開始後48〜72時間までに血液培養が陰性となった場合は，5〜7日間の抗菌薬投与を推奨する． カテーテルを抜去しない場合：14日間の抗菌薬投与±抗菌薬ロック療法が推奨される．

c カテーテルロック療法

　カテーテル関連血流感染症の治療の原則はカテーテルの抜去であるが，治療上，カテーテル抜去が困難なケースがある．カテーテルの温存を試みる場合は抗菌薬の全身投

与と併用して，カテーテルロック療法が行われる．

方法としては，抗菌薬やエタノールでカテーテル内腔を充填する．抗菌薬ロック療法は，エタノールロック療法よりも多くのデータがある．適切な充填時間は明確ではないが，理論上，長いほうがよい．ただし，溶解後の抗菌薬は失活するため，あまり長く充填していても効果が落ちてしまう．最大の充填時間は抗菌薬により異なるが，長くても24〜48時間ほどで抗菌薬を交換する．エタノールロック療法では，エタノールがカテーテルを損傷する可能性があるため，エタノールロック療法が可能なカテーテルであるかを確認してから行う．

04 必要な検査は？

カテーテル関連血流感染症が疑われる場合は，**抗菌薬の投与前に血液培養検体を採取する**．治療開始後に再度，血液培養を採取し，陰性化を確認する．抗菌薬投与開始後，初回の血液培養検体は72時間以内には採取する．菌血症が72時間以上持続する場合は，感染性心内膜炎や実質臓器（脾臓，肝臓，腎臓など）の膿瘍を合併している懸念がある．必要に応じて超音波検査やCTなどの画像検査を検討する．

カテーテル先端の培養は，血液培養検体と一緒に提出することで意味をもつので，カテーテル先端の培養検体を提出する際には，血液培養検体も同時に提出する．カテーテル関連血流感染症の診断では，カテーテルの先端を半定量培養で評価することが望ましく，単にカテーテルの先端を増菌培養して細菌が検出されただけでは，診断としては不十分である．

血液培養検体を得る際には，感染源として疑われるカテーテルおよび末梢静脈穿刺から血液検体を採取する．これらの検体を同量・同時に採取し，カテーテルから得た検体のほうが2時間以上早く陽性となった場合に，カテーテル関連血流感染症の診断となる．この診断方法をDTP（differential time to positivity）とよぶ．しかし，NICUに入院を要するような児では血液培養検体を複数採取することが困難なため，カテーテル関連血流感染症の診断は臨床診断によることが多い．

〈 Case Study 〉

日齢7，女児，早産・低出生体重児

[現病歴] 早産，低出生体重児のためNICUで挿管され人工呼吸管理中で，中心静脈カテーテル（central venous catheter：CVC）と動脈ライン（arterial line：A-line）が留置されている．日齢7にやや活気不良を認めた．

本症例のアプローチ

日齢8の夜間から，38℃の発熱を認めた．発熱以外のバイタルサインの変動はなかった．気管内分泌物の増加はなく，呼吸状態の悪化はなかった．膿尿と細菌尿は認めなかった．血液検査で白血球数とCRPの上昇を認め，血小板減少と低血糖を認めた．CVCとA-lineから，それぞれ逆流採血で血液培養を提出した．NICUの当直医の判断でカテーテルは抜去せず，バンコマイシンとセフォタキシムが開始となった．

日齢9の早朝に，CVCの血液培養からGram陽性球菌（Gram-positive cocci：GPC）clusterを検出した．A-lineは交換したが，CVCは再留置が難しいため温存した．血液培養を再検し，治療を継続した．同日夕方に，前日のA-lineから採取した血液培養からもGPC clusterが検出された．

日齢10に，GPC clusterはメチシリン耐性表皮ブドウ球菌（methicillin-resistant *Staphylococcus epidermidis*：MRSE）と判明した．セフォタキシムを終了し，バンコマイシン単剤で治療を継続した．CVCの逆流採血により血液培養を複数回提出したが，すべて陽性であった．

日齢13に，CVCの入れ換えに成功した．入れ換え後に採取した血液培養は陰性を維持した．心臓超音波検査，腹部超音波検査では疣腫や膿瘍を認めなかった．血液培養陰性から14日間バンコマイシンを投与した．

[解説] 小児，とくに乳児では，カテーテル関連血流感染症の診断が確実ではない場合や，CVCの抜去が困難な場合がある．その際にCNSが血液培養から検出されると，コンタミネーションか真の原因菌か判断に迷うことがある．

本症例では，CVCとA-lineの両方の血液培養が陽性であった．2つの血液培養の陽性までの時間は2時間以上あいていた．しかし，2つの血液培養の採血量が同量であるかの確認はとれず，採血をした当直医も採血量を同じにしようとは考えていなかったため，この時点ではカテーテル関連血流感染症と診断することはできなかった．ただし，逆流採血ではあるが，CVCとA-lineから複数セット血液培養検体を採取していたため，CNSはコンタミネーションではなく真の原因菌の可能性もあると考えた．カテーテルの入れ換え後に血液培養が陰性化しており，臨床的にカテーテル関連感染血流感染症と判断した．

NICUでは診断や治療に制限があり，一筋縄ではいかないところがある．そのため，カテーテル関連血流感染症などの侵襲性感染症の治療にあたっては，小児感染症科医などの専門家と協働して対応するのが望ましいと考える．

> **Point**

1. カテーテル関連血流感染症で血管内カテーテルを温存できる状況は限られている．黄色ブドウ球菌などの病原性の高い細菌や多剤耐性菌，真菌が原因の場合は，とくにカテーテルを抜去しないと治療失敗のリスクが高い．
2. 血液培養は抗菌薬投与前に採取する．
3. 72時間以上持続する菌血症では，感染性心内膜炎や実質臓器の膿瘍形成の懸念がある．疑われる場合には適宜，画像検査を行う．
4. 初期治療は，黄色ブドウ球菌をターゲットとした抗菌薬を選択する．一般的には，バンコマイシンが選択される．
5. 抗菌薬の治療期間は，カテーテル抜去の有無と病原微生物により決まる．

参考文献

- Rupp ME, et al.：Intravascular Catheter-Related Bloodstream Infections. *Infect Dis Clin North Am* 2018；**32**：765-787 ［PMID：30241718］
- Mermel LA, et al.：Clinical practice guidelines for the diagnosis and management of intravascular catheter-related infection：2009 Update by the Infectious Diseases Society of America. *Clin Infect Dis* 2009；**49**：1-45 ［PMID：19489710］
- Erratum. *Clin Infect Dis* 2010；**50**：1079 ［DOI：10.1086/651933］
- Erratum. *Clin Infect Dis* 2010；**50**：457 ［DOI：10.1086/650484］

（村井健美）

Q&A

Q 個人防護具と中心静脈カテーテル関連血流感染症の関係は？

A この疑問について考えるには，病原体がどこから侵入するのかを知ることが重要です．

中心静脈カテーテル関連血流感染症では，以下の汚染が原因となり血管内に病原体が侵入します．

①カテーテル挿入時の手技に関連した汚染
②カテーテル留置後の穿刺部の汚染
③ルートのハブやプラグの汚染
④点滴の薬液の汚染

①は，CVC挿入時のマキシマル・バリアプリコーションを厳密に行うことで防げます．CVC挿入を行う際に，術者はキャップ，マスク，滅菌ガウン，滅菌手袋を着用し，全身用ドレープを用いて無菌的にCVCを挿入します．

②を防ぐには，カテーテル穿刺部の皮膚を清潔に保つことが重要です．穿刺部の皮膚を適切に消毒し，穿刺部を覆うドレッシング剤を適切に使用します．挿入されているカテーテルが必要か日々検討し，できるだけ早期にカテーテルを抜去します．

③は，側管の交換時や逆流採血時などの処置時に起こります．このような処置をする前には適切に手指衛生をし，接続部をアルコール綿などで消毒します．アルコール綿で接続面をよくこすり，物理的にも清潔にします．

④は混注時に起こるため，清潔な場所で清潔な手技で混注するようにします．

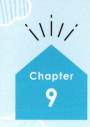

Chapter 9 感染性心内膜炎

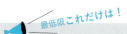

① 感染性心内膜炎では臨床症状が非特異的で乏しいこともあり，リスクの高い児の血液培養が 72 時間以上陽性の場合には，精査を検討する．
② 感染性心内膜炎を疑ったら，すべての患者に対して心臓超音波検査を行い，疣腫の有無を確認する．臨床上，可能であれば，血液培養を複数回採取する．
③ 抗菌薬の選択は原因微生物と，自然弁か人工弁かで異なる．

01 症状は？

　新生児期の感染性心内膜炎の徴候と症状は多様で，哺乳不良，頻脈，呼吸困難，血圧低下など非特異的な徴候と症状のみの場合もあり，発熱を認めないこともある．症状は，心疾患などの基礎疾患の程度，臓器障害の有無や原因微生物により異なってくる．急速に症状が進行する急性発症と，長期にわたる微熱，悪寒などの非特異的な症状が続く亜急性発症がある．

　急性発症する感染性心内膜炎は黄色ブドウ球菌（*Staphylococcus aureus*）が原因となり，弁破壊や循環不全を急速にきたす．膿瘍を形成することもある．亜急性発症では *Viridans streptococci* などのレンサ球菌属やコアグラーゼ陰性ブドウ球菌（coagulase-negative staphylococci：CNS）などの病原性の低い細菌が原因となる．右心系の感染性心内膜炎では，持続菌血症以外の症状が乏しいこともある．

　疣腫が崩れて血流にのると，塞栓症を引き起こす．疣腫が右心系と左心系のどちらかにあるかで症状は異なる．右心系にある場合，肺塞栓症となる．肺塞栓症では無症状な場合もあるが，塞栓が大きいと急激な呼吸状態の悪化やショックに至る．一方，左心系にある場合は脳や脾臓の塞栓を起こしやすく，そのほか腎臓，肝臓，腸間膜動脈や四肢末梢の動脈にも塞栓症を起こす．手掌や足底の無痛性紅斑（Janeway 病変），有痛性皮疹である Osler 結節，点状出血斑，爪下出血斑（splinter hemorrhage）などの身体所見は感染性心内膜炎を示唆するが，これらの所見を認めない感染性心内膜炎も多い．

また，感染性心内膜炎では心雑音が新たに出現することが多い．

02 原因微生物は？

感染性心内膜炎を引き起こす典型的な原因微生物と，心臓内にデバイスがある場合の原因微生物を 表1 に示す．

表1 に示す①②以外の病原体が血液培養から得られたとしても，感染性心内膜炎を否定できない．病歴，身体所見，検査所見，術中所見などから感染性心内膜炎と診断される場合，①②以外の病原体が検出されても感染性心内膜炎として診断し，治療する．

03 抗菌薬の選択とおもな原因菌の治療期間は？

感染性心内膜炎の治療法は，自然弁か機械弁か，そして原因微生物が何かによって決定される．小児の感染性心内膜炎に対する外科的介入の適応についてのデータは少な

表1 感染性心内膜炎でみられる原因微生物

	原因微生物
①典型的な微生物	■ *Staphylococcus aureus*，*S. lugdunensis* ■ *Enterococcus faecalis* ■ レンサ球菌属（*S. pneumoniae* と *S. pyogenes* は除く） ■ *Granulicatella* spp.，*Abiotrophia* spp. ■ *Gemella* spp. ■ HACEK グループ
②心臓内にデバイスがある場合	①に加え ■ CNS ■ *Corynebacterium striatum*，*C. jeikeium* ■ *Serratia marcescens* ■ 緑膿菌（*Pseudomonas aeruginosa*） ■ *Cutibacterium acnes* ■ 非結核性抗酸菌（non-tuberculous mycobacteria；とくに *Mycobacterium chimaera*） ■ カンジダ（*Candida* spp.）

HACEK グループ：*Haemophilus* species，*Aggregatibacter actinomycetemcomitans*，*Cardiobacterium hominis*，*Eikenella corrodens*，*Kingella kingae*
CNS：コアグラーゼ陰性ブドウ球菌

表2 原因微生物と弁の種類による抗菌薬の治療レジメ

起炎菌			弁
菌名	耐性	MIC	
Viridans streptococci か Streptococcus gallolyticus	ペニシリン感性	≦0.1 μg/mL	自然弁
	ペニシリン耐性	0.1 μg/mL＜MIC＜0.5 μg/mL	自然弁
Viridans streptococci	ペニシリン感性	≦0.1 μg/mL	人工弁
	ペニシリン耐性	＞0.1 μg/mL	人工弁
腸球菌	ペニシリン感性		自然弁
ブドウ球菌	ペニシリン感性		自然弁
	ペニシリン耐性		
	ペニシリン感性		人工弁
	ペニシリン耐性		
HACEK グループ			自然弁

新生児を想定しているため，投与経路は基本的にすべて静注で行う．
[*1] 欧州心臓学会での推奨．米国では小児のデータは少ないため推奨されていない．
[*2] ゲンタマイシンは開始から2週間静脈内投与．
[*3] ゲンタマイシンは2週間 静脈内投与．
[*4] 感染性心内膜炎では，黄色ブドウ球菌とコアグラーゼ陰性ブドウ球菌（CNS）の治療は同じである．

く，成人の基準に準じる．成人の手術適応としては，①心不全の進行，②進行性の弁破壊，③難治性感染症，④塞栓予防，の4つがあげられる．

なお，真菌，Gram陰性桿菌とメチシリン耐性黄色ブドウ球菌（methicillin-resistant

	使用抗菌薬	投与期間
	アンピシリンまたはペニシリンGまたはセフォタキシム	4週間
βラクタム系抗菌薬が使用できない場合	バンコマイシン	4週間
短期療法(合併症や腎機能障害がなく全身状態が安定している場合)[*1]	アンピシリンまたはペニシリンまたはセフォタキシム+ゲンタマイシン	2週間
	アンピシリンまたはペニシリンGまたはセフォタキシム+ゲンタマイシン[*2]	4週間
βラクタム系抗菌薬が使用できない場合	バンコマイシン+ゲンタマイシン[*3]	4週間
	アンピシリンまたはペニシリンGまたはセフォタキシム+ゲンタマイシン[*2]	6週間
βラクタム系抗菌薬が使用できない場合	バンコマイシン	6週間
	アンピシリンまたはペニシリンGまたはセフォタキシム+ゲンタマイシン	6週間
βラクタム系抗菌薬が使用できない場合	バンコマイシン	6週間
βラクタム系抗菌薬のコンビネーション治療	アンピシリン+セフトリアキソン	6週間
ゲンタマイシンに高度耐性を示さない(MIC < 500 mcg/mL)	上記の治療またはペニシリンGまたはアンピシリン+ゲンタマイシン	4〜6週間
	セファゾリン[*4]	4〜6週間
	バンコマイシン	4〜6週間
	セファゾリン+リファンピシン[*5〜*8]+ゲンタマイシン[*2]	6週間以上
	バンコマイシン+リファンピシン+ゲンタマイシン[*2]	6週間以上
単剤療法	セフォタキシム	4週間
併用療法	アンピシリン+ゲンタマイシン	4週間

[*5] ブドウ球菌の耐性化を予防するため,リファンピシンの開始は治療開始後4〜5日してからの投与が推奨される.
[*6] リファンピシンはワルファリンなどの多くの薬剤と相互作用を示すため,投与前に使用中の薬剤を確認する.
[*7] リファンピシンの剤形は日本ではカプセルしかなく,体重に合わせて脱カプセル化して使用する.
[*8] リファンピシンの最大投与量は日本と欧米では異なる.

S. aureus:MRSA)などの多剤耐性菌は,抗菌薬投与のみでは治療が難しいため,早期の外科的処置が推奨される.

　原因微生物と弁の種類による抗菌薬の治療レジメを 表2 に示す.

04 必要な検査は？

患者の血液培養で72時間以上陽性が続くと，感染性心内膜炎のリスクとなる．原因微生物や症状などから感染性心内膜炎が疑われる場合は，診断基準を参考に検査を進める．

2000年に作られた修正Duke基準は，感染性心内膜炎の診断基準として長年用いられてきたが，2023年に新たにDuke-ISCVID（The International Society for Cardiovascular Infectious Diseases）基準が作成された[1]．

a 血液培養

新生児，とくに超低出生体重児などでは難しいが，感染性心内膜炎の診断には3セットの血液培養検体の採取が推奨されている．修正Duke基準では菌血症が持続性であることを示すために採血間隔への言及があり，12時間以上あけた血液培養が2回以上陽性となるなどの規定があった．Duke-ISCVID基準[1]では採血法に関する言及はなくなったが，感染性心内膜炎では血液培養が陽性であるかは重要であるため，持続菌血症や真の原因微生物であることを示すために，血液培養を複数提出することが重要である．

b 心臓超音波検査

感染性心内膜炎が疑われるすべての患者に対して心臓超音波検査を行い，疣腫の有無を確認する．

感染性心内膜炎のリスク因子には，心疾患の既往，中心静脈ラインや人工物の留置，持続菌血症，または感染性心内膜炎を起こしやすい病原体による菌血症などがある．このようなリスクを有する患者では，心臓超音波検査を考慮する．ほとんどの小児（とくに10歳未満および60 kg未満）の感染性心内膜炎では，経胸壁心臓超音波で疣腫の存在を検出できる．しかし，感染性心内膜炎の診断には経食道心臓超音波のほうが適しているため，経胸壁心臓超音波で疣腫が確認できなくても，感染性心内膜炎の疑いが高い場合には経食道心臓超音波検査を行う．

表3 経胸壁心臓超音波検査では十分な検査ができない小児患者

- 肥満児
- 重度の呼吸障害のある児
- 複雑な心奇形があり手術を行った児（とくに人工血管などがあると，アーチファクトのため心臓超音波で十分な画像評価ができなくなることがある）
- 漏斗胸などのために胸郭の変形が強い児

とくに，表3 に示す小児患者では，経胸壁心臓超音波検査では十分な検査ができないことがあり，その際には経食道心臓超音波を検討する．

c その他の心臓画像検査

心臓 MRI，心臓 CT や心臓 PET などの心臓超音波検査以外の画像評価は，経胸壁心臓超音波検査や経食道心臓超音波検査で疣腫が検出されないにもかかわらず，感染性心内膜炎の疑いが残る場合などには有用かもしれない．

〈 Case Study 〉

日齢 7，女児，早産・超低出生体重児

[基礎疾患] 二絨毛膜二羊膜双胎第 1 子，dry lung syndrome，左緊張性気胸．

[現病歴] 出生後から中心静脈カテーテル（central venous catheter：CVC）と動脈ライン（arterial line：A-line）が留置され，人工呼吸管理中である．日齢 5 から混合性アシドーシスによるアシデミアを認めた．日齢 6 に微熱，活気不良，哺乳不良のため，ワークアップが行われた．血液検査では白血球数 13,000/μL，CRP 5.4 mg/dL，血糖 30 mg/dL であった．

[本症例のアプローチ]
日齢 6 からバンコマイシンとセフォタキシムが開始された．同日夜間に血液培養から Gram 陽性球菌が検出され，CVC，A-line を入れ替えたうえで血液培養を再検した．日齢 8 に，Gram 陽性球菌はメチシリン耐性表皮ブドウ球菌（methicillin-resistant Staphylococcus epidermidis：MRSE）と判明した．セフォタキシムを終了し，バンコマイシン単剤での治療となった．その後も複数回の血液培養で陽性が続き，日齢 15 に経胸壁心臓超音波検査を行ったところ，僧帽弁に疣腫を認めた．塞栓症状はなく，日齢 22 には血液培養は陰性化した．経過中，経時的に経胸壁心臓超音波検査を行い，疣腫の消失を確認したうえでバンコマイシンを終了した．バンコマイシンは合計 6 週間投与した．

[解説] 早産・超低出生体重児で，もともと呼吸状態などがよくない新生児に発症した感染性心内膜炎である．本症例では持続菌血症のため経胸壁心臓超音波検査を行い，疣腫が確認された．もし経胸壁心臓超音波検査で疣腫が検出されなかった場合，経食道心臓超音波検査は難しい状況であった．早産・超低出生体重児で，気胸もあり，十分なエコーウインドウが得られていないことも考慮すると，経胸壁心臓超音波検査で疣腫を確認できず塞栓症などの合併症がなくても，感染性心内膜炎として治療を考慮してもよいかもしれない．

> **Point**
> 1. 臨床的に可能であれば，感染性心内膜炎を疑った場合には血液培養を複数セット採取する．
> 2. 心臓超音波検査は，疣腫の検出など感染性心内膜炎の診断に重要である．乳児であれば経胸壁心臓超音波で十分なことが多いが，心臓術後などの理由により超音波検査で十分な画像を撮れない場合には，経食道心臓超音波検査を行う．
> 3. 感染性心内膜炎の治療法は，原因微生物が何であるかと，感染した弁が人工弁か自然弁かで異なってくる．

文献

1) Fowler VG, et al.：The 2023 Duke-International Society for Cardiovascular Infectious Diseases Criteria for Infective Endocarditis：Updating the Modified Duke Criteria. *Clin Infect Dis* 2023；**77**：518-526［PMID：37138445］

2) Baltimore RS, et al.：American Heart Association Rheumatic Fever, Endocarditis, and Kawasaki Disease Committee of the Council on Cardiovascular Disease in the Young and the Council on Cardiovascular and Stroke Nursing：Infective Endocarditis in Childhood：2015 Update：A Scientific Statement From the American Heart Association. *Circulation* 2015；**132**：1487-1515［PMID：26373317］

3) Delgado V, et al．；ESC Scientific Document Group：2023 ESC Guidelines for the management of endocarditis. *Eur Heart J* 2023；**44**：3948-4042［PMID：37622656］

4) National Institute for Health and Care Excellence：Prophylaxis against infective endocarditis：antimicrobial prophylaxis against infective endocarditis in adults and children undergoing interventional procedures https://www.nice.org.uk/guidance/cg64/resources/prophylaxis-against-infective-endocarditis-antimicrobial-prophylaxis-against-infective-endocarditis-in-adults-and-children-undergoing-interventional-procedures-pdf-975567956677（2024.07.31 アクセス）

5) 日本循環器学会，他：感染性心内膜炎の予防と治療に関するガイドライン（2017年改訂版）． https://www.j-circ.or.jp/cms/wp-content/uploads/2020/02/JCS2017_nakatani_h.pdf（2024.07.31 アクセス）

〔村井健美〕

感染性心内膜炎を予防するための抗菌薬投与について教えてください.

 抜歯などの歯科処置は菌血症を伴うことがあるため,感染性心内膜炎の予防目的に抗菌薬が投与されています.その予防投与の位置づけは,歴史的に変遷があります.

1950年代から,中リスク以上の患者の抜歯時などには抗菌薬の予防投与が推奨されてきました.しかし,2007年の米国心臓協会のガイドラインでは,予防する対象患者を高リスク群のみに限定しました.その理由は以下のとおりです.

①年数回の歯科処置で起こる菌血症よりも,日常の歯磨きなどによる菌血症のほうがリスクが高い.
②予防効果を示すエビデンスに乏しい.
③抗菌薬の予防効果よりも,副作用のリスクのほうが高い可能性がある.
④日常的な口腔衛生のほうが重要である.

2015年に前述のガイドラインの小児領域に改訂がありましたが,抗菌薬の予防投与を高リスク群のみに限定する方針に変更はありませんでした[2].

2009年の欧州心臓病学会による感染性心内膜炎のガイドラインでも,高リスク群のみに抗菌薬の予防投与を推奨しています.2023年の改訂で一部変更はありましたが[3],高リスク群のみに予防投与を推奨する方針に変更はありませんでした.

英国国立医療技術評価機構(NICE)のガイドラインでは,高リスク群も含めたすべての患者において予防投与の推奨をやめましたが,その後の研究で,抗菌薬の使用量の減少に伴い感染性心内膜炎患者が増加傾向にあることが示され,2016年には一部の患者には予防投与を行うように変更されました[4].

2008年に日本循環器学会など関係学会が発表した「感染性心内膜炎の予防と治療に関するガイドライン」で,高リスク群・中リスク群患者ともに予防投与を推奨されていましたが,2017年の改訂版で予防投与を高リスク群では推奨のままとし,中リスク群では提案としています[5].

日本では歯科処置時の抗菌薬による予防法として,アモキシシリン 50 mg/kg(最大 2 g)を処置の60分前に投与することが推奨されています.

以上のように,歯科治療の際の抗菌薬の予防投与については地域によって温度差はありますが,効果は限定的で,抗菌薬の予防投与よりも口腔内を清潔に維持することが大切であるとされています.新たなエビデンスの創出によって今後も変更しうる領域です.

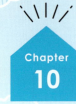

Chapter 10 壊死性腸炎

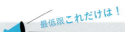

1. 早期診断・早期治療が予後を左右するため，壊死性腸炎（NEC）を積極的に疑う．
2. 疑ったら，繰り返し腹部単純Ｘ線，超音波検査と血液検査で経過を追う．
3. 急激に進行するため，疑った時点で経腸栄養の中止や抗菌薬投与などの治療を開始する．

01 症状は？

 発症時期は生後 1〜20 日頃がもっとも多い．**壊死性腸炎（necrotizing enterocolitis：NEC）の三主徴は，嘔吐（胆汁様胃吸引量の増加），腹部膨満，血便である．**

 初発症状は胃残乳の増加や活気の低下で，体温変化，無呼吸発作，多呼吸，頻脈・徐脈などの新生児感染症状が加わる．腹部膨満，胆汁性嘔吐（胃残）などの腸閉塞症状に始まり，進行すると腹壁の発赤・暗赤色変化や圧痛，腹水といった腹膜炎症状を呈し，代謝性アシドーシス，血小板減少，好中球減少，播種性血管内凝固（disseminated intravascular coagulation：DIC）などの検査所見もみられる．**症状はきわめて短時間に進行し，敗血症性ショックに陥る例もまれではない．**

02 原因微生物は？

 腸内細菌目細菌のクレブシエラ（*Klebsiella* spp.）やエンテロバクター（*Enterobacter* spp.），大腸菌（*Escherichia coli*）などの通性嫌気性 Gram 陰性桿菌や，バクテロイデス（*Bacteroides* spp.）などの偏性嫌気性菌，緑膿菌（*Pseudomonas aeruginosa*）を含む腸内細菌が主体である．NEC 患者の腹水培養の検討を行った報告では，75% で腸内細菌目細菌が検出された．一方，20% 以上で腸球菌が，また 10% 以上でコアグラーゼ陰性ブドウ球菌（coagulase-negative *staphylococci*：CNS）も検出されており，Gram 陽性球菌に対

する対処も必要である[1]．また，カンジダ（*Candida* spp.）が検出されたという報告もある．近年は第3世代セファロスポリン系薬に耐性を示す，基質特異性拡張型β-ラクタマーゼ（extended-spectrum β-lactamase：ESBL）産生菌や AmpC β-ラクタマーゼ産生菌にも注意が必要である．

抗菌薬の選択とおもな原因菌の治療期間は？

a 初期治療

病期分類・治療は修正 Bell 重症度分類（表1）[2]を参考に治療を開始する．Stage Ⅰ，Ⅱに対しては，経腸栄養の中止，広域抗菌薬投与，および腸管減圧による腸管安静といった保存的治療をおもに行う．Stage Ⅲ に至った場合は前述の治療に加え，カテコラミン投与や人工呼吸管理などの全身管理を行い，腸管循環の改善を図る．保存的治療で改善しない例や穿孔例では，外科的介入が必要となる．

抗菌薬の選択に関してエビデンスをふまえたガイドラインはないが，**重症例では Gram 陰性桿菌・嫌気性菌および Gram 陽性球菌をカバーする広域スペクトラムの抗菌薬で開始する**．米国外科感染症学会（Surgical Infection Society：SIS）で発表された「腹

表1 修正 Bell 重症度分類

Stage		全身状態	腹部所見	腹部単純X線所見
Ⅰ 疑い	ⅠA	体温不安定 無呼吸 徐脈	腹部膨満，胃残乳の増加，嘔吐，潜血便	正常 or イレウスを伴う軽度腸管拡張
	ⅠB		ⅠA＋肉眼的血便	
Ⅱ 確定	ⅡA 軽症		ⅠA＋腸蠕動音消失（腸管麻痺），腹部圧痛	イレウスを伴う重度の腸管拡張固定ガス像，壁内気腫
	ⅡB 中等症	ⅠA＋代謝性アシドーシス，血小板軽度減少	Ⅰ＋右下腹部腫瘤，著明な圧痛，腹部蜂窩織炎	ⅡA＋門脈内ガス±腹水
Ⅲ 進行	ⅢA 非穿孔	ⅡB＋低血圧，徐脈，DIC，好中球減少 呼吸性／代謝性アシドーシス	Ⅱ＋腹膜炎，著明な圧痛，腹部膨満	ⅡB＋明確な腹水
	ⅢB 穿孔			ⅡB＋腹腔内遊離ガス

DIC：播種性血管内凝固
〔Gupta A, et al.：Etiology and medical management of NEC. *Early Hum Dev* 2016；**97**：17-23[2]〕

腔内感染症ガイドライン」では，NEC を含む新生児の腹腔内感染症に対しては，開腹術あるいは腹腔ドレナージを行ったうえで，アンピシリン＋メトロニダゾール＋ゲンタマイシンあるいはセフォタキシム，もしくはメロペネム単剤（腸球菌感染が疑われたら＋アンピシリン）を一般的推奨としている．メチシリン耐性黄色ブドウ球菌（methicillin-resistant *Staphylococcus aureus*：MRSA）やペニシリン耐性腸球菌のカバーが必要と判断された場合は，アンピシリンをバンコマイシンに変更し，バンコマイシン＋メトロニダゾール＋ゲンタマイシンを投与する[3]．

Stage I で全身状態が比較的安定していれば，腸球菌を含む Gram 陽性球菌や嫌気性菌に効果のあるスルバクタム／アンピシリンと，緑膿菌や腸内 Gram 陰性桿菌カバーとしてのゲンタマイシン（腎機能障害が懸念されるときはセフォタキシム）との併用も選択肢としてあげられる．

大腸菌などの腸内細菌は ESBL や AmpC 産生の薬剤耐性のものが多い．全身状態不良の重症例や薬剤耐性菌が懸念される場合は，メロペネムなどのカルバペネム系薬が第一選択となる．また，施設内の耐性菌の薬剤感受性によっては，カルバペネム耐性菌の増加に考慮し，第 4 世代セファロスポリン系薬であるセフェピムに加え，組織吸収に優れ，嫌気性菌に対して有効なメトロニダゾールを選択することもある．投与期間は，修正 Bell 重症度分類（表1）の Stage I であれば 3 日間，Stage II A は 7〜10 日，Stage II B・III は 14 日間がめやすである．

処方例

1. **修正 Bell 重症度分類の Stage I，全身状態安定例**
   スルバクタム／アンピシリン＋ゲンタマイシン，または，アンピシリン＋ゲンタマイシン＋メトロニダゾール
   想定菌　腸内細目細菌 Gram 陰性桿菌，腸球菌，緑膿菌，嫌気性菌

2. **Stage II 以上，全身状態不良例**
   メロペネム＋バンコマイシン
   想定菌　薬剤耐性の腸内細目細菌 Gram 陰性桿菌，薬剤耐性の Gram 陽性球菌，緑膿菌，嫌気性菌

b 最終治療

腹水培養や血液培養の結果を参考に抗菌薬を de-escalation するが，穿孔例で全身状態が悪い場合は広域スペクトラムの抗菌薬を続けることもある．

| Enterococcus faecalis | アンピシリン静注 10〜14 日間 |

04 必要な検査は？

　診断の主力は腹部単純 X 線であるが，病初期は拡張腸管ループや腸管壁の肥厚，腸管ガスの減少といった非特異的所見のみであり，診断確定は困難である．**疑ったら繰り返し（8〜12 時間ごと），X 線撮影で経過を追うことが重要である**．腸管の壁内気腫や門脈内ガスは診断的価値が高い．腹腔内の遊離ガスを特定するには，側面像（cross-table view）が有用である．

　腹部超音波検査では，初期は腸管壁が肥厚し，層構造が不明瞭で血流が増加しているが，進行すると腸管壁は薄くなり血流が見えなくなる．腹部超音波検査では，X 線ではわかりにくい少量の腹腔内遊離ガスや，腸管穿孔や腹膜炎の際の局所の腹水貯留を同定できる．また，血算，CRP，血液ガス，凝固機能，血液培養検査もあわせて行う．

〈 Case Study 〉

日齢 34，女児，超低出生体重児（在胎 25 週 3 日，出生体重 670 g）

［現病歴］NICU 入院中．非胆汁性嘔吐，腹部膨満が出現した．

［身体所見・検査所見］CRP 1.8 mg/dL，白血球数 9,680 /μL，血小板数 37.9 万/μL．腹部単純 X 線では腹部全体の軽度腸管拡張がみられた．8 時間後の再検で腸管壁内気腫像が出現し（図 -a），超音波検査で腹水貯留が認められ，NEC と診断した．日齢 42 に腹腔内遊離ガス像（図 -b）が認められた．

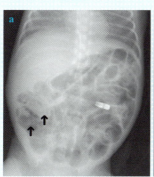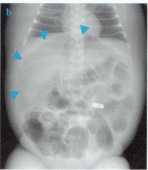

図　腹部単純 X 線所見
a：日齢 34．腸管壁内気腫を認める（→）．b：日齢 42．腹腔内遊離ガスを認める（▶）．

本症例のアプローチ

発症後早期は感染症を疑い，経腸栄養中止のうえ，セフォタキシムとバンコマイシンで治療を開始した．NECと診断後，メロペネムとバンコマイシンに変更した．腹水から Enterococcus faecalis が検出され，メロペネムを中止し，薬剤感受性判明後はバンコマイシンをアンピシリンに変更した．日齢42に，消化管穿孔に対して緊急開腹術・人工肛門造設術を行った．抗菌薬は術後14日まで使用した．

解説 最初に投与したセフォタキシム＋バンコマイシンで，大部分のGram陰性桿菌，MRSA，薬剤耐性腸球菌はカバーできるが，嫌気性菌・緑膿菌・薬剤耐性の腸内細菌目細菌Gram陰性桿菌はカバーできないため，NECと診断後，メロペネム＋バンコマイシンへ変更した．検出された菌は薬剤耐性のない腸球菌であったため，効果のある抗菌薬を早期から開始できていたが，消化管穿孔をきたしてしまった．抗菌薬治療で改善が乏しいときには積極的に外科的介入（開腹術やドレナージ）を行うべきであった．

Point

① NEC管理でもっとも重要なのは予防である．NEC予防のために母乳栄養，生後24時間以内の超早期授乳が推奨されており，ドナー母乳の使用で早産児のNECは減っている．

② NECは急速に進行するため，積極的に疑うことが重要である．少しでも疑われたら経腸栄養中止，広域抗菌薬投与を開始し，単純X線や超音波検査，血液検査を繰り返し行う．

③ 消化管穿孔例に対する初回手術として，開腹術と腹腔ドレナージ術で予後に差はないと報告されているが，ドレナージ後に開腹術を要する例も多く，患者の状態に応じて術式を選択する．

④ 壊死腸管が限局性の場合は保存的治療や外科的治療に反応するが，短時間に全腸管に病変が及ぶ劇症例は救命困難である．また生存例でも，短腸症候群や胆汁うっ滞，腸管狭窄・癒着，発育遅延，神経発達遅延などの長期合併症をきたすことが多い．

文献

1) Coates EW, et al.：Distinctive distribution of pathogens associated with peritonitis in neonates with focal intestinal perforation compared with necrotizing enterocolitis. *Pediatrics* 2005；**116**：e241-e246［PMID：15995004］
2) Gupta A, et al.：Etiology and medical management of NEC. *Early Hum Dev* 2016；**97**：17-23［PMID：27080373］
3) Mazuski JE, et al.：The Surgical Infection Society Revised Guidelines on the Management of Intra-Abdominal Infection. *Surg Infect* (*Larchmt*) 2017；**18**：1-76［PMID：28085573］
4) Muchantef K, et al.：Sonographic and radiographic imaging features of the neonate with necrotizing enterocolitis: correlating findings with outcomes. *Pediatr Radiol* 2013；**43**：1444-1452［PMID：23771727］

参考文献

・Coley BD, et al.：Necrotizing Enterocolitis. *Caffey's Pediatric Diagnostic Imaging*, 13th ed, Elsevier, 2018：1019-1023

（水口卯生子）

Q&A

Q 壁内気腫や門脈内ガスは超音波でどのように見えますか？

A 腸管壁内に侵入した細菌が発生するガス，あるいは破綻した粘膜から壁内に侵入した腸管内ガスにより生じるとされる壁内気腫や，腸管壁内ガスが腸間膜の静脈内に入り生じる門脈内ガスは NEC に特異的ですが，発現率は壁内気腫で 60〜80％，門脈内ガスで 10〜30％ といわれており，また一過性にしかみられません[4]．腹部超音波検査では，壁内気腫は腸管壁内の点状高エコーとして，また門脈内ガスは肝実質内の点状高エコーとして認められ，単純 X 線よりも検出度が高いです．

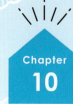

Chapter 10 腹膜炎

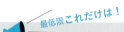

1. 腹膜炎は症状が現れにくく，非特異的な症状も多い．腹部膨満や腹水があれば疑う．
2. 腹膜炎を疑ったら，血液培養・腹水培養検体を採取し，原因疾患の検索を行う．
3. 治療の基本は補液，抗菌薬投与に加え，原因の除去が重要．

01 症状は？

　新生児の腹膜炎の多くは，消化管穿孔や臍帯ヘルニア，術後の縫合不全や創部感染に関連して起こる．なかでも壊死性腸炎の合併症としての発症がもっとも多い．細菌性腹膜炎の症状としては，強い腹痛，腹壁の発赤や浮腫，硬結，圧痛が特徴的な所見であるが，新生児は腹痛がわかりにくく，腹壁所見も全例でみられるわけではない．ほかの症状としては，麻痺性イレウス合併による嘔吐や胃残乳の増加，腹部膨満，腸蠕動音の低下・消失に加え，体温変化，下痢もしくは便秘，呼吸状態の悪化といった非特異的症状がみられることがある．臨床所見に基づいて敗血症と区別することは困難である．腹腔内に大量の体液が滲出し，血管拡張物質が全身に放出されると，ショックが急速に進行する．

02 原因微生物は？

　腹膜の炎症は，感染性，自己免疫性，腫瘍性，および化学的反応によって生じる．感染性腹膜炎は病変の広がりによって限局性とびまん性に，発症機序によって原発性（特発性）と続発性に分類される．原発性腹膜炎は炎症の原因が腹腔外にあり，血行性，リンパ行性，または腸管壁からの菌の直接侵入などによって起こり，ネフローゼ症候群やうっ血性心不全，肝硬変に合併することが多い．続発性腹膜炎は腹腔内臓器の炎症や損

傷に起因し，多くは壊死性腸炎や消化管穿孔，創部感染に伴い起こる．

a 続発性腹膜炎

続発性腹膜炎の一般的な主要原因菌は，腸内常在細菌叢を構成する代表的な細菌であるクレブシエラ（*Klebsiella* spp.），エンテロバクター（*Enterobacter* spp.），大腸菌（*Escherichia coli*）などの Gram 陰性桿菌と，バクテロイデス（*Bacteroides* spp.）などの嫌気性菌である．緑膿菌（*Pseudomonas aeruginosa*）や腸球菌，カンジダ（*Candida* spp.）も原因菌となりうる．複数の菌による混合感染も多い．近年では，第 3 世代セフェム系に耐性を示す基質特異性拡張型 β-ラクタマーゼ（extended-spectrum β-lactamase：ESBL）産生菌や AmpC β-ラクタマーゼ産生菌にも注意が必要である．

一方で，生後早期の経腸栄養開始前に発症することの多い限局性消化管穿孔（focal intestinal perforation：FIP）や，胎便関連性腸閉塞（meconium-related ileus：MRI）に起因する腸穿孔が原因の腹膜炎では，主要原因菌が一般的な続発性腹膜炎の原因菌とやや異なる．FIP 患者の腹水培養の検討を行った報告では，腸内 Gram 陰性桿菌は 25% のみで，コアグラーゼ陰性ブドウ球菌（coagulase-negative *staphylococci*：CNS）が 50%，カンジダが 44%，腸球菌が 28%，嫌気性菌が 3% 検出されている[1]．

b 原発性腹膜炎

原発性腹膜炎は単一菌の検出が多く，肺炎球菌（*Streptococcus pneumoniae*），B 群溶血性レンサ球菌（*Streptococcus agalactiae*：GBS），黄色ブドウ球菌（*Staphylococcus aureus*）といった Gram 陽性球菌がおもな原因菌として報告されている．

また，腹膜透析や脳室−腹腔シャントのカテーテルといった異物があると，微生物がカテーテルを汚染し，腹膜炎を起こしやすくなる．腹膜透析関連腹膜炎は，60〜80% の症例で Gram 陽性球菌（表皮ブドウ球菌，黄色ブドウ球菌，レンサ球菌）が原因である．

03 抗菌薬の選択とおもな原因菌の治療期間は？

a 初期治療

治療の基本は補液，抗菌薬の投与と，原因・腹腔内異物（病変臓器，壊死組織，血液，糞便）が存在する場合はその除去である．消化管穿孔であれば，ドレナージもしくは緊急開腹術を行う．腸内容物の漏出は，腹腔内全体の汚染だけではなく，局所的な膿瘍を形成することがあり，この場合は抗菌薬と膿瘍のドレナージが必要となる．

1. 続発性腹膜炎

　新生児腹膜炎の大部分を占める続発性腹膜炎では，おもな腸内細菌である **Gram 陰性桿菌と嫌気性菌を標的として，抗菌薬を選択する**．米国外科感染症学会（Surgical Infection Society：SIS）で発表された「腹腔内感染症ガイドライン」では，NEC を含む新生児の腹腔内感染症に対しては，開腹術あるいは腹腔ドレナージを行ったうえで，アンピシリン＋メトロニダゾール＋ゲンタマイシンあるいはセフォタキシム，もしくはメロペネム単剤を一般的推奨としている．メロペネムは腸球菌への抗菌活性がやや弱く，重症例では腸球菌やブドウ球菌もカバーするアンピシリンを併用する[2]．メチシリン耐性黄色ブドウ球菌（methicillin-resistant *S. aureus*：MRSA）が懸念される場合は，アンピシリンをバンコマイシンに変更する．抗菌薬投与期間は 10〜14 日間が推奨される．

2. 原発性腹膜炎

　原発性腹膜炎では，肺炎球菌にも抗菌スペクトラムを有するセフォタキシムなどの第 3 世代のセファロスポリン系薬を選択し，5〜10 日間継続する．

　腹膜透析腹膜炎では，腹膜還流液から検出された微生物に基づき抗菌薬を選択し，全身感染症の治療時に血清で到達する濃度になるように，透析液に抗菌薬を加える（例：セファゾリンでは 125 μg/mL）．通常 10〜21 日間，腹腔内抗菌薬で治療するが，菌血症や真菌血症の合併時は全身投与で治療するのが望ましい．

　カンジダ症を疑う場合は，フルコナゾールもしくはアムホテリシン B を追加する．

処方例

1. **全身状態が安定している続発性腹膜炎**
   スルバクタム / アンピシリン＋ゲンタマイシン
   〔想定菌〕腸内細菌目細菌 Gram 陰性桿菌，腸球菌，緑膿菌，嫌気性菌

2. **全身状態不良の続発性腹膜炎重症例**
   メロペネム＋バンコマイシン
   〔想定菌〕薬剤耐性の Gram 陰性腸内細菌，嫌気性菌，緑膿菌，腸球菌，MRSA

3. **原発性腹膜炎**
   セフォタキシム
   〔想定菌〕肺炎球菌

 最終治療

　腹水培養や血液培養の結果を参考に抗菌薬を de-escalation するが，消化管穿孔例で全

身状態が悪い場合は，広域スペクトラムの抗菌薬を続けることもある．

　腹膜炎の予後不良因子としては，治療開始の遅れ（24時間以上），適切なドレナージができない，重症または併存疾患が重篤な場合，多臓器障害，低栄養，汎発性腹膜炎，悪性疾患の存在がある．抗菌薬治療にもかかわらず血液検査の改善が得られない場合は，ドレナージが不十分である可能性を考える．

| 肺炎桿菌（*Klebsiella pneumoniae*） | セフォタキシム 10〜14日間　静脈注射（ESBL産生菌の場合はメロペネム） |

必要な検査は？

　腹水培養における菌の検出に，臨床症状と身体所見，血液検査を加味して診断することが多い．血液培養用のボトルに十分量の腹水（可能なら10〜20 mL）を入れて培養すると，原因微生物の同定率が上がる．Gram染色も同時に行う．敗血症を伴うこともあるため，血液培養検体も採取する．

　腹水の評価，および消化管穿孔・腹膜炎の原因検索のために，腹部単純X線や超音波検査も行う．腹部単純X線における肝右下縁の輪郭の欠如，軟組織の密度の増加，および腸の浮遊ループの存在は，腹水の陽性徴候である．腸穿孔の診断には腹腔内の遊離ガスの存在も有用であるが，胃の持続吸引や鎮静により腸管内ガスの量が非常に少ない場合には，たとえ穿孔が発生しても遊離ガスが検出されない可能性がある．あるいは，小さな漏れで壁が自然とふさがり，遊離ガスが再吸収される場合もある．原疾患の同定には，腹部CTや開腹術を要することもある．

　原発性腹膜炎の診断には腹腔穿刺が必須であり，腹水中の白血球数が 250/mm^3 以上で，多核白血球が50％以上を占める場合に本症を疑う．

　腹膜透析関連腹膜炎は，①透析排液の混濁，②透析排液中の白血球数が 100/mm^3 以上（最低2時間の貯留後）で多核白血球が50％以上，③透析排液の培養陽性，のうちの少なくとも2つを満たす場合に診断する．

> **Case Study**

日齢 2，男児，正期産

[現病歴] 日齢 1 から胆汁性嘔吐，腹部膨満あり，日齢 2 に他院より転院．消化管穿孔が疑われ，転院同日に緊急開腹手術を行った．

[身体所見・検査所見] 活気低下，著明な腹部膨満と軽度の腹部発赤あり．腹部単純 X 線で，腸管拡張像および腹腔内遊離ガス像を認めた．白血球数 13,770 /μL，CRP 3.57 mg/dL と炎症反応の上昇があり，血小板数 8.9 万 /μL，PT-INR 2.13，フィブリノゲン 92 mg/dL，D-dimer 2.4 と播種性血管内凝固（disseminated intravascular coagulation：DIC）も認めた．術中所見から，横行結腸の穿孔および腸回転異常症と診断された．腹腔内には胎便様に混濁した腹水があり，Gram 陰性桿菌が確認された．

本症例のアプローチ

入院後，汎発性腹膜炎としてメロペネムの投与を開始した．腹水培養からは *Prevotella melaninogenica* が検出され，感受性判明後，スルバクタム / アンピシリンおよびゲンタマイシン投与に変更し，計 14 日間投与した．

> 解説 *P. melaninogenica* は偏性嫌気性の Gram 陰性桿菌である．本菌に対してはスルバクタム / アンピシリンが効果を有するが，消化管穿孔をきたした重症例であり，他の腸内細菌目細菌 Gram 陰性桿菌や緑膿菌のカバーとしてゲンタマイシンも併用した．

Point

① 新生児の腹膜炎は臨床症状や身体所見から判断することは難しく，敗血症との区別は困難である．疑ったら，腹水の評価（細胞数・培養），腹部画像検査を行い診断する．

② 続発性腹膜炎の原因菌としては Gram 陰性桿菌と嫌気性菌の頻度が高いが，FIP や MRI に起因する腹膜炎や原発性腹膜炎では，Gram 陽性球菌が多い．

③ 治療の基本は補液，抗菌薬投与で，原因や腹腔内異物が存在する場合はその除去である．これらの治療でも血液検査の改善が得られない場合は，ドレナージが不十分である可能性を考える．

文献

1) Coates EW, et al.: Distinctive distribution of pathogens associated with peritonitis in neonates with focal intestinal perforation compared with necrotizing enterocolitis. *Pediatrics* 2005；**116**：e241-e246 [PMID：15995004]
2) Mazuski JE, et al.: The Surgical Infection Society Revised Guidelines on the Management of Intra-Abdominal Infection. *Surg Infect*（*Larchmt*）2017；**18**：1-76 [PMID：28085573]
3) Ulloa ER, et al.: Focal bacterial infections. In: Maldonado Y, et al.(eds), *Remington and Klein's Infectious Diseases of the Fetus and Newborn Infant*, 9th ed, Elsevier, 2024：286-309

参考文献

- Wen JW, et al.: Peritonitis. In: Kliegman RM, et al.(eds), *Nelson Textbook of Pediatrics*, 22nd ed, Elsevier, 2024：2510-2512

（水口卯生子）

Q&A

Q 新生児細菌性腹膜炎の原因疾患は？

A 新生児細菌性腹膜炎の原因疾患を 表a ³⁾に示します．

表a 新生児期の細菌性腹膜炎の原因

消化管疾患（消化管穿孔，腸閉塞）	消化管以外の疾患
■ 壊死性腸炎 ■ 虚血性壊死 ■ 局所消化管穿孔（FIP） ■ 中腸軸捻転 ■ Hirschsprung 病 ■ 胎便関連性腸閉塞（MRI） ■ 内ヘルニア ■ 出生後の細菌汚染を伴う胎便性腹膜炎 ■ 消化性潰瘍：胃，十二指腸，異所性胃粘膜 ■ 外傷による消化管穿孔 　栄養チューブ 　直腸体温計，カテーテル，浣腸 　腹腔穿刺 ■ 裂肛または胃瘻 ■ 術後：吻合部リーク，創部剥離，創部汚染	■ カテーテル関連感染症 ■ 感染症 　新生児敗血症 　腎盂腎炎 　腸炎 ■ 卵巣囊腫，卵巣捻転

〔Ulloa ER, et al.: Focal bacterial infections. In: Maldonado YA, et al.(eds), *Remington and Klein's Infectious Diseases of the Fetus and Newborn Infant*, 9th ed, Elsevier, 2024：286-309³⁾より一部改変〕

Chapter 11 表面の限局した病変（伝染性膿痂疹・毛囊炎）

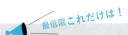

1. 伝染性膿痂疹は，非水疱性と水疱性に分類される．水疱性はブドウ球菌性熱傷様表皮症候群（SSSS）に進展することがある．
2. 黄色ブドウ球菌が原因微生物であることが多く，病棟内における流行性に応じて，MRSA カバーを検討する．

01 症状と発症部位は？

a 伝染性膿痂疹

伝染性膿痂疹（impetigo contagiosa）は，**水疱を形成するかによって非水疱性と水疱性の大きく 2 つに分けられる**．非水疱性，水疱性いずれも多湿な間擦部位・開口周辺部・臍周囲に多く，顔にできることもある．腹部やオムツ部位の小膿疱が特徴的な病変である．皮膚外病変はほとんどみられないが，**水疱性伝染性膿痂疹の場合は血行性に感染が広がり，骨髄炎，化膿性関節炎，肺炎，菌血症に至ることがある**．

非水疱性と水疱性それぞれの特徴を 表1 に示す．

1. 非水疱性

炎症が強く，紅斑性のはちみつ色痂疲（honey-colored crusted plaques）となる．限局性[※1]だが，乳幼児や小児ではアトピー性皮膚炎などの皮膚病変に合併すると，広範囲となることがある．

2. 水疱性

弛緩性・透見性のある水疱を呈する．病変は単一の場合や，集簇性の場合がある．紅斑がないことや膿を含むことがある．容易に破れ，浅いびらんを形成する．瘢痕を残さず治癒するが，炎症後の色素沈着が数週間～数か月残存する．生後 2 週間以内に生じる

[※1] **限局性**
病変数が 4〜5 個未満，単一の解剖学的領域にとどまる，体表面積の 2% 未満の場合をさす．

表1 非水疱性/水疱性伝染性膿痂疹の特徴

	非水疱性	水疱性
おもな原因微生物	Staphylococcus aureus Streptococcus pyogenes	Staphylococcus aureus
皮疹の特徴	紅斑を伴うはちみつ色痂疲 （honey-colored crusted plaques）	弛緩性・透見性のある水疱 破れやすく浅いびらんを形成する 瘢痕なく治癒するが，色素沈着がしばらく残存
部位	多湿な間擦部位・開口周辺部・臍周囲に多い	
皮膚外病変	なし	まれに，血行性に骨髄炎，化膿性関節炎，肺炎，菌血症などに至ることがある
その他	他の皮膚病変に合併すると広範囲に分布する	ブドウ球菌性熱傷様表皮症候群に進展することがある

ことが多い．割礼部位や臍が focus となることがある．

 毛囊炎

毛囊炎（folliculitis）は，皮脂腺開口部に一致する，紅斑を伴うドーム型の小膿疱（大きさ1cm未満）を呈し，無症候性であることが多いが，瘙痒感または痛みを伴うこともある．時に膿瘍形成し，大きさ1cmを超えるものを癤，癤が融合したものを癰とよぶ．通常，皮膚外病変はない．

02 原因微生物は？

a 伝染性膿痂疹

非水疱性，水疱性を問わず，原因の85%が黄色ブドウ球菌（Staphylococcus aureus）である．また，50〜60%の症例で単一の病原体である．

1. 非水疱性

黄色ブドウ球菌が典型だが，A群溶血性レンサ球菌（Streptococcus pyogenes：GAS）が原因の場合もある．

2. 水疱性

原因微生物は黄色ブドウ球菌である．その80%がセリンプロテアーゼである表皮剝離毒素AまたはBを産生し，デスモグレイン-1を融解する phage group 2 である．毒

素産生量が多いと病変が広がり，ブドウ球菌性熱傷様皮膚症候群（staphylococcal scalded skin syndrome：SSSS）[※2] を引き起こしうる．病変からのみではメチシリン耐性黄色ブドウ球菌（methicillin-resistant *S. aureus*：MRSA）とメチシリン感受性黄色ブドウ球菌（methicillin-susceptible *S. aureus*：MSSA）の区別がつかない．

b 毛囊炎

黄色ブドウ球菌が主で，時にコアグラーゼ陰性ブドウ球菌（coagulase negative *staphylococci*：CNS）によるものもみられる．リスク因子として，多湿な環境，不衛生，軟膏による閉塞，創部や膿からの排液がある．

03 必要な検査は？

a 伝染性膿痂疹

水疱，小膿疱，痂疲化した辺縁から検体を採取し培養検査を行う．Gram 染色も有用である．水疱性病変における MRSA と MSSA，および非水疱性病変における黄色ブドウ球菌と GAS は，皮膚所見から鑑別することはできない．

鑑別疾患として，単純ヘルペスウイルス（herpes simplex virus：HSV）感染症，水痘，エンテロウイルス感染症，先天性皮膚カンジダ症，リステリア症，疥癬，尋常性天疱瘡，落陽状天疱瘡，水疱性類天疱瘡があげられる．

b 毛囊炎

膿の Gram 染色と培養結果をもとに原因微生物を同定する．

鑑別疾患としては，真菌感染による毛囊炎〔カンジダ（*Candida* spp.），*Pityrosporum ovale*，*Malassezia furfur*〕，汗疹，好酸球性膿疱性毛囊炎，新生児痤瘡，体部白癬，先天性皮膚カンジダ症，疥癬，中毒疹があげられる．

[※2] **ブドウ球菌性熱傷様皮膚症候群（SSSS）**
黄斑または全身性紅斑を伴う．通常は顔から始まり，24 時間以内に体幹に移動する．紅斑は四肢の屈筋の皺で強く，粘膜紅斑は少ない．48 時間以内に，おもに顔，オムツ部分，四肢の軟らかい皮膚に透明で弛緩した水疱を形成し始め，破れたあとに赤く湿った皮膚となる．これは，ブドウ球菌剥離毒素がデスモグレイン -1 を酵素的に切断するために，棘層と顆粒層の接合部にある表皮内の組織層が分離するためである．水疱の形成前に，紅斑性皮膚に Nikolsky 徴候がみられる．乳児の約 20% では微熱を伴う．白血球数増加，CRP 値上昇はまれで，抗菌薬治療のあと，剥がれた皮膚はその後数日以内に乾燥し，瘢痕化することなく数週間以内に完全に治癒する．

04 抗菌薬の選択とおもな原因菌の治療期間は？

a 伝染性膿痂疹

伝染性膿痂疹では，症状が限局性で軽度の場合は局所抗菌薬塗布とするが，膿瘍や蜂窩織炎，骨髄炎，心内膜炎などの深部感染症の合併や，水疱性病変の進展が急速な場合は，慎重にモニタリングを行いつつ，経静脈的に抗菌薬を投与する．病勢が安定しており合併症がなければ，局所・経静脈的投与ともに 7 日間の治療を行う．菌血症や骨髄炎，心内膜炎などの合併症があれば，さらに治療期間を要する．

処方例

1　症状が限局性で軽度の場合
ムピロシンまたはフシジン酸の局所塗布
想定菌 黄色ブドウ球菌

2　深部感染症などの合併がある場合
セファゾリン静注
想定菌 黄色ブドウ球菌
💡 MRSA をカバーする場合はバンコマイシンに変更する．

b 毛嚢炎

処方例

1　合併症のない限局した病変
ムピロシンまたはフシジン酸の局所塗布とリスク因子（多湿，不衛生，創部や膿からの排液など）の改善
想定菌 黄色ブドウ球菌

2　重症または治療抵抗性の病変
セファゾリン静注
想定菌 黄色ブドウ球菌
💡 MRSA の病棟内流行に応じて，バンコマイシンへの変更も検討する．
💡 治療抵抗性の場合，原因微生物として MRSA，CNS，緑膿菌などを考慮する．

繰り返す毛嚢炎の場合は，鼻前庭に黄色ブドウ球菌の保菌がないか検査する．保菌が判明すれば，ムピロシンの鼻前庭への塗布やクロルヘキシジンによる除菌を検討する．

Case Study

生後 0 日，男児，超低出生体重児（在胎 27 週，出生体重 1,030 g）[1]

［現病歴］ 母体の臨床的絨毛膜羊膜炎のため，緊急帝王切開で出生．羊水混濁なし．Apgar score 3 点 /8 点（1 分値/5 分値）．気管挿管後，NICU に入室した．

［身体所見・検査所見］ 出生時より，下腹部から側腹部，会陰および腋窩に広がる，紅斑を伴う小膿疱を認めた（図 a）．白血球数 3,450 /mm^3，CRP 1.24 mg/dL．

本症例のアプローチ

臨床的絨毛膜羊膜炎および児の炎症反応上昇から細菌感染症を疑い，アンピシリン＋ゲンタマイシンで経験的抗菌薬治療を開始したところ，日齢 2 までに小膿疱は消退した．日齢 3 に気管内分泌物培養，胃液培養，咽頭培養，便培養，小膿疱培養いずれも，緑膿菌（*Pseudomonas aeruginosa*）が陽性となった．血液培養は陰性であった．緑膿菌による毛囊炎と診断し，ピペラシリンに適正化，17 日間治療した．日齢 8 に抜管，日齢 98 に合併症なく自宅退院した．

解説 母体腟培養（在胎 26 週時点）では，*Candida glabrata*, *Citrobacter koseri*, *Gardnerella vaginalis*, *Enterococcus* spp. が検出され，緑膿菌の検出はなかった．胎盤病理診断では，acute chorioamnionitis, umbilical vasculitis, chorionic vasculitis であった．

母体から直接的な緑膿菌の検出はなかったが，出生時より毛囊炎を認めたことから，緑膿菌の子宮内感染と考えられた．母体は妊娠糖尿病を合併しており，頸管長短縮のため安静目的に在胎 26 週から 1 週間，尿道カテーテルが留置されており，分娩前日に発熱と膿尿を認めていた（尿培養未提出）．汚染された羊水が，胎児の肢位により腹部や上肢に接触したことで毛囊炎が発症したと考えられた．

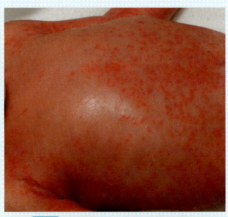

図 a 緑膿菌による先天性毛囊炎

Point

1. 伝染性膿痂疹は非水疱性と水疱性に分類される．水疱性は SSSS に進展することがある．
2. 病変から得られた検体の培養検査，Gram 染色で原因微生物を特定する．
3. おもな原因微生物は黄色ブドウ球菌である．
4. 経験的治療としてセファゾリンの経静脈投与が推奨されるが，流行に応じて MRSA カバーを検討すべきである．

📖 文献

1) Matsui K, et al.：A Case of Congenital Folliculitis Caused by Pseudomonas aeruginosa in a Preterm Neonate. *Jpn J Infect Dis* 2017；**70**：453-454 ［PMID：28250259］
2) De Rose DU, et al.：Staphylococcal Infections and Neonatal Skin：Data from Literature and Suggestions for the Clinical Management from Four Challenging Patients. *Antibiotics（Basel）* 2023；**12**：632 ［PMID：37106994］

📖 参考文献

・Eichenfield LF, et al.（eds）：Bacterial Infections. *Neonatal and Infant Dermatology*, 3rd ed, Elsevier Saunders, 2014：155-158

（板垣考洋）

Q&A

Q 黄色ブドウ球菌による表皮感染症の標準治療は？

A 新生児の表皮感染症に対する治療について，ガイドラインなどの定まったものはありません．文献2)に記載された初期治療の推奨を表aに示します．MRSA が流行している環境では，MRSA カバーを検討すべきです．

表a 黄色ブドウ球菌による表皮感染症に対する初期治療の推奨

対象		推奨される初期治療
正期産児	全身症状なし	フシジン酸などの局所抗菌薬治療を 7〜10 日間，少なくとも 20 日間の注意深いフォローアップを推奨
	全身症状あり（発熱，低体温，哺乳力低下，活気がないなど）	セファゾリン点滴 5〜7 日間
早産児または低出生体重児（<2,500 g）		セファゾリン点滴 5〜7 日間

Chapter 11 深部で急速に進展する病変（蜂窩織炎・壊死性筋膜炎）

> 最低限これだけは！
>
> 1. 新生児では，まれに GBS 感染症として蜂窩織炎と壊死性筋膜炎が発症する．
> 2. とくに壊死性筋膜炎は致死率が高く，疑った場合，迅速な診断・治療が転帰の改善に寄与する．外科的な病巣コントロールと抗菌薬投与が治療のカギである．

01 症状は？

a 蜂窩織炎

蜂窩織炎（cellulitis）は，熱感，発赤，腫脹，圧痛を呈する．病変の境界は不明瞭で，しばしば細菌の侵入門戸となる表皮損傷を認める．局所のリンパ節腫脹，発熱，倦怠感，悪寒を伴うことがある．皮膚外病変として，菌血症，骨髄炎，化膿性関節炎，血栓性静脈炎などがみられる．

b 壊死性筋膜炎

壊死性筋膜炎（necrotizing fasciitis）は蜂窩織炎よりも深い浅層筋膜に細菌が感染し，急速に壊死が拡大する軟部組織感染症である（図1）．新生児の壊死性筋膜炎の多く

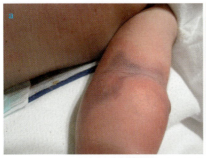
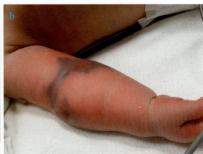

図1 壊死性筋膜炎の局所所見
a：初期病変，b：15時間後の病変

は，臍炎や乳腺炎からの二次性の感染症である．

局所所見として，熱感，発赤，腫脹，握雪感，水疱形成を認めるが，発症初期に皮膚の異常所見は判然としない．新生児では，疼痛は時に評価困難である．部位は，背部（26.6%），胸部/腹部（24.1%），陰部（19.2%），頭皮/耳介（14.1%），上肢（5.1%），下肢（3.8%），頸部（3.8%）の順に多い．複数領域に及ぶこともある（2.6%）．局所の青みがかった赤色の変色から，潰瘍形成，壊死へと急速に広がる（図1）．全身症状として，発熱，傾眠，顔色不良，黄疸，腹部膨満，ショックなどを認める．

02 原因微生物は？

a 蜂窩織炎

黄色ブドウ球菌（*Staphylococcus aureus*），A群溶血性レンサ球菌（*Streptococcus pyogenes*：GAS），B群溶血性レンサ球菌（*Streptococcus agalactiae*：GBS）といったGram陽性球菌のほかに，大腸菌（*Escherichia coli*）などのGram陰性桿菌の報告があるが，原因微生物を同定できないことも多い．早産児など免疫能が未熟な場合は，真菌も考慮すべきである．

b 壊死性筋膜炎

混合感染（polymicrobial）によるⅠ型と，臍炎や乳腺炎などの感染症に関連して生じる，単一菌感染によるⅡ型がある．どちらが多いかに関する報告は一貫性がない．新生児では単一原因微生物として黄色ブドウ球菌が最多で，GASがこれに次いで多い．新生児レビュー文献[1]において，Ⅰ型，Ⅱ型を合わせた原因微生物の割合は，Gram陽性球菌（63.29%）では黄色ブドウ球菌が45.6%で最多であった．また，Gram陰性桿菌（21.5%）では緑膿菌（*Pseudomonas aeruginosa*）が6.32%で最多であり，そのほか，大腸菌，*Enterobacter cloacae* やバクテロイデス属（genus *Bacteroides*）などの検出報告もみられた．筋肉内注射や外傷後などによる真菌の報告も5%ある（ムコール症；mucormycosis）．またGBSの場合，36%が混合感染であったとの報告がある．

03 抗菌薬の選択とおもな原因菌の治療期間は？

a 蜂窩織炎

1. 初期治療

処方例
1. セファゾリン単剤，または，ビクシリン＋ゲンタマイシンのいずれかを経静脈投与
   想定菌 黄色ブドウ球菌，GAS，GBS，大腸菌
2. バンコマイシン
   想定菌 メチシリン耐性黄色ブドウ球菌（methicillin-resistant *S. aureus*：MRSA）の保菌や病棟内流行あり

2. 最終治療

原因微生物と薬剤感受性が判明すれば抗菌薬を適正化し，局所所見の改善をもって抗菌薬投与を終了する．

b 壊死性筋膜炎

広域抗菌薬投与と循環呼吸サポートを行いつつ，迅速な外科的介入が必須である．外科的介入なしでは，死亡率がほぼ100％と報告されている．小児感染症科専門医へのコンサルトが強く推奨される．

1. 初期治療

処方例
1. ピペラシリン・タゾバクタム＋バンコマイシン＋クリンダマイシン，または，メロペネム＋バンコマイシン
   想定菌 黄色ブドウ球菌，GAS，Gram 陰性桿菌（緑膿菌，大腸菌），嫌気性菌

クリンダマイシンは毒素産生を抑制し，GAS による壊死性筋膜炎の予後を改善する効果が期待される．

2. 最終治療

単一の原因微生物を検出し薬剤感受性が判明すれば，抗菌薬を適正化する．一方で，混合感染の場合や原因微生物が検出できない場合は，個別検討が必要である．

04 必要な検査は？

a 蜂窩織炎

炎症反応を含む血液検査，局所の培養，血液培養，腰椎穿刺（GBSが原因微生物の場合，蜂窩織炎が菌血症の初期症状の場合があるため）を行う．

b 壊死性筋膜炎

単一の検査では確定診断できない．握雪感を伴う軟部組織の感染所見（発赤，腫脹，熱感）および，発熱を含む不安定な全身状態と臨床症状の急速な進行から壊死性筋膜炎を疑い，外科的な軟部組織の検索を行って，その所見から確定診断となる．皮膚傷害に至るリスク因子の存在（臍炎，伝染性膿痂疹，乳腺炎）も，本疾患を疑うきっかけとなる．

原因微生物同定のため，血液培養に加え，外科的検索で病巣部の培養検査を提出する．混合感染の可能性を考慮し，嫌気性ボトルの提出も検討する．臨床的に疑いが強い場合は，各種培養検査が陰性でも壊死性筋膜炎の否定にならない．超音波検査やCT，MRIが診断に寄与する報告もあるが，画像検査のために外科的検索が遅れることは推奨されない．全身状態が落ち着いた場合，腰椎穿刺の実施を検討する．

⟨ Case Study ⟩

生後 36 日（修正 37 週），男児（在胎 32 週，出生体重 1,940 g）

［現病歴］出産の3日前に破水し，母体発熱のあと陣痛発来し，経腟分娩で出生．分娩中，母体へのアンピシリン投与あり．

［身体所見・検査所見］臍周囲に2 cm程度の紅斑が出現し，数時間で腹部全体に広がった．皮疹は熱感，腫脹があり，波動を触れたが握雪感なし．心拍数上昇，血圧上昇，毛細血管再充満時間遅延がみられ，無呼吸と徐脈の頻度が増加した．血液検査で白血球数減少（1,500/μL），好中球減少（150/μL），CRP上昇（6.8 mg/dL），血液ガス pH 7.08，$PaCO_2$ 64 mm Hg，HCO_3^- 22 mEq/L，乳酸 3.3 mmol/L であった．

本症例のアプローチ

急速に拡大する皮疹と全身状態の悪さから，壊死性筋膜炎を疑った．気管挿管し人工呼吸器管理を開始するとともに，血液培養検査を提出し，バンコマイシンとメロペネムで経験的抗菌薬治療を開始のうえ，外科と感染症科にコンサルトした．緊急手術で壊死した皮下組織と筋膜を除去し，複数回ドレナージを実施した．創部と血液培養検

査からGBSが検出され，抗菌薬をアンピシリンとゲンタマイシンに変更した．全身状態が安定したのち，腰椎穿刺で髄液検体を採取した．細胞数上昇およびGBS検出はなかった．創部の感染徴候なく経過し，合計10日間の抗菌薬治療を完遂した．他の合併症を認めず，自宅退院した．

解説 壊死性筋膜炎を疑ったら速やかに抗菌薬治療を開始し，外科コンサルトすることが肝要である．また感染症科にコンサルトし，抗菌薬の選択，治療期間などについて確認することが望ましい．

Point

1. 蜂窩織炎は局所所見をもって疑う．原因微生物がGBSの場合，菌血症の初期症状の場合があるため，血液培養検査と腰椎穿刺を検討する．
2. 壊死性筋膜炎は急速に進展し，致死率が高い．局所所見と全身状態，症状の進行の速度から本疾患を疑った場合，血液培養提出のうえ，速やかな外科的検索を行い，広域抗菌薬投与と外科的な病巣コントロールを行う．

文献

1) Oboodi R, et al.：Necrotizing fasciitis in neonates：A case report and review of literature. *Clin Case Rep* 2023；**11**：e8158 ［PMID：37942186］
2) Wojtera M, et al.：Group B Streptococcal Cellulitis and Necrotizing Fasciitis in Infants：A Systematic Review. *Pediatr Infect Dis J* 2018；**37**：e241-e245 ［PMID：29424798］

参考文献

- Einchenfield LF, et al.(eds)：Bacterical Infections. *Neonatal and Infant Dermatology*, 3rd ed, Elsevier Saunders, 2014：160-161, 164-165, 170-171
- Steuens DL, et al.：Necrotizing Soft-Tissue Infections. *N Engl J Med* 2017；**377**：2253-2265 ［PMID：29211672］

（板垣考洋）

Q&A

Q: GBS感染症による蜂窩織炎/壊死性筋膜炎の特徴は？

A: 発症型は，① early-onset（生後6日以内に発症），② late-onset（生後7日以降3か月以内に発症），③ late-late-onset（3か月以降に発症），の3つに分けられます．

GBSの皮膚病変はまれですが，菌血症などの初期徴候の場合があります．蜂窩織炎がもっとも一般的な皮膚病変で，late-onsetとして発症するのが典型的です．GBS蜂窩織炎とGBS壊死性筋膜炎の特徴をそれぞれ，表a，表bに示します．

蜂窩織炎と同部位に壊死性筋膜炎を呈した報告もあるため，臨床経過・全身状態を慎重にモニタリングし，外科的介入の必要性を検討していく必要があります[2]．

表a GBS蜂窩織炎

病変部位	■ 下顎（71%），耳介（12%），耳下腺（10%），咽頭後部（10%），頬（7%） ■ ほかに，鼠径部，膝蓋骨前面の報告がある ■ GBS蜂窩織炎の90%で菌血症を合併する
原因	■ 割礼などの手術や皮膚外傷に関連 ■ 菌血症に関連
診断	■ 皮膚病変検体のGram染色と培養検査 ■ 菌血症の初期病変の可能性があるため，尿・血液・髄液培養と胸部単純X線写真を撮る
治療	■ アンピシリン＋ゲンタマイシンで開始（GBSへのシナジー効果を期待） ■ 血液培養と髄液培養陰性を確認のあと，アンピシリンで加療

GBS：B群溶血性レンサ球菌

表b GBS壊死性筋膜炎

頻度	■ 男児が63%であり，女児よりもやや頻度が高い ■ early-onset 17%，late-onset 33%，late-late-onset 25% ■ 早産児が約83%を占め，在胎週数の中央値は26.5週である
初期症状	■ 蜂窩織炎様の皮膚所見，非特異的な敗血症症状，ショック（27%程度）
病変部位	■ 顔面42%，臍周囲33%，陰嚢7%，脚8% ■ 複数領域のこともある
GBSの血清型	■ Ⅰa，Ⅰb，Ⅲ型が多い ■ 混合感染は36%（臍周囲の病変の場合に多いとされる）
治療	■ アンピシリン＋ゲンタマイシン7～21日間投与 ■ デブリードマン
死亡率	■ 17%程度 ■ 死因はショックと凝固異常

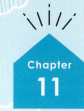

Chapter 11 手術部位感染症

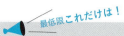

1. 抗菌薬の投与に加え，傷の洗浄など局所の処置が原則．
2. 他の感染症との鑑別が難しい状況であれば，empiric に抗菌薬の投与を開始する．
3. 抗菌薬を投与する場合，局所症状の消退までが治療期間のめやす．

01 症状は？

　表層切開創では，発赤や局所の腫脹，硬結，熱感といった炎症に伴う所見が重要である一方，病変が深部切開創にある場合は，筋層や筋膜といった深部軟部組織からの排膿が確認されることに加えて，発熱や圧痛（疼痛）がみられる．

　また，表層切開創や深部切開創以外で手術操作により開放された部位，つまり臓器や体腔に病変がある場合は，同部位に挿入されたドレーン排液や穿刺吸引液などからの膿性排液がみられる．

　新生児においては，全身性の症状や徴候（発熱，活気不良，バイタルサインの変化）は必ずしも伴わないため，前述のような症状の観察が重要である．創傷治癒の遅延や創離開も手術創部や創の周囲に感染が起きている可能性を考える材料となる．

02 原因微生物は？

　極低出生体重児といった感染症のハイリスク児が増加してきている中にあっても，新生児期領域における周術期管理の進歩によって手術部位感染症の頻度は減少してきている．その頻度は 5% 程度とされ，小児領域や成人領域のそれに近くなってきている．

　原因微生物は黄色ブドウ球菌（*Staphylococcus aureus*）がもっとも多く，次いで大腸菌（*Escherichia coli*），クレブシエラ（*Klebsiella* spp.），コアグラーゼ陰性ブドウ球菌（co-agulase-negative *staphylococci*：CNS）である表皮ブドウ球菌（*Staphylococcus epidermidis*）

などが多い．

03 抗菌薬の選択とおもな原因菌の治療期間は？

a 初期治療

　感染創の洗浄といった局所の処置が肝要である．十分な局所の処置ができれば，抗菌薬は不要なこともある．残存糸などの人工物が創部にあると，当然，感染のコントロールが難しくなるため，可及的に除去する．

　抗菌薬の選択としては，**清潔手術（例：動脈管結紮術）であれば皮膚や軟部組織の一般的な原因菌であるメチシリン感受性黄色ブドウ球菌（methicillin-susceptible S. aureus：MSSA）を想定して，セファゾリンなどで治療を開始する．汚染手術であれば想定される原因菌も念頭におく**（例：消化管穿孔による汎発性腹膜炎において，腹水培養から検出された菌など）．

　また，フォーカスが創部か否か判然としない場合や全身状態が悪い場合は，敗血症（sepsis）に準じた対応としてworkupを行い，施設ごとの経験的治療（empiric therapy）を開始する．メチシリン耐性黄色ブドウ球菌（methicillin-resistant S. aureus：MRSA）の保菌の有無や各施設の流行状況によっては，バンコマイシンの使用も考慮される．

　菌血症に至っていなければ，治療は原則，局所の症状が改善するまで行う．

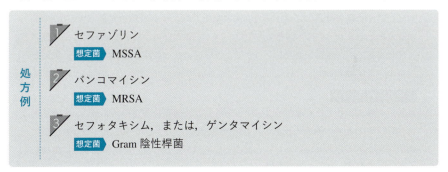

処方例

1. セファゾリン
   想定菌　MSSA
2. バンコマイシン
   想定菌　MRSA
3. セフォタキシム，または，ゲンタマイシン
   想定菌　Gram陰性桿菌

b 最終治療

　治療開始時に採取した培養検査の結果も参考に，抗菌薬を変更する．適切と思われる抗菌薬の投与が行われているにもかかわらず改善に乏しい場合は，局所の処置が不十分な可能性も検討し見直す．感染組織が残存していると，デブリードマンも含めた再手術が必要になることもある．

04 必要な検査は？

a 血液検査
一般的な感染症と同様，血算や CRP などの急性反応蛋白といった血液検査を行う．

b 培養検査
抗菌薬の選択（変更）にあたり，原因菌を同定するために創部の膿や感染部位から採取された体液，排液の培養検査を行うことが望ましい．

c 画像検査
臓器や体腔の感染においては，表面からは感染の徴候がわかりづらいことが多いため，膿瘍形成などの有無を超音波検査や CT スキャン（必要に応じて造影を行う）で検索することが重要である．

⟨ Case Study ⟩

女児（在胎 33 週，出生体重 1,368 g）

[現病歴] 胎児期より腹部臓器の脱出を指摘されていた．前期破水のため妊娠 33 週 3 日，緊急帝王切開で出生．

[経過] 出生時に腹壁破裂と臍帯ヘルニアの合併と判明．気管挿管のうえ，人工呼吸器管理を開始．日齢 0 に腹壁破裂からの脱出臓器を還納し，欠損部は人工パッチで閉鎖．臍帯ヘルニアは短期的な還納が難しいと判断されて，羊膜の上皮化を待つ方針となった．その後の経過中にフォーカスの判然としない炎症反応の亢進（CRP の上昇）が繰り返しみられ，局所の観察のみでは，パッチ閉鎖部の手術部位感染症と，羊膜の上皮化過程で一部組織が壊死したことによる非感染性の炎症の鑑別に苦慮し，抗菌薬投与の判断に難渋した．

本症例のアプローチ
創部から検出されている細菌をターゲットとした抗菌薬投与を行いながら，血液検査を連日行うことで，治療に反応して CRP が経時的に減少しているか，治療中止後に CRP の再上昇がみられないかといったことを判断材料として，局所所見以上に重視しながら慎重なフォローアップを要した．

解説 臍帯羊膜の上皮化の過程で，羊膜および，その周囲に炎症所見を認めることがあり，感染か否かの判断に迷うことがある．本症例のように人工物を使用しての腹壁破裂の修復が行われていると，同部位の感染症も鑑別にあがり，さらに原因の特定が難しくなることもある．

Point

1. 創部の洗浄や感染巣となりうる人工物の除去といった，局所の処置が原則．加湿された保育器などの湿潤環境も，感染のコントロールがつきにくい原因となりうる．

2. 起因菌としてもっとも多い黄色ブドウ球菌を想定した抗菌薬を使用するが，消化管の開腹術後など創部が汚染されている可能性がある場合は，想定されるGram陰性桿菌もカバーしたセファロスポリン系やアミノグリコシド系の抗菌薬も併用する．

3. 全身状態が悪い場合やフォーカスが創部か否か判然とせず，他の感染症との鑑別が難しい場合は，敗血症に準じた対応としてworkupを行い，施設ごとの経験的治療に基づいて抗菌薬の投与を開始する．

4. 血液検査の結果（血算やCRPなど）は病勢の指標としては参考になるが，当然，手術侵襲そのものの影響，非感染性の炎症，手術部位感染症以外の感染症との鑑別には必ずしも有用ではない．

5. 抗菌薬の投与期間は局所の症状が改善するまでが原則だが，適切な抗菌薬の投与を行っているにもかかわらず改善が得られない場合は，前述の局所の処置が不十分である可能性を考える．

（山口哲司）

Q&A

Q 手術部位感染症のリスクファクターは？

A 前方視的な研究はほとんどありませんが，在胎週数が早い，あるいは出生体重が小さいほど，または手術時の日齢が遅いほどリスクが高いといわれています．また感染症を呈する頻度の高い手術部位としては腹部手術があげられ，なかでも腹壁破裂はとくにリスクが高いとする報告もあります．ただし，腹壁破裂や臍帯ヘルニアの症例で腸管を還納すると，高い腹圧で創部の緊張が強まり，感染徴候と見紛うような硬結や発赤などの症状がみられることもあり，注意が必要です．また近年は臍帯を温存する術式を行うことが増え，通常の皮膚や軟部組織と異なる，羊膜などの組織に感染が起きているか否か判断に迷うこともあります．

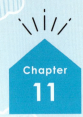

Chapter 11 市中感染型 MRSA による皮膚・軟部組織感染症

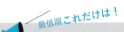

1. CA-MRSA による皮膚・軟部組織感染症は，一般には局所症状のみで抗菌薬も不要だが，新生児では全身症状を伴う感染症が否定できないことがある．
2. 難治性の皮膚感染症などを惹起する USA300 クローンが，日本でも増加傾向である．
3. 適切な抗菌薬による治療や十分な感染予防対策を行っているにもかかわらず，再発する症例や家族内に伝播する症例では，除菌の適応となる．

01 症状は？

市中感染型メチシリン耐性黄色ブドウ球菌（community-associated methicillin-resistant *Staphylococcus aureus*：CA-MRSA）は，おもに皮膚・軟部組織感染症を引き起こす．

一般に，局所の発赤，腫脹，疼痛，熱感がある．毒素性ショック症候群（toxic shock syndrome：TSS），新生児 TSS 様発疹症（neonatal TSS-like exanthematous disease：NTED）では，発熱，全身に及ぶ発疹（通常，径 2〜3 mm で始まり，融合傾向のある紅斑），血小板減少，CRP 上昇を認める．ブドウ球菌性熱傷様皮膚症候群（staphylococcal scalded skin syndrome：SSSS）では，口囲の潮紅と眼脂，水疱・びらん，Nikolsky 現象を伴う．

CA-MRSA は時に，壊死性肺炎，壊死性筋膜炎，骨髄炎，髄膜炎，敗血症などの深部感染症の原因となり，重篤になりうる．院内感染型 MRSA（healthcare-associated MRSA：HA-MRSA）に比べ，病原性・感染性が高いとされており，**とくに NICU に入院する新生児は，免疫機構の未発達，皮膚バリアの脆弱性，医療デバイスの使用，長期の静脈栄養による腸内細菌叢への影響，ステロイドや抗菌薬の使用などから，感染・重症化のリスクが高い**[1]．

02 原因微生物は？

臨床的に，入院患者から分離される MRSA を HA-MRSA，市中の健康なヒトや外来患者から分離される MRSA を CA-MRSA と称する．

CA-MRSA は 1981 年に米国で初めて報告され[2]、「従来の HA-MRSA 感染のリスク因子が該当しない患者から分離された MRSA」と定義されている。また細菌学的には、SCCmec（staphylococcal cassette chromosome mec）の遺伝子型が I・II・III 型を HA-MRSA、IV・V 型を CA-MRSA と定義されている。しかし最近では、入院・外来患者にかかわらず、CA-MRSA と HA-MRSA が混在しており、患者背景や細菌学的な診断で明確に区別することが難しくなってきている。また、CA-MRSA は欧米を中心に流行していたが、現在ではグローバル感染として世界中に広がり、日本でも報告されるようになった[3]。**CA-MRSA の代表格である USA300 クローンは、白血球溶解毒素である Panton-Valentine leucocidin（PVL）を産出し、皮膚への定着能を亢進する arginine catabolic mobile element 陽性であることから、難治性の皮膚感染症や壊死性肺炎と関連している**。日本でも USA300 クローンの報告例が増えており、注意が必要である。

03 抗菌薬の選択とおもな原因菌の治療期間は？

a 局所の皮膚・軟部組織感染症

CA-MRSA の皮膚・軟部組織感染症では、抗 MRSA 薬を投与する必要はほとんどない。伝染性膿痂疹に対しては、2% ムピロシン軟膏が有効であるが、日本では保険適用がないので、ナジフロキサシン軟膏かフシジン酸軟膏の外用を行う。また膿瘍を形成している場合は、膿瘍の程度に応じて切開やドレナージが必要となる。重症化と遷延化の防止、および治療期間の短縮、手術創瘢痕の軽減のため、抗菌薬の全身投与がすすめられる場合がある[4]（表1）。また、NICU に入院を要するような新生児（とくに早産児）では、全身症状を伴う感染症が否定できないことがあり、血液・髄液培養の陰性が確認

表1 新生児におけるバンコマイシンの在胎週・日齢別処方例（髄膜炎以外）

	在胎 28 週以上かつ日齢 28 以下		在胎 29 週以上かつ日齢 13 以下	
	血清 Cr 値	投与量	血清 Cr 値	投与量
髄膜炎以外	0.5 未満	15 mg/kg/回 12 時間ごと	0.7 未満	15 mg/kg/回 12 時間ごと
	0.5〜0.7	20 mg/kg/回 24 時間ごと	0.7〜0.9	20 mg/kg/回 24 時間ごと
	0.8〜1.0	15 mg/kg/回 24 時間ごと	1.0〜1.2	15 mg/kg/回 24 時間ごと
	1.1〜1.4	10 mg/kg/回 24 時間ごと	1.3〜1.6	10 mg/kg/回 24 時間ごと
	1.4 超	15 mg/kg/回 48 時間ごと	1.6 超	15 mg/kg/回 48 時間ごと

※在胎 29 週以上かつ日齢 14 以上かつ腎機能障害なし　15 mg/kg/回 8 時間ごと

表2 体重2,000 g以上の新生児におけるバンコマイシンの日齢別処方例（髄膜炎）

	日齢7以下	日齢8〜60
髄膜炎	10 mg/kg/回 8時間ごと または 15 mg/kg/回 12時間ごと	10〜15 mg/kg/回 8時間ごと

されるまで，抗菌薬を投与する場合がある．

b 重症例や全身症状を伴う皮膚・軟部組織感染症

ただちに抗MRSA薬の投与を行う（表2）．CA-MRSAはHA-MRSAに比べ，β-ラクタム系以外の多くの抗菌薬に感受性を示す．深部感染症を合併している場合は，合併している感染症の種類によって，組織移行性を考慮して抗菌薬の選択や投与期間の検討を行う（「メチシリン耐性黄色ブドウ球菌」参照，☞ p.230）．**CA-MRSAはβ-ラクタム系薬に感性を示すことがあるが，容易に高度耐性化するので使用しない**．

04 必要な検査は？

皮膚・軟部組織感染症に対し，皮膚培養は推奨されない．膿瘍を形成している場合はドレナージを行い，細菌培養を提出する．全身症状を伴う感染症の場合は，抗MRSA薬を開始する前に血液培養2セット，髄液培養を提出する．

〈 Case Study 〉

生後7か月，男児，正期産

[現病歴] 新生児血小板減少症のため，当院NICUに入院した．入院中の鼻腔培養でMRSA（USA300クローン）の保菌を認めた．血小板数は自然に増加し，生後1か月で退院した．生後2か月から膿痂疹を繰り返し，近医で施行した膿の細菌培養でMRSAが検出された．生後7か月に顔面や頭部に膿痂疹が出現し，当院ERを受診した．
[身体所見・検査所見] 頭皮，下顎，頬部に膿痂疹を認め，発熱や炎症反応の上昇を伴っていた．膿痂疹は一部自壊しており，膿の細菌培養からMRSA（USA300クローン）を検出した．血液培養は陰性であった．

本症例のアプローチ

スルファメトキサゾール・トリメトプリム（ST）合剤の内服を開始したが，内服後に気管支喘息発作があったため，クリンダマイシンに変更した．患部にはフシジン酸軟膏の外用を行い，1週間程度で改善した．両親と姉はアトピー性皮膚炎に罹患しており，本児と同様に膿痂疹を繰り返していた．そのため，本児も含め家族全員に除菌（グルコン酸クロルヘキシジンによる皮膚洗浄とムピロシンの鼻腔内塗布）を行った．

解説 アトピー性皮膚炎などの皮膚バリア障害は，MRSAによる皮膚・軟部組織感染症のリスクを高める．家庭内での反復感染では，家族全体への介入が感染症の伝播を防ぐ重要な手段であり，包括的な除菌対策が有効である．

Point

1. 退院後の新生児のCA-MRSA感染症を調べた米国の報告によると，発症時期は生後7〜12日がもっとも多く，皮膚・軟部組織感染症が86.5%を占め，USA300クローンが96.5%であった[5]．
2. 皮膚・軟部組織感染症でMRSAが分離された場合，入院・外来を問わずCA-MRSAの可能性が高く，近年では日本でもUSA300クローンが増加している．
3. 新生児（とくに早産児）では全身症状を伴う感染症が否定できないことがあり，血液・髄液培養を提出したうえで抗菌薬を投与する場合がある．培養が陰性であった場合は，すぐに抗菌薬は中止する．
4. 皮膚培養で検出された菌は，原因微生物ではなく保菌である可能性もあるため，推奨されない．

文献

1) Healy CM, et al.：Emergence of new strains of methicillin-resistant *Staphylococcus aureus* in a neonatal intensive care unit. Clin Infect Dis 2004；**39**；1460-1466 [PMID：15546082]
2) Centers for Disease Control (CDC)：Community-acquired methicillin-resistant Staphylococcus aureus infections--Michigan. MMWR Morb Mortal Wkly Rep 1981；**30**；185-187 [PMID：6789075]
3) Yamamoto T：Panton-Valentine leukocidin positive community-acquired MRSA infection in Japan. Euro Surveill Wkly 2004；**8**：Issue 27 [DOI：10.2807/esw.08.27.02500-en]
4) MRSA感染症の治療ガイドライン作成委員会(編)：MRSA感染症の治療ガイドライン．改訂版，日本化学療法学会，日本感染症学会，2019
5) Fortunov RM, et al.：Community-acquired Staphylococcus aureus infections in term and near-term previously healthy neonates. Pediatrics 2006；**118**：874-881 [PMID：16950976]

（黒田淳平）

Q&A

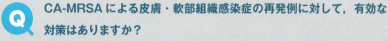

Q: CA-MRSAによる皮膚・軟部組織感染症の再発例に対して，有効な対策はありますか？

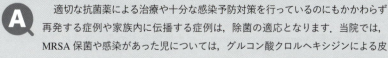

A: 適切な抗菌薬による治療や十分な感染予防対策を行っているのにもかかわらず再発する症例や家族内に伝播する症例は，除菌の適応となります．当院では，MRSA保菌や感染があった児については，グルコン酸クロルヘキシジンによる皮膚洗浄（14日間）とムピロシンの鼻腔内塗布（1日2回5日間）を行っています．

Chapter 12 急性骨髄炎・化膿性関節炎

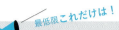

❶ NICU領域では一次性の急性骨髄炎・化膿性関節炎はまれであり，多くが菌血症の続発症である．
❷ 四肢の局所所見・単純X線・血液培養などの陽性所見から疑い，必要に応じてMRI検査・関節穿刺などを追加で行う．
❸ 関節炎併存例や内科治療不応例などは，source controlを目的とした外科治療を積極的検討する．
❹ 原因菌がMRSAであるかどうかが，治療予後や治療の難易度を大きく左右する．

01 症状は？

a 急性骨髄炎

発熱・哺乳不良・易刺激性といった全身症状に加え，四肢の発赤・腫脹・動かさないといった局所症状・所見から疑う．末梢静脈ルートや末梢挿入中心静脈カテーテル（peripherally inserted central catheter：PIカテーテル）の留置に伴う合併症としての側面もあり，これらのカテーテルの刺入部や留置血管には注意を要する．菌血症が先に判明してから，後の追加精査で骨髄炎など感染源の特定が進むことも多い．

b 化膿性関節炎

症状は骨髄炎と同じく全身症状と局所感染症状であり，急性骨髄炎や蜂窩織炎などと外観だけで区別することは困難である．**関節やその周囲に感染徴候がある場合には，画像検査を積極的に行う**．

02 原因微生物は？

黄色ブドウ球菌（*Staphylococcus aureus*）が大多数を占める．皮膚軟部組織感染やカテーテル関連血流感染症（catheter-related blood stream infection：CRBSI）に関連して，B

群溶血性レンサ球菌（*Streptococcus agalactiae*：GBS）や腸内細菌目細菌（*Enterobacterales*）・緑膿菌（*Pseudomonas aeruginosa*）・カンジダ（*Candida* spp.）なども原因菌となりうるが，頻度は高くない．新生児領域では *Mycoplasma hominis* や *Ureaplasma urealyticum* もまた骨髄炎の原因微生物に数えられるが，頻度は非常にまれである．

 抗菌薬の選択とおもな原因菌の治療期間は？

a 初期治療

　黄色ブドウ球菌を中心に，菌血症を想定したレジメで治療を開始する．メチシリン耐性黄色ブドウ球菌（methicillin-resistant *S. aureus*：MRSA）治療薬併用の判断は難しいが，全身状態が不安定な児，血液培養で Gram 陽性球菌陽性例，既知の MRSA 保菌情報がある児では積極的に投与する．

処方例

 セフォタキシム
　想定菌　黄色ブドウ球菌，GBS，腸内細菌目細菌の一部

 セフォタキシム＋バンコマイシン，または，セフェピム＋バンコマイシン
　想定菌　黄色ブドウ球菌，とくに MRSA，GBS，腸内細菌目細菌，緑膿菌など

b 最終治療

メチシリン感受性黄色ブドウ球菌（MSSA）骨髄炎	セファゾリン 最短 4〜6 週間以上
MRSA 骨髄炎	バンコマイシン 最短 4〜6 週間以上
そのほかの原因菌	臨床経過・菌種・外科治療の有無によるが，3〜4 週間以上の治療になることが多い．

 必要な検査は？

a 急性骨髄炎を疑う場合

　局所検体を採取できない場合が多く，血液培養は必須である．患者背景や血管内留置デバイスにもよるが，**可能な場合は 2 セット以上の採取が望ましい**．確定診断は MRI 検査で行うが，発症早期，とくに数日以内は所見に乏しいことがある．新生児では骨透

亮像や骨欠損像を示すことも珍しくないため，臨床像と単純 X 線撮影のみで診断に至ることもある．

b 化膿性関節炎を疑う場合

単純 X 線撮影や超音波検査を行う．最終的な診断と原因菌検出は，おもに関節穿刺によってなされる．病状などによって実施困難な場合や，洗浄ドレナージ術が予定される場合に，事前の穿刺を省略する場合もある．

⟨ Case Study ⟩

日齢 50，女児，超低出生体重児（25 週，出生体重 680 g）

[現病歴] 高体温・無呼吸発作から感染症精査を行い，血液培養で Gram 陽性球菌が確認され，のちに MSSA と判明した．留置中の PI カテーテルを抜去し，右下肢に再留置を行ったところ，翌日に右大腿部の著明な腫脹と発赤を認めた．

[本症例のアプローチ]
蜂窩織炎疑い・骨髄炎疑いとして抗菌薬治療を行ったところ，画像精査で右大腿骨の近位端に骨透亮像を認め，骨幹部に骨膜反応を認めた（図 a）．また超音波検査では，骨皮質の欠損と骨膜下膿瘍を認めた．内科治療のみで奏効したが，source control が不十分であった期間が長かったため，慢性骨髄炎に準じて長期治療（セファゾリン静注 4 週間のうえセファレキシン内服 6 か月）を行った．

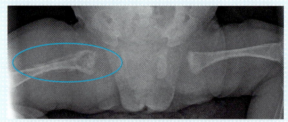

図 a 両側股関節単純 X 線
右大腿骨の近位端に骨透亮像（○）を認める．

[解説] PI カテーテル留置の合併症として菌血症，つまり CRBSI は比較的コモンである．本例では CRBSI ならびに急性骨髄炎・化膿性股関節炎・骨膜下膿瘍を併発した．PI カテーテル留置中の発熱は CRBSI を想定することが多いが，加えて四肢の局所所見を認めた場合には早期に PI カテーテルを抜去することを検討する．また菌血症の最中に再留置することで局所感染を併発したり菌血症が持続してしまうこともあり，血液培養陰性が確認できるまでは一時的に末梢静脈路へ移行することも検討する．

Point

  新生児の急性骨髄炎では骨膜外穿破を起こしやすく，関節炎や骨膜下膿瘍を合併しやすい．菌血症，急性骨髄炎，化膿性関節炎，骨膜下膿瘍など複数の病態に対して同時にアプローチを要することも少なくない．

  新生児では，治療期間・静注期間の設定根拠となるデータに乏しい．しかし，超低出生体重児，PI カテーテルの留置，外科手術の困難さといった新生児・NICU 入院児特有の事情も多く，結果的に静注治療を長期間行うことが多い．

参考文献

- Cassat JE：Bacterial infections of the bones and joints. In：Maldonado Y, et al.（eds）, *Remington and Klein's Infectious Diseases of the Fetus and Newborn*, 9th ed, 2024：263-273
- Woods CR, et al.：Clinical Practice 9th, 2025：263-273（PIDS）and the Infectious Diseases Society of America（IDSA）：2023 Guideline on Diagnosis and Management of Acute Bacterial Arthritis in Pediatrics. *J Pediatric Infect Dis Soc* 2024；**13**：1-59 ［PMID：37941444］
- Woods CR, et al.：Clinical Practice Guideline by the Pediatric Infectious Diseases Society and the Infectious Diseases Society of America：2021 Guideline on Diagnosis and Management of Acute Hematogenous Osteomyelitis in Pediatrics. *J Pediatric Infect Dis Soc* 2021；**10**：801-844 ［PMID：34350458］
- Saavedra-lozano J, et al.：Bone and Joint Infections. *Pediatr Infect Dis J* 2017；**36**：788-799 ［PMID：28708801］

（石井　翔）

 Q&A

Q 新生児や早産児であっても積極的な外科治療は必要でしょうか？

A　化膿性関節炎や膿瘍病変に対する洗浄ドレナージ術・掻爬術などの外科的治療は，患者背景・病状・手術侵襲の高さ・施設の特性や診療体制といった新生児領域特有の事情などから，一般小児例・成人例と比べて非常にハードルが高いと感じます．一方で，不十分な治療は骨端線壊死や関節破壊などを起因とした後遺症や機能予後悪化の原因となり得ますので，患者の状態・病状によっては，その後の人生に「違いを生む」可能性のある治療ともいえます．施設の方針や担当医個人の方針にこだわらずに，症例ごとに複数の専門家で議論することが望ましいと考えます．

Chapter 13 眼科関連感染症

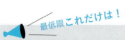

1. クラミジア結膜炎では呼吸器症状にも注意する．
2. 淋菌結膜炎が疑われる場合は速やかに治療を開始する．
3. 菌血症の患者では角膜混濁（白色瞳孔）に注意する．

01 症状は？

a 結膜炎[1)]

結膜充血，膿性眼脂，眼瞼腫脹が典型的な症状である．発症時期は，原因微生物を鑑別するポイントの1つである．淋菌（*Neisseria gonorrhoeae*）や黄色ブドウ球菌（*Staphylococcus aureus*）では生後24～48時間，クラミジア（*Chlamydia trachomatis*）では生後2～14日，単純ヘルペスウイルス（herpes simplex virus：HSV）では生後6～14日に発症することが多い．**クラミジアは上咽頭炎や肺炎を起こすことがあるため，呼吸器症状にも注意を払う．**

b 眼内炎

Red reflex（眼に光を入れて，オレンジ色の反射を認める）の消失，角膜混濁（白色瞳孔）などの症状を認める．眼瞼腫脹，結膜浮腫を呈することがあり，その場合，眼窩周囲蜂窩織炎や眼窩蜂窩織炎を鑑別する必要がある．

c 涙囊炎

背景に，鼻涙管閉塞があることが多い．涙液が涙囊に滞留し，そこに細菌感染を起こすことで発症する．膿性眼脂や流涙，涙囊部の腫脹，涙囊に一致した皮膚発赤を認める．進行すると，結膜炎，眼瞼炎，眼窩蜂窩織炎，眼窩周囲蜂窩織炎，菌血症を合併することがある．とくに菌血症は，急性涙囊炎の児の約25%で合併していたとの報告があり，注意を要する．

02 原因微生物は？

a 結膜炎

クラミジア，淋菌，黄色ブドウ球菌，HSV などが代表的な原因微生物である．その他，緑膿菌（*Pseudomonas aeruginosa*），A 群溶血性レンサ球菌（*Streptococcus pyogenes*：GAS），B 群溶血性レンサ球菌（*Streptococcus agalactiae*：GBS）なども原因となりうる．

b 眼内炎

おもに内因性で，他の感染巣からの血行性転移によって生じる．大腸菌（*Escherichia coli*）や肺炎桿菌（*Klebsiella pneumoniae*）などの腸内細菌，GBS，カンジダ（*Candida* spp.）などが原因となる．黄色ブドウ球菌や緑膿菌を原因とするものも報告されている．

c 涙囊炎

肺炎球菌（*Streptococcus pneumoniae*）の報告が多い．インフルエンザ菌（*Haemophilus influenzae*），黄色ブドウ球菌，緑膿菌なども検出される．

03 抗菌薬の選択とおもな原因菌の治療期間は？

a 結膜炎

1. クラミジア

微生物同定検査を行い，クラミジア性結膜炎と確定してから治療を開始する．上咽頭炎を合併していることが多いため，局所のみの治療は推奨されない．生後 6 週未満の児に対するマクロライド系抗菌薬投与（とくにエリスロマイシン）は，肥厚性幽門狭窄症に関連することが報告されているため注意する．

クラミジア性結膜炎	エリスロマイシン 14 日間，またはアジスロマイシン 3 日間を経口投与

2. 淋菌

治療が遅れると角膜穿孔や失明に至るため，速やかに治療を開始する．高ビリルビン血症がある場合，代替薬としてセフォタキシムを単回投与する．点眼薬は不要である．播種性感染症（菌血症，髄膜炎など）を起こすことがあるため，入院のうえ，結膜炎以外の感染徴候も評価する．

淋菌性結膜炎	セフトリアキソン単回投与

b 眼内炎

1. 初期治療

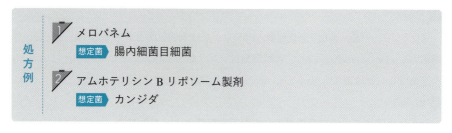

血行性転移によって発症するため，菌血症を想定して初期治療を開始する．また，**眼科医に依頼し，抗菌薬の硝子体内注射および硝子体手術を検討する**．

2. 最終治療

原因微生物が同定されたら，薬剤感受性に基づいて抗菌薬を変更する（GBS，大腸菌は *p.209*, *p.215* を参照）．硝子体手術で感染病巣を除去して，かつ菌血症の治療期間を完遂すれば，抗菌薬全身投与の終了を検討する．

c 涙嚢炎

1. 初期治療

治療が遅れると眼窩蜂窩織炎や菌血症を合併するため，速やかに抗菌薬の全身投与を開始する．全身状態が良好であれば，アンピシリン・スルバクタムが選択肢になる．全身状態が不良の場合は，敗血症や髄膜炎に準じた治療（*p.112*, *p.121* を参照）を開始する．メチシリン耐性黄色ブドウ球菌（methicillin-resistant *S. aureus*：MRSA）を考慮する場合は，バンコマイシン＋セフォタキシムで治療開始する．

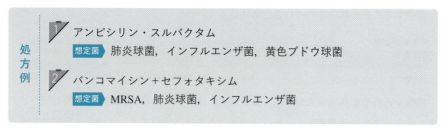

2. 最終治療

原因微生物が同定されたら，薬剤感受性に応じた抗菌薬に変更する．肺炎球菌であればアンピシリン（静注），またはアモキシシリン（内服）が第一選択薬である（黄色ブドウ球菌は *p.224* を参照）．定められた治療期間はないが，通常，7 日以上の抗菌薬治療

を要する．

04 必要な検査は？

a 結膜炎

おもに，塗抹検査，培養検査，核酸増幅検査がある．核酸増幅検査はクラミジア，淋菌ともに保険適用外であるが，感度・特異度は優れている．クラミジアでは，結膜擦過物の塗抹検査（Giemsa 染色）で上皮細胞内に封入体を確認することができる．淋菌では，眼脂の塗抹染色（Gram 染色）で陰性双球菌を示す．淋菌は薬剤耐性化が進んでいるため，培養検査だけでなく薬剤感受性検査も行う．また淋菌結膜炎を疑う場合は，播種性感染症の評価のため血液培養も提出する．

b 眼内炎

眼科医による診察は必須である．血液培養で原因微生物を同定する．硝子体手術で得られた感染病巣も，培養検査に提出する．

c 涙嚢炎

涙点から逆流する膿や眼脂を採取して，培養検査に提出する．菌血症を合併することがあるため，抗菌薬投与前に血液培養も提出する．

Case Study

日齢 5，男児，極低出生体重児（在胎 30 週，出生体重 1,020 g）

［現病歴］日齢 5．NICU 在室中に発熱，頻脈，活動性低下を認めた．
［身体所見・検査所見］フルワークアップしたところ，血液培養から MRSA が検出された．バンコマイシンで治療を行っていたが，白色瞳孔を認めたため眼科医に診察を依頼したところ，眼内炎を指摘された．

本症例のアプローチ

眼内移行性を考慮し，静注抗菌薬をリネゾリドに変更した．その後，抗菌薬の硝子体内注射および硝子体手術を実施した．感染病巣を培養検査に提出したが，菌は検出されなかった．治療終了後，眼科で視機能をフォローアップする方針となった．

> 解説 本症例では，身体診察が眼内炎の診断の鍵となった．眼内炎は菌血症のまれな合併症であるが，感染巣を見逃さないためにも，全身をくまなく診察することが重要である．

Point

1. 結膜炎では原因微生物によって発症しやすい時期があるため，原因微生物を鑑別する際には発症時期も参考にする．
2. 淋菌は播種性感染症を起こすことがあるため，結膜炎以外の感染徴候にも注意する．また，血液培養などで播種性感染症の有無を評価する．
3. 眼内炎では眼科医と一緒に抗菌薬の硝子体内注射や硝子体手術の適応を検討する．
4. 涙嚢炎では菌血症の合併に注意する．

文献

1) Ulloa ER：Focal bacterial infections. In：Maldonado Y, et al.(eds), *Remington and Klein's Infectious Diseases of the Fetus and Newborn Infant*, 9th ed, Elsevier, 2024：286-309
2) 産婦人科診療ガイドライン産科編 2023 作成委員会：産婦人科診療ガイドライン—産科編 2023．日本産科婦人科学会，日本産婦人科医会，2023
3) Kissinger PJ, et al.：Diagnosis and Management of Trichomonas vaginalis：Summary of Evidence Reviewed for the 2021 Centers for Disease Control and Prevention Sexually Transmitted Infections Treatment Guidelines. *Clin Infect Dis* 2022；**74**(Suppl_2)：S152-S161 ［PMID：35416973］

（米田　立）

Q&A

Q 新生児の結膜炎の予防について教えてください．

A 妊娠中にスクリーニングを実施し，感染が確認された場合に適切な治療を行うことが，淋菌性結膜炎およびクラミジア性結膜炎を防ぐもっとも有効な方法です．出生時に抗菌薬眼軟膏を単回点入することを推奨するガイドラインもありますが[2,3]，予防効果を裏づけるデータが十分ではない点や，マクロライド耐性淋菌の増加といった課題も指摘されています．さらに，母体スクリーニング体制の向上を背景に，眼軟膏による予防処置を実施しない施設や国も増えてきています．

Chapter 13 頭・頸部感染症

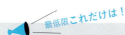

① 膿瘍を伴う頸部リンパ節炎や咽後膿瘍では，ドレナージを行う．
② 頸部リンパ節炎では血液培養を必ず提出する．

01 症状は？

a 頸部リンパ節炎

B群溶血性レンサ球菌（*Streptococcus agalactiae*：GBS）による cellulitis - adenitis syndrome[1] が有名で，頸部リンパ節の腫脹，発赤を認める．細菌性の頸部リンパ節炎は，原則として急性かつ片側性である．その他，発熱や哺乳不良，不機嫌などを認める．GBS では菌血症，髄膜炎を合併することが多い．

b 咽後蜂窩織炎 / 咽後膿瘍[2]

咽後蜂窩織炎では，呼吸窮迫や頸部の腫脹を認める．病状が進展して咽後膿瘍になると，吸気性喘鳴，嗄声などを呈するようになる．

02 原因微生物は？

a 頸部リンパ節炎

新生児期では GBS が最多で，次いで黄色ブドウ球菌（*Staphylococcus aureus*）が多い．A群溶血性レンサ球菌（*Streptococcus pyogenes*：GAS）の報告もある．

b 咽後蜂窩織炎 / 咽後膿瘍

咽後蜂窩織炎では，GBS がもっとも多い．咽後膿瘍では黄色ブドウ球菌，GAS，嫌気性菌などの報告がある．

03 抗菌薬の選択とおもな原因菌の治療期間は？

a 頸部リンパ節炎

1. 初期治療

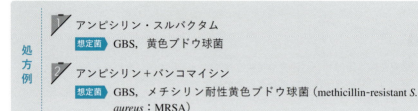

処方例
1. アンピシリン・スルバクタム
   想定菌 GBS，黄色ブドウ球菌
2. アンピシリン＋バンコマイシン
   想定菌 GBS，メチシリン耐性黄色ブドウ球菌（methicillin-resistant *S. aureus*：MRSA）

　重症の場合は，敗血症や髄膜炎を想定して初期治療を開始する．MRSAを保菌している，もしくは分離頻度が高い施設では，アンピシリン＋バンコマイシンで治療開始する．

2. 最終治療

　検出された微生物の薬剤感受性に応じて，最終治療の抗菌薬を選択する（GBS，黄色ブドウ球菌は *p.209*，*p.224* を参照）．治療期間はドレナージ後7日間程度，ドレナージが行われない場合は10〜14日間がめやすである．

b 咽後蜂窩織炎 / 咽後膿瘍

1. 初期治療

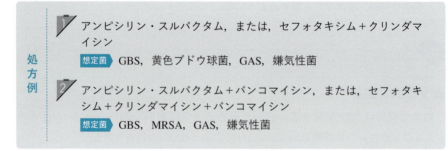

処方例
1. アンピシリン・スルバクタム，または，セフォタキシム＋クリンダマイシン
   想定菌 GBS，黄色ブドウ球菌，GAS，嫌気性菌
2. アンピシリン・スルバクタム＋バンコマイシン，または，セフォタキシム＋クリンダマイシン＋バンコマイシン
   想定菌 GBS，MRSA，GAS，嫌気性菌

　咽後蜂窩織炎は抗菌薬投与のみでよいが，咽後膿瘍の場合はドレナージが必要となる．咽後膿瘍は複数菌による混合感染の場合があり，とくに嫌気性菌は培養検査で検出されないことがある．したがって，最終治療においても嫌気性菌のカバーを含めた抗菌薬選択になることが多い．

2. 最終治療

最終治療薬の1例として，アンピシリン・スルバクタムがあげられる．一般に，2週間以上の抗菌薬治療が必要になることが多い．

04 必要な検査は？

a 頸部リンパ節炎

超音波検査は低侵襲の画像検査で，診断のために有用である．深頸部感染症が疑われる場合は造影CTを撮像する．膿瘍形成している場合は穿刺または切開排膿を行い，得られた検体を培養検査に提出する．GBSでは菌血症の合併が多いため，抗菌薬投与前に血液培養検査も実施する．

b 咽後蜂窩織炎／咽後膿瘍

造影CTを撮像し，咽後蜂窩織炎にとどまっているか，もしくは膿瘍を形成しているかを確認する．膿瘍がある場合は，隣接する間隙や縦隔への拡がりがないか確認する．ドレナージ検体は培養検査に提出する．咽頭ぬぐい液は常在菌が混入するため，培養検査の材料として適切ではない．

〈 Case Study 〉

生後20日，男児，正期産

[現病歴] 入院前日，右頸部〜下顎部が軽度腫脹していた．入院当日に頸部の腫脹が増大し，喘鳴を認めたため前医を受診．頸部リンパ節炎の疑いで当院に紹介受診となった．

[身体所見・検査所見] 体温37.4℃，脈拍170/分，血圧110/65 mmHg．右頸部に発赤，腫脹あり．また吸気性喘鳴を聴取した．頸部造影CTでは副咽頭間隙〜咽後間隙に膿瘍を認めた．血液培養，髄液培養は陰性であった．

本症例のアプローチ

咽後膿瘍と診断し，アンピシリン・スルバクタムで治療開始した．また耳鼻咽喉科に依頼し，穿刺ドレナージを実施した．膿の培養から黄色ブドウ球菌が検出され，抗菌薬をセファゾリン＋クリンダマイシンに変更し，抗菌薬治療を合計2週間行った．退院後に先天性免疫異常症のスクリーニング検査を行う方針となった．

> **解説** 咽後膿瘍は気道閉塞や縦隔炎などの重篤な合併症を引き起こす可能性があり，迅速な診断と治療が必要である．そのため，耳鼻咽喉科や感染症科の連携はもちろん，場合によっては集中治療科や麻酔科などの協力を得て，気道管理や外科的処置を円滑に進めることが重要である．

Point

 頸部リンパ節炎では原因微生物として GBS の頻度が高く，菌血症の合併もあるため血液培養は必ず提出する．

 咽後膿瘍ではドレナージ検体を培養検査に提出する．咽頭ぬぐい液は常在菌が混入するため適切ではない．

文献

1) Ratner AJ：Group B streptococcal infections. In：Maldonado Y, et al.(eds), *Remington and Klein's Infectious Diseases of the Fetus and Newborn Infant*, 9th ed, Elsevier, 2024：348-378
2) Moujaes L：Bacterial infections of the respiratory tract. In：Maldonado Y, et al.(eds), *Remington and Klein's Infectious Diseases of the Fetus and Newborn Infant*, 9th ed, Elsevier, 2024：255-262

（米田　立）

Q&A

Q　Cellulitis-adenitis syndrome とは何ですか？

A　GBS による皮膚・軟部組織感染症およびリンパ節炎の総称で，遅発型 GBS 感染症の約 2% を占めています．発生部位として下顎部が多いですが，鼠径部や生殖器にも起こります．下顎部の蜂窩織炎を発症した児において，同側の中耳炎の合併が多かったという報告もあります．また cellulitis-adenitis syndrome の児の 90% 以上で菌血症を合併しているため，血液培養は必ず採取すべきです．

Chapter 14 B群溶血性レンサ球菌

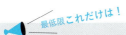

1. 初期治療は，アンピシリンとゲンタマイシンの併用が第一選択である．
2. 遅発型 GBS 感染症は増加傾向である．
3. GBS 保菌妊婦に対する分娩時抗菌薬投与は，早発型のみへの予防効果である．

01 適正抗菌薬と投与期間は？

B群溶血性レンサ球菌（*Streptococcus agalactiae*，group B *Streptococcus*：GBS）による感染症の初期治療の第一選択は，アンピシリン（ABPC）とゲンタマイシン（GM）の併用である（表1）．多くの GBS は GM 耐性だが，ABPC と併用すると相乗効果を示すため併用が推奨されている．診断名別の抗菌薬の種類と投与推奨期間を表2 [1,2] に示す．

侵襲性 GBS 感染症の再発のリスク因子の1つに，抗菌薬の短期投与（10日未満）の報告[3]があり，診断名ごとに標準的な治療期間の抗菌薬投与を行うことが重要である．重症度が高く髄液検査を診断初期に行えなかった場合は，血液培養のみから GBS が検出されていた場合でも，髄膜炎としての最低治療期間である2週間は抗菌薬投与を考慮する．

02 臨床像は？

GBS は，新生児においては敗血症・肺炎など，乳児においては髄膜炎・関節炎・蜂窩織炎などを引き起こす細菌で，妊婦・成人にも重篤な感染症を引き起こす．乳児における侵襲性 GBS 感染症は，生後0～6日に発症する早発型，生後7～89日に発症する遅発型，生後90日以降に発症する超遅発型に分類される．

a 早発型（生後0～6日）

生後0～6日に発症するが，**もっとも多いのは生後24時間以内の発症である**．発熱，無呼吸，呼吸窮迫，嘔吐，けいれん，循環不全などさまざまな症状を呈する．新生児敗

表1 GBS感染症に対する体重・日齢別抗菌薬投与量・間隔

		体重≦2 kg	体重＞2 kg
アンピシリン髄膜炎以外	日齢7以下	50 mg/kg/回 12時間ごと	50 mg/kg/回 8時間ごと
	日齢8〜28	75 mg/kg/回 12時間ごと	
	日齢29〜60	50 mg/kg/回 6時間ごと	50 mg/kg/回 6時間ごと
アンピシリン髄膜炎	日齢7以下	100 mg/kg/回 8時間ごと	100 mg/kg/回 8時間ごと
	日齢8以上	75 mg/kg/回 6時間ごと	75 mg/kg/回 6時間ごと

	体重＜1.2 kg	体重1.2〜2 kg	体重＞2 kg
ゲンタマイシン	5 mg/kg/回 48時間ごと	4 mg/kg/回 36時間ごと	4 mg/kg/回 24時間ごと

〔東京都立小児総合医療センター抗菌薬投与量マニュアルより〕

表2 診断名別の抗菌薬の種類と投与推奨期間

診断名	確定診断時の抗菌薬	推奨期間	備考
菌血症/肺炎	ABPC＋GM	10日間	血液培養陰性化までGM併用
髄膜炎	ABPC＋GM	最低2週間	治療開始後24〜48時間で再度，腰椎穿刺を推奨 髄液培養陰性化までGM併用 脳室炎・脳炎・硬膜下膿瘍があれば3週間以上 経静脈的抗菌薬投与のみでは治療困難な脳膿瘍や硬膜下膿瘍では外科的ドレナージも検討
関節炎	ABPC	2〜3週間	可能な限り，針吸引，関節鏡，関節切開によるドレナージを併用
骨髄炎	ABPC	3〜4週間	
蜂窩織炎/リンパ節炎	ABPC	10〜14日間	

ABPC：アンピシリン，GM：ゲンタマイシン
〔松原康策，他：小児期B群レンサ球菌感染症の現状と残された課題．小児感染免疫 2022；**34**：219-235[1]/Pannaraj PS：Group B Streptococcal infections. In：Feigin RD, et al. (eds), *Feigin and Cherry's Textbook of Pediatric Infectious Diseases*, 8th ed, Elsevier, 2017：1239-1258[2]〕

血症の症状は非特異的で，必ずしも体温上昇を伴わない点に注意が必要である．胎内で感染が成立した場合，死産・仮死の原因にもなる．

b 遅発型（生後 7〜89 日）

生後 7〜89 日に発症するが，**典型的には生後 1〜4 週に発症する**．早産児では発症日齢はさまざまで，生後 4 週以降も注意が必要である．発熱などの非特異的な症状を呈し，菌血症・髄膜炎と診断されることが多い．早発型と比較して発熱の頻度が高く，呼吸器症状は少ない．また感染巣が明確であることも多く，関節の疼痛がある場合は関節炎・骨髄炎，皮膚の発赤などを認める場合は蜂窩織炎・壊死性筋膜炎と診断されることもある．自ら訴えることができない年齢であるため，皮膚・関節を含めた丁寧な診察が重要である．

c 超遅発型（生後 90 日以降）

症状は遅発型と類似する．在胎 28 週以下の早産児や，免疫不全のある児に発症することが多い．

03 微生物学的特徴と診断法は？

GBS は連鎖状 Gram 陽性球菌で，腸管や腟に常在している．早発型は経胎盤的，または上行性細菌が破水後に腟環境から子宮に侵入して起こる，母子垂直感染である．また，産道を通過するときに感染する可能性もある．遅発型は母子垂直感染だけではなく，病院または地域社会における接触感染によって引き起こされる．GBS のもっとも重要な病原因子は，莢膜多糖体である．莢膜多糖体の構造の違いによって，10 種類の血清型（Ⅰa，Ⅰb，Ⅱ，Ⅲ，Ⅳ，Ⅴ，Ⅵ，Ⅶ，Ⅷ，Ⅸ型）に分類される．

血液・髄液などの無菌部位から GBS が同定されれば，侵襲性 GBS 感染症の診断となる．FilmArray® 髄膜炎・脳炎パネルを使用すれば，GBS を含む複数の微生物のマルチプレックス PCR（polymerase chain reaction）検査が可能である．血清型判定検査は，①莢膜抗原特異抗体〔B 群溶血性レンサ球菌型別用免疫血清「生検」（デンカ社）など〕を用いたスライド凝集法と，② PCR 法，がある．いずれも保険適用がない検査だが，**国立感染症研究所・薬剤耐性研究センターが行っている GBS サーベイランスに登録すると，検査が可能である**（https://igbs.jp/）．

米国小児科学会から早発型のリスク評価と管理法のアルゴリズムが示されており，診断・管理の参考となる（図1）[4]．

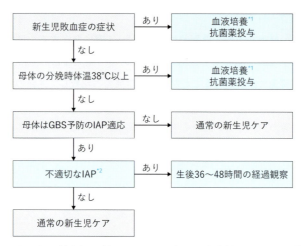

図1 在胎35週以上の新生児に対する,早発型B型溶血性レンサ球菌(GBS)感染症のリスク評価と管理法(カテゴリー別リスク評価)

*1 感染リスクの高い児,とくに重症の乳児に対しては,抗菌薬開始前に髄液検査を検討する.ただし,処置による危険性がある場合は行ってはならない.抗菌薬開始は速やかに行い,処置の遅れを理由に延期しないこと.
*2 適切な分娩時抗菌薬投与(IAP)とは,ペニシリンG®,アンピシリン,セファゾリンを分娩時間4時間以上前に投与している.

〔Puopolo KM, et al.:Management of Infants at Risk for Group B Streptococcal Disease. *Pediatrics* 2019;**144**:e20191881[4])をもとに著者作成〕

04 リスク因子と疫学は?

日本における侵襲性GBS感染症の発症頻度は,1,000出生児あたり早発型0.09〔95%信頼区間(confidence interval:CI):0.07〜0.10〕,遅発型0.21(95%CI:0.19〜0.24),超遅発型0.03(95%CI:0.02〜0.04)と報告されている[5].**近年,早発型の発症頻度は横ばいだが,遅発型の発症頻度は増加傾向であり,今後も発症頻度の動向を注視していく必要がある.**欧米諸国の発症頻度と比較すると,日本は早発型・遅発型ともに低値である.

早発型侵襲性GBS感染症を起こすリスク因子を分類すると,①新生児,②母体,③菌,の大きく3つの要因が関連している.新生児側のリスク因子のうちもっとも重要なのは,早産児または低出生体重児である.早産児では,好中球の機能低下と経胎盤的に移行された免疫グロブリン濃度の低下がみられる.また母体側のリスク因子としては,母体発熱,GBS保菌,GBSによる尿路感染症,前期破水後18時間以上経過,羊水感

染，前児の侵襲性 GBS 感染症の既往歴である．菌のリスク因子としては，髄膜炎で多くみられる GBS Ⅲ型のうち，hypervirulent GBS adhesin (HvgA) とよばれる表面蛋白を有する株が高い病原性を示すとされている．

予防法は？保菌児への対応は？

　早発型は生後まもなく発症するため，新生児に対する予防対策ではなく，妊婦に対する予防を行うことで新生児を守る，という方法が推奨されている．GBS 保菌妊婦に対する分娩時抗菌薬投与 (intrapartum antibiotic prophylaxis：IAP) と，妊婦に対する GBS ワクチンの2つがある．日本で推奨されている IAP の方法は，妊娠中に GBS 保菌検査を行い，ハイリスク症例に対して分娩の4時間以上前からペニシリン系抗菌薬投与を行う方法である．しかし，**IAP は早発型にしか予防効果はない**．また，資源の限られている国では行うことができないという問題点がある．一方，妊婦に対する GBS ワクチンは，児に抗体が移行し，早発型だけでなく遅発型を予防することが期待されている．しかし妊婦に対する GBS ワクチンはまだ臨床研究の段階で，実用化には至っていない (2025 年 2 月時点).

　遅発型は母子垂直感染だけではなく，病院または地域社会における接触感染によって引き起こされる．NICU における GBS の水平伝播も報告されており，NICU での遅発型発症時にはサーベイランスを強化すべきという報告もある．しかしメチシリン耐性黄色ブドウ球菌 (methicillin-resistant *Staphylococcus aureus*：MRSA) に比べ，NICU での GBS 保菌率は低いとされており，GBS の監視培養の有用性は示されていない．アウトブレイク時にはサーベイランスを考慮すべきだが，平時は標準予防策の徹底が重要である．

文献

1) 松原康策, 他：小児期 B 群レンサ球菌感染症の現状と残された課題. 小児感染免疫 2022；**34**：219-235
2) Pannaraj PS：Group B Streptococcal infections. In：Cherry JD, et al. (eds), *Feigin and Cherry's Textbook of Pediatric Infectious Diseases*, 8th ed, Elsevier, 2019：1239-1258
3) Freudenhammer M, et al.：Invasive Group B Streptococcus Disease With Recurrence and in Multiples：Towards a Better Understanding of GBS Late-Onset Sepsis. *Front Immunol* 2021；**12**：617925 [PMID：34149682]
4) Puopolo KM, et al.：Management of Infants at Risk for Group B Streptococcal Disease. *Pediatrics* 2019；**144**：e20191881 [PMID：31570651]

5) Shibata M, et al.：Epidemiology of group B streptococcal disease in infants younger than 1 year in Japan：a nationwide surveillance study 2016-2020. *Eur J Clin Microbiol Infect Dis* 2022；**41**：559-571 ［PMID：35048277］

（芝田明和）

Q&A

GBS保菌妊婦の分娩時に投与する抗菌薬はセフォタキシムでもよいですか？

　可能と考えられますが，抗菌薬の適正使用の観点からは狭域抗菌薬を選択するべきであり，ペニシリン系抗菌薬（ベンジルペニシリンまたはABPC）の投与のほうが望ましいです．ペニシリン過敏症がある場合は，セフェム系抗菌薬が投与可能であればセファゾリン，セフェム系抗菌薬投与が使用できずクリンダマイシン感性GBSであればクリンダマイシン，それ以外であればバンコマイシンの予防投与が推奨されています．

Chapter 14 大腸菌

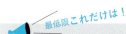

1. 新生児の感染症では，腸管外病原性大腸菌が重要となる．
2. 耐性菌が増加傾向にあり，重症例では院内および地域の感受性状況を念頭において抗菌薬を選択する．
3. ESBL 産生菌をはじめとする耐性菌の院内伝播を防ぐため，感染対策を日常的に行うことが重要である．

01 適正抗菌薬と投与期間は？

　大腸菌（*Escherichia coli*）による敗血症および髄膜炎の初期抗菌薬は，アンピシリン＋アミノグリコシド系やアンピシリン＋第 3 世代セファロスポリン系を選択する（表1，表2，表3）．髄液から Gram 陰性桿菌が確認された場合には，児の全身状態および地域（早発型では母体情報も確認）の流行状況をもとに，カルバペネム系を選択することもある（表4）．感受性結果の判明後に，髄液移行性を考慮し適正化する．治療期間は，合併症のない敗血症では 10〜14 日間，髄膜炎では最低 21 日間（脳脊髄液の培養陰性後に最低 14 日間）である．

　新生児の尿路感染症では，敗血症の場合と同様，初期抗菌薬はアンピシリン＋アミノグリコシド系やアンピシリン＋第 3 世代セファロスポリン系を選択することが多い（表3，表5，表6）．感受性結果に基づき抗菌薬選択を適正化する．抗菌薬投与期間は 10〜14 日間であり，治療反応が速やかで，血液や脳脊髄液の培養が陰性，尿路の解剖学的異常や

表1 在胎週数別アンピシリン投与量・投与間隔（髄膜炎）

在胎週数	日齢	投与量・投与間隔
≦34 週	≦7 日	100 mg/kg/回 8 時間ごと
	8〜28 日	75 mg/kg/回 6 時間ごと
>34 週	≦28 日	100 mg/kg/回 8 時間ごと

表2 日齢別セフォタキシム投与量・投与間隔（髄膜炎）

日齢	投与量
≦7 日	50 mg/kg/回 8 時間ごと
>7 日	50 mg/kg/回 6 時間ごと

機能異常などの懸念事項がない場合に限り，3〜4日間の静脈投与後に経口抗菌薬への移行を考慮できる．

大腸菌による下痢症は自然軽快する場合が多く，基本的には抗菌薬による治療を必要としない．体液と電解質の管理が治療上の優先事項である．全身状態不良の場合には，下痢原性大腸菌感染症に対して5日間をめやすに抗菌薬を経口投与することもある．

表3 在胎週数別ゲンタマイシン投与量・投与間隔

在胎週数	日齢	投与量・投与間隔
＜在胎30週	≦14日	5 mg/kg/回 48時間ごと
	≧15日	5 mg/kg/回 36時間ごと
在胎30〜34週	≦10日	5 mg/kg/回 36時間ごと
	11〜60日	5 mg/kg/回 24時間ごと
≧在胎35週	≦7日	4 mg/kg/回 24時間ごと
	8〜60日	5 mg/kg/回 24時間ごと

表4 在胎週数・体重別メロペネム投与量・投与間隔（髄膜炎）

在胎週数／体重	日齢	投与量・投与間隔
＜在胎32週	＜14日	40 mg/kg/回 12時間ごと
	14〜90日	40 mg/kg/回 8時間ごと
≧在胎32週	≦90日	40 mg/kg/回 8時間ごと
体重≦2 kg	≦14日	40 mg/kg/回 12時間ごと
	15〜60日	40 mg/kg/回 8時間ごと
体重＞2 kg	≦60日	40 mg/kg/回 8時間ごと

表5 在胎週数・体重別アンピシリン投与量・投与間隔（非髄膜炎）

在胎週数／体重	日齢	投与量・投与間隔
≦在胎34週	≦7日	50 mg/kg/量 12時間ごと
	8〜28日	75 mg/kg/回 12時間ごと
＞在胎34週	≦28日	50 mg/kg/回 8時間ごと
体重≦2 kg	≦7日	50 mg/kg/回 12時間ごと
	8〜28日	75 mg/kg/回 12時間ごと
	29〜60日	50 mg/kg/回 6時間ごと
体重＞2 kg	≦28日	50 mg/kg/回 8時間ごと
	29〜60日	50 mg/kg/回 6時間ごと

表6 在胎週数・体重別セフォタキシム投与量・投与間隔（非髄膜炎）

在胎週数／体重	日齢	投与量・投与間隔
＜在胎32週	＜7日	50 mg/kg/量　12時間ごと
	7〜28日	50 mg/kg/量　8時間ごと
≧在胎32週	≦7日	50 mg/kg/量　12時間ごと
	8〜28日	50 mg/kg/量　8時間ごと
体重＜1 kg	≦14日	50 mg/kg/回　12時間ごと
	15〜28日	50 mg/kg/回　8時間ごと
	29〜60日	50 mg/kg/回　6時間ごと
体重1〜2 kg	≦7日	50 mg/kg/回　12時間ごと
	8〜28日	50 mg/kg/回　8時間ごと
	29〜60日	50 mg/kg/回　6時間ごと
体重＞2 kg	≦7日	50 mg/kg/回　12時間ごと
	8〜28日	50 mg/kg/回　8時間ごと
	29〜60日	50 mg/kg/回　6時間ごと

02 臨床像は？

　病原性大腸菌は，大きくは下痢原性大腸菌と腸管外病原性大腸菌に分けられる．

　下痢原性大腸菌は少なくとも，①腸管出血性大腸菌（enterohemorrhagic E. coli：EHEC），②腸管病原性大腸菌（enteropathogenic E. coli：EPEC），③腸管侵入性大腸菌（enteroinvasive E. coli：EIEC），④毒素原性大腸菌（enterotoxigenic E. coli：ETEC），⑤腸管凝集性大腸菌（enteroaggregative E. coli：EAEC），の5種類に分類される．このうちEHEC以外は，途上国を旅行した際に罹患する旅行者下痢症や乳児の下痢症の代表的な原因菌である．

　EHECはVero毒素（Shiga toxin）を産生する大腸菌で，志賀毒素産生性大腸菌（Shiga toxin-producing E. coli：STEC）あるいはVero毒素産生性大腸菌（Verotoxin-producing E. coli：VTEC）ともよばれる．EHECによる溶血性尿毒症症候群（hemolytic uremic syndrome：HUS）は，1〜5歳の小児で多くみられる．一方，新生児〜乳児期のHUSは非定型HUSの割合が高く，EHECによる新生児のHUSの報告はきわめて少ない．

　代表的な腸管外病原性大腸菌は，①尿路病原性大腸菌（uro-pathogenic E. coli：UPEC）と，②新生児髄膜炎大腸菌（neonatal meningitis E. coli：NMEC），である．UPECは単純型尿路感染症および複雑型尿路感染症のもっとも一般的な原因菌である．

NMEC は早産児の細菌性髄膜炎のおもな原因であり，正期産児では B 型溶血性レンサ球菌に次いで 2 番目に多い．近年，基質特異性拡張型 β ラクタマーゼ（extended spectrum β-lactamase：ESBL）産生大腸菌をはじめとした抗菌薬耐性 NMEC の増加が懸念されている．

03 微生物学的特徴と診断法は？

　大腸菌は腸内細菌目細菌の芽胞を有しない通性嫌気性 Gram 陰性桿菌で，消化管の一般的な常在細菌叢の 1 つである．血液，髄液，尿，便または感染部位の検体から，普通寒天培地をはじめとした一般的な培地で発育するため，分離・培養・同定は比較的容易である．

　大腸菌は遺伝的に多様な種であり，非病原性の腸内常在菌と病原性のある下痢原性大腸菌および腸管外病原性大腸菌から構成されている．大腸菌は血清型別に，さらに分類される．菌体表面にある O 抗原（細胞壁由来）と H 抗原（鞭毛由来）の組み合わせで細かく血清型が分類され，一部の血清型は市販のラテックス凝集反応キットで調べることができる．また，莢膜を形成する K 抗原の 1 つである K1 抗原は，NMEC の 80％ 以上に認める．K1 莢膜を有する NMEC は，血液脳関門のさまざまな接着因子や毒素の働きで内皮細胞に接着・侵入し，中枢神経系へ達すると考えられている．侵入が成立するには，血流中に一定以上の菌量が必要なことが動物実験で報告されており，菌血症の重症度が髄膜炎の発症に関連していると考えられている[1]．

　排尿は尿路内の病原菌を洗い流す重要な防御機構として働くが，UPEC は先端が粘着性をもつ 1 型線毛で，尿路上皮へ付着し，尿路内に留まることができる．複数の機構を駆使して上皮内に侵入し，感染が成立する．とくに腎盂腎炎を起こした UPEC は，膀胱炎を発症した大腸菌や常在大腸菌と比較してヘモリシンや細胞傷害性壊死因子を産生する傾向にあり，侵襲性が高いことがわかっている．大腸菌は硝酸塩を亜硝酸塩に還元し，年長児や成人の尿路感染症の診断に寄与するが，新生児は亜硝酸塩を検出できるほど蓄尿できないため，新生児尿路感染症では亜硝酸塩の陽性率が低い．

04 リスク因子と疫学は？

　大腸菌の病原性は多様で，それぞれの種によって対象となる感染臓器が異なる．
　UPEC は単純型尿路感染症のもっとも一般的な菌であるが，繰り返す尿路感染や治療効果の乏しい場合は，尿路奇形や膀胱尿管逆流症などの宿主因子がリスクとなることがある．

NMECによる髄膜炎は，正期産児より早産児のほうが7倍頻度が高い．感染には2つのピークがあり，遅発型に比較して早発型で早産児の割合が多く，感染率は出生体重の減少とともに増加する．

　他の腸内細菌目細菌と同様，大腸菌でも薬剤耐性が問題となっている．とくにESBL産生大腸菌は，ペニシリン系や第1・第2世代セファロスポリン系に加え，第3世代セファロスポリン系を分解することができる．**ESBLの遺伝子はプラスミドが担っており，菌株から菌株へ，また菌種から菌種へ水平伝播することで拡散するため，日常的な感染対策が肝要である**．耐性菌の分離される頻度は地域によって異なり，診療にあたる各医師がリスクを把握することが重要である．

📖 文献

1) Xie Y, et al.：Current concepts on Escherichia coli K1 translocation of the blood-brain barrier. *FEMS Immunol Med Microbiol* 2004；**42**：271-279［PMID：15477040］
2) Korpela K：Impact of Delivery Mode on Infant Gut Microbiota. *Ann Nurt Metab* 2021；**77**（Suppl.3）：11-19［PMID：34515049］
3) Milani C, et al.：The First Microbial Colonizers of the Human Gut：Composition, Activities, and Health Implications of the Infant Gut Microbiota. *Microbiol Mol Biol Rev* 2017；**81**：e00036-17［PMID：29118049］

📖 参考文献

・Asturias EJ：137 - Escherichia coli. In：Long SS, et al.（eds），*Principles and Practice of Pediatric Infectious Diseases*, 6th ed, Elsevier, 2018：815-818
・Seed PC：Chapter 103 - Extraintestinal Pathogenic Escherichia coli. In：Cherry JD, et al.（eds），*Feigin and Cherry's Textbook of Pediatric Infectious Diseases*, 8th ed, Elsevier, 2019：1028-1034
・明神翔太：大腸菌．日本小児感染症学会（編），日常診療に役立つ小児感染症マニュアル2023，東京医学社，2023：157 - 161

（荒木孝太郎）

Q&A

 出生後，新生児の腸内細菌叢の定着はいつから始まるのでしょうか？

 　胎児は無菌状態であり，妊娠中に腸内細菌叢は形成されないといわれています．出生直後から腸内細菌叢の形成が始まり，生後数時間〜数日以内に消化管に定着します．分娩様式は腸内細菌叢形成に影響を及ぼす要因の1つであり，経腟分娩では新生児は母体の腟内・腸内細菌，皮膚の常在菌にさらされ，定着が始まります．その後，時間の経過とともに腸内細菌叢の構成は変化し安定していきます．帝王切開で出生した新生児の腸内では，母親の皮膚常在菌や院内の環境菌が比較的多く検出されることがわかっています[2,3]．

Chapter 14 リステリア菌

  最低限これだけは！

1. セファロスポリン系抗菌薬には耐性である．
2. 侵襲性リステリア症の治療の第一選択は，アンピシリンとアミノグリコシド系抗菌薬の併用療法である．
3. リステリア菌による新生児髄膜炎は減少しているが，致死的であり見逃せない疾患である．

01 適正抗菌薬と投与期間は？

　侵襲性リステリア症の治療に関して，抗菌薬選択，治療期間ともに根拠となるランダム化比較試験（randomized controlled trial：RCT）はないが，観察研究と *in vitro* のデータから，多くの専門家がアンピシリンとアミノグリコシド系抗菌薬（典型的にはゲンタマイシン）の併用を推奨している．**セファロスポリン系抗菌薬は，基本的には耐性を示すため使用できない**．また，クリンダマイシン，テトラサイクリン系抗菌薬，キノロン系抗菌薬，マクロライド系抗菌薬，ダプトマイシンに対する獲得耐性が報告されている．ペニシリンアレルギーの患者にはトリメトプリム・スルファメトキサゾールが治療選択となるが，新生児では核黄疸の懸念があり推奨されない．バンコマイシンも選択肢の1つとなるが，臨床経験の蓄積が少ないこと，またバンコマイシン投与中にリステリア髄膜炎を発症した報告もあり，治療経過には注意を要する．

　投与期間は，髄膜炎を伴わない侵襲性感染症では10〜14日間がめやすである（表1）．髄膜炎を伴う場合は，14〜21日間が推奨される（表2）．初回の抗菌薬投与後48〜72時間後に腰椎穿刺で治療効果を評価し，経過によっては治療期間の延長が必要な場合もある．数日後も脳脊髄液中に菌が存在する場合はバンコマイシンやリファンピシンの追加を考慮することがあり，感染症専門医に相談するのが望ましい．脳幹脳炎や脳膿瘍を合併した際には，より長期の抗菌薬投与が必要となるが，新生児髄膜炎に合併することはほとんどない．

表1 在胎週数・体重別アンピシリン投与量・投与間隔（非髄膜炎）

在胎週数/体重	日齢	投与量・投与間隔
在胎≦34週	≦7日	50 mg/kg/回 12時間ごと
	8〜28日	75 mg/kg/回 12時間ごと
在胎>34週	≦28日	50 mg/kg/回 8時間ごと
体重≦2 kg	≦7日	50 mg/kg/回 12時間ごと
	8〜28日	75 mg/kg/回 12時間ごと
	29〜60日	50 mg/kg/回 6時間ごと
体重>2 kg	≦28日	50 mg/kg/回 8時間ごと
	29〜60日	50 mg/kg/回 6時間ごと

表2 体重別アンピシリン投与量・投与間隔（髄膜炎）

体重	日齢	投与量・投与間隔
体重≦2 kg	≦7日	100 mg/kg/回 8時間ごと
	8〜60日	75 mg/kg/回 6時間ごと
体重>2 kg	≦7日	100 mg/kg/回 8時間ごと
	8〜60日	75 mg/kg/回 6時間ごと

02 臨床像は？

リステリア症は，患者の免疫状態によって2つの発症様式に分けられる．免疫健常な小児や成人では非侵襲的な発熱性胃腸炎で発症することが多い．一方，**免疫不全状態や妊婦，新生児，高齢者では，菌血症や髄膜炎などの侵襲的な感染症を発症する**．新生児のリステリア症はB群溶血性レンサ球菌（*Streptococcus agalactiae*）感染症と同様，発症時期により早発型（1週間以内）と遅発型（生後1週間以降）に分けられる．それぞれの特徴を**表3**[1])に示す．

表3 早発型と遅発型の新生児リステリア症の臨床像の比較

特徴	早発型	遅発型
死亡率（%）	25	15
日齢中央値（範囲）	1（0〜6）	14（7〜35）
男性（%）	60	67
早産（%）	65	20
呼吸障害（%）	50	10
髄膜炎（%）	25	95
菌血症（%）	75	20
母体感染（%）	50	0

〔McKinney J：14-Listeriosis. In：Maldonado Y, et al.（eds），*Remington and Klein's Infectious Diseases of the Fetus and Newborn Infant*, 9th ed, Elsevier, 2024：379-394[1])〕

早発型の新生児リステリア症は，出生時もしくは生後数時間以内に循環不全や呼吸不全を伴う重度の敗血症で発症する．全身に 1～2 mm の丘疹および粘膜疹が観察されることがあり，胎児敗血症性肉芽腫症とよばれる．胎児敗血症性肉芽腫は全身性の播種性病変で，肝臓や脾臓にも膿瘍や肉芽腫を認め，致死的となりうる．生検では白血球浸潤を伴う微小膿瘍が認められ，培養ではリステリア菌（*Listeria monocytogenes*）が検出されることがある．早発型の新生児リステリア症は早産児に敗血症として発症することが多い一方で，遅発型は周産期に問題のない正期産児に髄膜炎として発症することが多い．

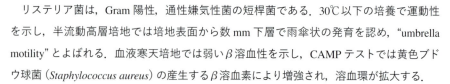

03 微生物学的特徴と診断法は？

　リステリア菌は，Gram 陽性，通性嫌気性菌の短桿菌である．30℃以下の培養で運動性を示し，半流動高層培地では培地表面から数 mm 下層で雨傘状の発育を認め，"umbrella motility"とよばれる．血液寒天培地では弱い β 溶血性を示し，CAMP テストでは黄色ブドウ球菌（*Staphylococcus aureus*）の産生する β 溶血素により増強され，溶血環が拡大する．

　リステリア菌は，食細胞の中でも増殖できる細胞内寄生細菌である．貪食によりマクロファージのファゴソーム内に取り込まれたあと，リステリオリジン O という溶血毒を使って膜に孔を空ける．細胞質に移動し，殺菌機構から逃れ，細胞質内で分裂増殖する．細胞表面に移動し，ほかの細胞へ移動することで，抗体，補体，好中球などから逃れ細胞間を移動することができる．この細胞内寄生の特徴から，以下のルートで中枢神経感染が成立すると考えられている．まずは，血液脳関門の血管内皮細胞を通じて直接侵入する➡白血球に貪食され，白血球内に寄生して侵入する➡粘膜のマクロファージに貪食され，軸索を逆行性に侵入する．同様の機序で胎盤を通過し，胎児に感染し，早発型の新生児リステリア症が成立すると考えられている．

　診断は，無菌検体（髄液，血液など）からのリステリア菌の検出によって確定する．通常の細菌検査で使用する血液培養液体培地，または血液寒天培地によって分離できる．

04 リスク因子と疫学は？

　健常小児では，感染しても無症状もしくは軽症の発熱性腸炎症状をとる場合が多いが，新生児，乳児，高齢者，また免疫不全状態では重症化しやすい．**妊娠中の感染リス**

クは 10〜20 倍高いと報告されており，胎盤を通じて胎児に感染すると流産，死産となることや，**出生後に新生児リステリア症を発症し重篤となる**．新生児リステリア症の発症は妊婦の感染に関連しており，先進諸国では妊婦のリステリア菌感染の低下に伴い新生児のリステリア髄膜炎の頻度は著しく低くなった．発生頻度の低下には，妊娠中の衛生環境の改善が寄与していると考えられている．

文献

1) McKinney J：14-Listeriosis. In：Maldonado Y, et al.(eds), *Remington and Klein's Infectious Diseases of the Fetus and Newborn Infant*, 9th ed, Elsevier, 2024：379-394

参考文献

- Farley MM：132 - Listeria monocytogenes. In：Long SS, et al.(eds), *Principles and Practice of Pediatric Infectious Diseases*, 6th ed, Elsevier, 2023：797-802
- Way SS：95 - Listeriosis. In：Cherry JD, et al. (eds), *Feigin and Cherry's Textbook of Pediatric Infectious Diseases*, 8th ed, Elsevier, 2019：952-957
- 草野泰造：25 リステリア属菌．日本小児感染症学会（編）：日常診療に役立つ小児感染症マニュアル 2023，東京医学社，2023：176-181

（荒木孝太郎）

Q&A

Q わが国の新生児における侵襲性リステリア症の推移はどうなっているのでしょうか？

A リステリア症は届け出疾患ではないため，正確な疫学は不明です．厚生労働省院内感染対策サーベイランス（JANIS）の報告では，2008〜2011 年の 4 年間のリステリア症患者は 307 例で，新生児および小児例も散見されました．小児細菌性髄膜炎の多施設研究によると，2019〜2021 年のリステリア髄膜炎は 6 例報告されましたが，新生児発症は 1 例のみでした．ほかの先進諸国同様，新生児の侵襲性リステリア症は減っている可能性があります．

Chapter 14 ブドウ球菌

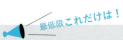

1. 黄色ブドウ球菌を血液培養から検出したら，真の菌血症と判断する．
2. *Staphylococcus lugdunensis* は病原性が高く，黄色ブドウ球菌に準じた治療を行う．
3. 長期に留置されていたドレーン先端部は，培養検体として適切ではない．

01 適正抗菌薬と投与期間は？

　メチシリン感受性黄色ブドウ球菌（methicillin-susceptible *Staphylococcus aureus*：MSSA）の治療に，米国では nafcillin や oxacillin のような黄色ブドウ球菌用のペニシリン系抗菌薬が使われるが，わが国では入手できないため，セファゾリンを使用する（**表1**）．ただし，セファゾリンは髄液移行性がないため，中枢神経感染症では使用しない．

　MSSA は微量液体希釈法や disk 法のような一般的な感受性検査でペニシリン感性が示されても，ペニシリン治療中にβ-ラクタマーゼが産生され，ペニシリンに耐性化することがある．そのため，誘導β-ラクタマーゼ確認試験でβ-ラクタマーゼの産生の有無を確認する．

　多くの微生物検査室では，ニトロセフィン法でまずは確認する．この方法で陽性となれば誘導βラクタマーゼを産生すると判断できるが，陰性のときには否定できない．陰性の場合には，zone edge test やβラクタマーゼ遺伝子（*blaz* 遺伝子）の確認を追加で行う．

　黄色ブドウ球菌のなかには，クリンダマイシンに感性であっても治療に失敗することがある．これは，クリンダマイシンに対し潜在的な耐性をもつ黄色ブドウ球菌が存在するためである．このタイプの黄色ブドウ球菌は *erm* 遺伝子をもち，エリス

表1 体重別セファゾリン（静脈内）投与量・投与間隔

体重	日齢	投与量・投与間隔
≦2 kg	≦7 日	25 mg/kg/回　12 時間ごと
	8～28 日	25 mg/kg/回　8 時間ごと
	29～60 日	33～50 mg/kg/回　8 時間ごと
>2 kg	≦7 日	50 mg/kg/回　12 時間ごと
	8～28 日	50 mg/kg/回　8 時間ごと
	29～60 日	33～50 mg/kg/回　8 時間ごと

表2 黄色ブドウ球菌の疾患ごとの抗菌薬治療

疾患	治療・治療期間
皮膚軟部組織感染症	■ 軽症の場合には抗菌薬の軟膏塗布でも可能 ■ 中等症以上では抗菌薬を全身投与する ■ 消化管からの吸収に問題がなく，新生児以降であれば内服治療も可能 　MSSA：セファレキシン内服（**表3**）またはセファゾリン点滴 　MRSA：クリンダマイシン内服またはバンコマイシン点滴 　　　　外用薬はフシジン酸またはナジフロキサシン
合併症がない菌血症	14日
関節炎	最低21日
骨髄炎	3〜6週の治療が基本 デブリードマンを行ったり，MRSAが原因菌であったり，基礎疾患をもつ場合には4週間
感染性心内膜炎	28〜42日

表3 重症度別セファレキシン（経口）投与量・投与間隔

重症度	投与量・投与間隔
軽症〜中等症	10 mg/kg/回　6時間ごと
重症	25 mg/kg/回　6時間ごと

ロマイシンにも耐性をもつ．エリスロマイシン耐性黄色ブドウ球菌のすべてが*erm*遺伝子をもつわけではなく，*erm*遺伝子以外の機序により耐性化している黄色ブドウ球菌もある．そのため，エリスロマイシン耐性黄色ブドウ球菌がクリンダマイシンに対して感性をもつ場合，治療を失敗する可能性があるため*erm*遺伝子の有無を確認する必要がある．この確認法としてD-testが行われる．また，確認試験があらかじめ組み込まれている微生物同定感受性分析装置もある．

メチシリン耐性黄色ブドウ球菌（methicillin-resistant *S. aureus*：MRSA）については，次項（☞ p.230）を参照いただきたい．コアグラーゼ陰性ブドウ球菌（coagulase-negative staphylococci：CNS）はメチシリン耐性のことが多く，感受性が判明するまではバンコマイシンを選択する．感受性が判明したら，最適治療への変更を検討する．

治療期間は疾患によって異なる（**表2**）．CNSでは治療期間がはっきりとしていない疾患が多い．

02 臨床像は？

a 黄色ブドウ球菌

黄色ブドウ球菌は病原性が高く，さまざまな疾患を引き起こす．黄色ブドウ球菌感染

症は局所感染と全身性感染症に分けられ，さらに黄色ブドウ球菌の産生する毒素による疾患もある．

局所感染としては，皮膚軟部組織感染症，リンパ節炎，骨髄炎や関節炎，周術期感染症などがある．症状は感染部位によって異なるが，一般的には局所の発赤，腫脹，熱感，疼痛を認める．深部感染症の場合，局所所見に乏しいこともある．

全身性の感染症としては菌血症があり，重篤な場合には敗血症となる．菌血症では感染巣がはっきりしないことがあるが，骨髄炎，関節炎や感染性心内膜炎，カテーテルなどの異物の汚染などが原因となることもある．菌血症では発熱や活気不良などの全身症状を認めることがあるが，症状がはっきりとしないこともあり注意が必要である．

黄色ブドウ球菌性毒素による感染症としては，新生児TSS（毒素性ショック症候群；toxic shock syndrome）様発疹症（neonatal TSS-like exanthematous disease：NTED），ブドウ球菌性熱傷様皮膚症候群（staphylococcal scalded skin syndrome：SSSS）やTSSがある．また，食中毒の原因ともなる．

1. ブドウ球菌性熱傷様皮膚症候群（SSSS）

6歳未満の小児，とくに乳児に多い疾患である．生後1日でも発症することがある．黄色ブドウ球菌の産生する表皮剥離毒素AとBによる疾患で，発熱，倦怠感，易刺激性などの全身症状を伴い，壊れやすい弛緩性の水疱が全身に出現し，表皮が剥離する．表皮剥離のため脱水症になることもある．熱感，顔面浮腫，口唇周囲のびらんがみられる．また，健常な皮膚に圧迫などの刺激を与えると，新たに水疱形成と表皮剥離をきたす（Nikolsky現象）．表皮剥離毒素のターゲットとなるデスモグレイン1は表皮のみに存在し，粘膜には存在しないため，SSSSは粘膜病変をきたさない．中毒性表皮壊死症（toxic epidermal necrolysis：TEN）もNikolsky現象を示すが，粘膜にも病変をきたす点でSSSSと異なる．

診断は臨床症状によって行い，感受性の確認のために培養も提出する．一般的には，10日間の抗菌薬治療を行う．治りが悪い場合には14日間治療することもある．抗菌薬治療と並行して，皮膚からの脱水を防ぐために補液し，びらん部は軟膏塗布などで治療する．SSSSは皮膚の浅層の病変であるため，瘢痕化することなく治癒する．

2. 毒素性ショック症候群（TSS）

黄色ブドウ球菌の外毒素による疾患である．原因となる外毒素としてはtoxic shock syndrome toxin-1（TSST-1）とstaphylococcal enterotoxin B（SEB）が知られている．かつては黄色ブドウ球菌に汚染されたタンポンの使用との関連が注目されたが，近年ではタ

ンポン使用と関係なく，身体のさまざまな部位で増殖した黄色ブドウ球菌によってTSSが発症することが判明している．

TSSでは，発熱，血圧低下，皮疹と多臓器障害（嘔吐，下痢，筋痛，非局在性の神経症状，結膜充血など）といった多彩な臨床像をとる．米国疾病予防管理センター（Centers for Disease Control and Prevention：CDC）から，ブドウ球菌によるTSSの臨床基準が提案されている（表4）[1]．

b コアグラーゼ陰性ブドウ球菌（CNS）

出生後72時間以内の早期に感染を起こすことは少なく，一般的にはカテーテル関連血流感染症や感染性心内膜炎の原因となる．CNSはヒトに常在するため，培養されて

表4 毒素性ショック症候群の臨床基準（米国CDCによる）

		臨床基準
発熱		38.9℃以上
低血圧		成人：収縮期血圧90 mmHg以下 16歳未満：年齢別に5パーセンタイル未満
皮疹		びまん性斑状紅斑
落屑		発症後1〜2週間で生じる とくに手掌と足底に出現
多臓器障害 （3項目以上該当）	消化器	嘔吐，下痢
	筋	激しい筋痛 CK＞正常の2倍以上
	粘膜	腟，口腔咽頭粘膜または結膜の充血
	腎	BUNまたは血清Crが正常の2倍以上，もしくは非感染性の膿尿（尿中白血球＞5/HPF）
	肝	血清ビリルビンまたはトランスアミナーゼの正常の2倍以上の上昇
	血液	血小板数が100,000/μL以下
	中枢神経	見当識障害または意識の変調．発熱や低血圧がなければ，神経巣症状はない

以下の検査で陰性を確認（必須ではない）
・別の病原体に対する血液培養または髄液培養（血液培養では黄色ブドウ球菌が陽性のこともある）
・ロッキー山紅斑熱，レプトスピラ症または麻疹に対する血清検査

【確診例】　発熱，低血圧，皮疹，落屑（落屑の前に患者が死亡しない場合），多臓器障害のすべてを満たす
【可能性例】確診例での項目のうち1つを満たさない

〔National Notifiable Diseases Surveillance System：Toxic Shock Syndrome(Other Than Streptococcal)(TSS)2011 Case Definition. 2021[1]〕

も汚染菌であることが多い．

03 微生物的特徴と診断方法は？

　ブドウ球菌属は80種類以上の種と亜種が知られている．Gram染色では陽性に染まる球菌で，房状に集簇する．環境中にも存在し，熱や乾燥に強い．臨床的には，黄色ブドウ球菌とCNSの2つが問題となる．

　ブドウ球菌の検出は，通常の培養検査で可能である．ブドウ球菌はヒトの皮膚や粘膜に常在する．皮膚をスワブなどで擦過して得た検体からブドウ球菌が検出された場合，汚染菌の可能性が高く，真の原因菌とは言い切れない．また長期に留置されていたドレーン先端部の培養では，ブドウ球菌を含め多種類の汚染菌が検出されるため，培養検体としては適切ではない．黄色ブドウ球菌は病原性が高いため，血液培養から検出した場合には必ず真の原因菌として対応する．

a 黄色ブドウ球菌

　コアグラーゼが陽性で，CNSと比べ病原性が高い．黄色ブドウ球菌は宿主からの免疫機構から回避する因子をもち，局所の組織障害を起こす．また多くの毒素を産生し，全身症状や感染部位以外にも症状をきたす．

b コアグラーゼ陰性ブドウ球菌（CNS）

　コアグラーゼが陰性で，黄色ブドウ球菌に比べ病原性は低い．*Staphylococcus lugdunensis* はCNSの一種だが，例外的に病原性が高く，黄色ブドウ球菌と同様の治療が求められる．

04 リスク因子と疫学は？

　黄色ブドウ球菌の保菌者は感染を起こしやすい．乳幼児はそれ自体が感染のリスクであり，1歳未満の乳児は年長児に比べ黄色ブドウ球菌による菌血症になりやすい．また，中心静脈カテーテルや異物などが体内にあると感染のリスクとなる．早産児，免疫不全者も感染のリスクとなる．

📖 文献

1) National Notifiable Diseases Surveillance System：Toxic Shock Syndrome (Other Than Streptococcal) (TSS) 2011 Case Definition. 2021 https://ndc.services.gov/case-definitions/toxic-shock-syndrome-2011/（2025.03.12 アクセス）

参考文献

- McMullan BJ, et al.：Clinical Management of *Staphylococcus aureus* Bacteremia in Neonates, Children, and Adolescents. *Pediatrics* 2020；146：e20200134［PMID：32759380］
- Frank KL, et al.：From clinical microbiology to infection pathogenesis: how daring to be different works for Staphylococcus lugdunensis. *Clin Microbiol Rev* 2008；21：111-133［PMID：18202439］
- Que Y, et al.：*Staphylococcus aureus*（Including Staphylococcal Toxic Shock Syndrome）. In：Bennet JE, et al.（eds）, *Mandell, Douglas, and Bennett's Principles and Practice of Infectious Diseases*, 9th ed, Elsevier, 2019：194, 2393-2431.e9
- Rupp ME, et al.：*Staphylococcus epidermidis* and Other Coagulase-Negative *Staphylococci*. In：Bennet JE, et al.（eds）, *Mandell, Douglas, and Bennett's Principles and Practice of Infectious Diseases*, 9th ed, Elsever, 2019：195, 2432-2443.e7

（村井健美）

Q&A

Q 臨床上，知っておいたほうがよい CNS には何がありますか？

A に，臨床上，知っておいたほうがよい CNS を示します．
Staphylococcus epidermidis の一部が分泌するセリンプロテアーゼ Esp が，黄色ブドウ球菌の定着やバイオフィルム形成を阻害することで，黄色ブドウ球菌の増殖を抑制していると考えられています．また，*S. lugdunensis*，*Staphylococcus hominis* と *S. epidermidis* が抗菌ペプチド（antimicrobial peptides：AMP）を産生し，皮膚での黄色ブドウ球菌の増殖を阻害することが判明しています．

 臨床上，知っておいたほうがよいコアグラーゼ陰性ブドウ球菌（CNS）

菌名	特徴
S. epidermidis	■ 表皮ブドウ球菌ともよばれ，ヒトの皮膚に存在するもっとも一般的な CNS． ■ 臨床検体から分離される CNS の最多を占める．
S. haemolyticus	■ CNS による感染症のうち，2番目か3番目に位置する原因菌． ■ *S. haemolyticus* によるアウトブレイクの多くは，NICU でみられる．
S. lugdunensis	■ 病原性が高く，治療は黄色ブドウ球菌に準じる．
S. saprophyticus	■ 腐性ブドウ球菌ともよばれ，約5〜10%の女性の直腸や泌尿生殖器に定着している． ■ CNS が尿路感染症の原因となることは少ないが，*S. saprophyticus* は性交経験のある若い女性の単純性尿路感染症の原因となる． ■ 男性の尿路感染症の原因となることはまれ． ■ 性行為や月経に続いて，尿路感染症を起こす．

Chapter 14 メチシリン耐性黄色ブドウ球菌

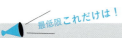

1. MRSA の標準治療はバンコマイシンである．
2. 市中型の MRSA である USA300 クローンは，NICU でも分離されている．
3. USA300 クローンは深い潰瘍を伴う皮膚軟部組織感染症を起こす．

01 適正抗菌薬と投与期間は？

メチシリン耐性黄色ブドウ球菌（methicillin-resistant *Staphylococcus aureus*：MRSA）は β-ラクタム系抗菌薬に耐性を示すため，それ以外の抗菌薬であるバンコマイシン，ダプトマイシン，リネゾリドやクリンダマイシンなどで治療される（表1，表2，表3）．トリメトプリム・スルファメトキサゾール（ST 合剤）は，日本では低出生体重児・新生児において禁忌となっている．米国では生後 2 か月未満の児への使用は，他に選択肢がない場合を除き，避けるように推奨されている．

バンコマイシンの歴史は長く，使用実績は豊富で，多くの研究結果がある．そのため，**バンコマイシンは新生児領域でも MRSA の標準治療として用いられている**．バンコマイシンを効果的に安全に投与するためには，バンコマイシンの血中濃度の

表1 体重別クリンダマイシン（静脈内・経口）投与量・投与間隔

体重	日齢	投与量・投与間隔
≦2 kg	≦28 日	5 mg/kg/回　8 時間ごと
	29～60 日	10 mg/kg/回　8 時間ごと
>2 kg	≦7 日	7 mg/kg/回　8 時間ごと
	8～60 日	10 mg/kg/回　8 時間ごと

表2 最終月経日齢（PMA）別バンコマイシン（静脈内）投与量・投与間隔

PMA*	投与量・投与間隔
<29 週	15 mg/kg/回　24 時間ごと
29～35 週	15 mg/kg/回　12 時間ごと
>35 週	15 mg/kg/回　8 時間ごと

＊ PMA：postmenstrual age．在胎週数＋出生後数週
血清 Cr 値ごとのバンコマイシン投与量は，付録 *p.324* を参照いただきたい．

モニタリングをしながら個別に調整する必要がある（therapeutic drug monitoring：TDM）[1]．1日の血中濃度曲線下面積/最小発育阻止濃度（area under the curve/minimum inhibitory concentration：AUC/MIC）≧400 を目標とする．

表3 体重別リネゾリド（静脈内・経口）投与量・投与間隔

体重	日齢	投与量・投与間隔
≦2 kg	≦7 日	10 mg/kg/回　12 時間ごと
	>7 日	10 mg/kg/回　8 時間ごと
>2 kg		10 mg/kg/回　8 時間ごと

AUC を求めるにはソフトウェアでの解析が必要だが，小児・新生児に対応した精度の高いソフトウェアの入手が困難なため，おおよその指標としてトラフ値≧10 μg/mL が提案されている[1]．初回トラフ値の測定は，4回目投与直前に測定する[1]．バンコマイシンは TDM を行うことで，投与量や投与間隔を調整し副作用を軽減し，かつ十分な効果を得ることが期待できる．また，バンコマイシンは腎機能障害をきたしやすく，中毒域と治療域が狭いため，過剰投与にならないよう腎機能ごとに投与量を調整する．

リネゾリドを長期に使用すると，血小板減少症などの血球減少の副作用を起こす．血球減少は治療開始後2週間までに出現することが多い．

各疾患の治療期間は「ブドウ球菌」の表2（☞ p.225）を参照いただきたい．

臨床像は？

MRSA により引き起こされる疾患の種類は，メチシリン感受性黄色ブドウ球菌（methicillin-susceptible *S. aureus*：MSSA）とほぼ同じであるが，一部 MRSA のほうが多い疾患がある．新生児 TSS 様発疹症はその1つである．

新生児 TSS（毒素性ショック症候群；toxic shock syndrome）様発疹症（neonatal TSS-like erythematous disease：NTED）は，新生児期に起こる黄色ブドウ球菌の産生する toxic shock syndrome toxin-1（TSST-1）による疾患であるが，多くは MRSA である．全身性の斑状紅斑，血小板減少（15 万/μL 未満）と軽度 CRP 上昇（1〜5 mg/dL）を認める．出生後1週間以内（数日以内が多い）に発症する．

微生物的特徴と診断方法は？

MRSA は β ラクタム系抗菌薬に耐性をもつ．β ラクタム系抗菌薬の作用点は，ペニ

シリン結合蛋白質（penicillin-binding protein：PBP）とよばれる細胞壁合成酵素である．MRSAではPBPが変異し，βラクタム系抗菌薬との親和性が低下している．この変異したPBPは染色体上の mecA とよばれる遺伝子にコードされ，PBP2' とよばれる．

MRSAには，入院患者から分離されるHA-MRSA（healthcare-associated MRSA）と，市中の健康なヒトや外来患者から分離されるCA-MRSA（community-associated MRSA）があり，それぞれ検出されるクローンには特徴がある．CA-MRSAのうち，米国ではUSA300とよばれるクローンがもっとも多く分離されている．USA300クローンは，毒素としてはPVL（Panton-Valentine leukocidin）やACME（arginine catabolic mobile element）を産生するのが特徴的である．USA300クローンは米国での報告が多かったが，日本でも分離されており，NICUでの感染例も認められている[2]．USA300クローンの特徴的な感染症としては，深い潰瘍を形成する皮膚軟部組織感染症がある．そのほか，侵襲性の全身感染症も引き起こす．

黄色ブドウ球菌がメチシリン耐性であるかの判定には，MSSAの発育を阻止する oxacillin や cefoxitin を含有した培地で培養し，発育するかで判定する．発育した場合にMRSAと判定される．また，PCR法などを用いて mecA 遺伝子を増幅し，直接検出する方法もある．

04 リスク因子と疫学は？

MRSAの院内感染のリスク因子としては，長期入院，抗菌薬の長期投与，集中治療室への入室，創傷の有無，人工物の留置などがあげられる．

📖 文献

1) 抗菌薬TDMガイドライン作成委員会，TDMガイドライン策定委員会抗菌薬小委員会（編）：抗菌薬TDM臨床実践ガイドライン2022　https://www.chemotherapy.or.jp/uploads/files/guideline/tdm2022.pdf（2024.08.19 アクセス）

2) Uehara Y, et al.：First report on USA300 outbreak in a neonatal intensive care unit detected by polymerase chain reaction-based open reading frame typing in Japan. *J Infect Chemother* 2019；25：400-403 [PMID：30595348]

3) Bozzella MJ, et al.：Impact of decolonization on methicillin-resistant *Staphylococcus aureus* transmission and infection in a neonatal intensive care unit. *Infect Control Hosp Epidemiol* 2019；**40**：1123-1127 [PMID：31362800]

4) Popovich KJ, et al.：SHEA/IDSA/APIC Practice Recommendation：Strategies to prevent methicillin-resistant Staphylococcus aureus transmission and infection in acute-care hospitals：2022 Update.

Infect Control Hosp Epidemiol 2023；**44**：1039-1067［PMID：37381690］

 参考文献

- Liu C, et al.：Clinical practice guidelines by the infectious diseases society of america for the treatment of methicillin-resistant Staphylococcus aureus infections in adults and children. *Clin Infect Dis* 2011；**52**：e18-e55［PMID：21208910］（Erratum in：*Clin Infect Dis* 2011；**53**：319［DOI：10.1093/cid/cir353］）

（村井健美）

Q&A

 退院時に MRSA の除菌は必要ですか？

 　退院時に，ルーチンで MRSA 保菌者を除菌すべきであるかどうか，明確なデータはありません．NICU 入院中の MRSA 保菌者に対して，除菌目的に，1日1回のクロルヘキシジン浴と，1日2回のムピロシンによる鼻腔内投与を5日間連続で行った後ろ向き研究では，除菌効果はみられませんでした[3]．また入院中の面会やカンガルーケアによって，患者から家族へと MRSA が伝播する可能性があります．その場合には，患者だけを除菌しても退院後の日常生活で家族との接触は頻繁であるため，再度，保菌する可能性もあります．

　2023 年に公開された「SHEA/IDSA/APIC Practice Recommendation：Strategies to prevent methicillin-resistant Staphylococcus aureus transmission and infection in acute-care hospitals：2022 Update」[4]では，退院後に MRSA 保菌者の除菌を検討するように勧告されています．除菌方法に決まったものはありませんが，月2回5日間のクロルヘキシジン浴，クロルヘキシジンによるうがいやムピロシン点鼻を6か月続ける記載があります．ただし小児でのデータは少なく，成人のデータをもとにした勧告です．

　クロルヘキシジンは新生児にも広く使用されている一方，未熟児では皮膚への刺激性や皮膚から吸収される懸念のため，慎重な使用が求められています．米国食品医薬品局（Food and Drug Administration：FDA）は，早産児および2か月未満の児への使用は注意するように指摘しています．

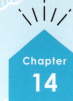

Chapter 14 腸球菌

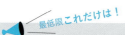

1. セファロスポリン系に自然耐性の細菌である．
2. アンピシリン感性であれば，第一選択となる．
3. VREが検出された場合は，厳重な感染対策が必要である．

01 適正抗菌薬と投与期間は？

Enterococcus faecalis はアンピシリン感性，*Enterococcus faecium* はアンピシリン耐性でバンコマイシン感性のことが多い．**ほとんどの腸球菌はアンピシリンまたはバンコマイシンで治療可能で，どちらに対しても感性であれば狭域のアンピシリンを第一選択とする**．感染性心内膜炎ではゲンタマイシン併用療法を行うが，ゲンタマイシン高度耐性の否定が必要となる．アンピシリンとバンコマイシンともに耐性を示す腸球菌は *E. faecium* で多く，検出した場合は感染症専門医に相談する．その場合はリネゾリド，ダプトマイシンなどが治療選択肢となる．バンコマイシン耐性腸球菌（vancomycin-resistant enterococci：VRE）でも，アンピシリンに感性であれば使用できる．なお，リネゾリドは長期使用で骨髄抑制の副作用を認めるため，血算をフォローアップする．またダプトマイシンは肺で失活する薬剤のため，肺感染症では使用しないのと，感受性検査が特殊なため，感染症専門医や細菌検査室と相談する．

投与期間は，尿路感染症で5〜7日間，菌血症で7〜10日間，髄膜炎で10〜14日間，感染性心内膜炎で6週間がめやすである．膿瘍やデバイス関連の感染の場合は，ドレナージやデバイス抜去などの感染巣のコントロールが重要である．

02 臨床像は？

発熱，活気不良，哺乳不良などの症状から疑われ，尿培養，血液培養で尿路感染症や

菌血症と診断されることが多い．**尿路感染症の場合は尿検査で膿尿がみられるが，腸球菌は亜硝酸は産生しないため，亜硝酸試験は陰性である**．菌血症の場合，臨床的な感染徴候がみられ，血液培養 2 セットが腸球菌陽性であれば，有意な原因菌とする．感染徴候がなく，2 セット中 1 セットのみ血液培養が陽性の場合は，コンタミネーションと判断されることもある．

感染性心内膜炎では，新規の心雑音聴取，播種病変の有無を確認する．血液培養が陽性の場合は，抗菌薬投与後，再検して陰性を確認する．血液培養が持続陽性となる場合は，心臓超音波で感染性心内膜炎の評価を行う．血行性に髄膜炎をきたすこともある．

03 微生物学的特徴と診断法は？

腸球菌は連鎖状 Gram 陽性球菌で，消化管の常在細菌叢である．ヒトに症状を引き起こすおもな腸球菌は，*E.faecalis*，*E.faecium* で，通常の生化学的な細菌検査で確定できる．それ以外の一部の腸球菌は，同定に質量分析や遺伝子検査が必要なことがある．臨床で使用頻度の高いセファロスポリン系に自然耐性であることが特徴である．また，発育阻止濃度と殺菌濃度が乖離して殺菌されづらい現象のトレランスがみられる細菌である．

感染性心内膜炎ではアミノグリコシド系抗菌薬の併用療法が推奨される．併用する場合，細菌検査室に依頼してゲンタマイシン高度耐性〔最小発育阻止濃度（minimum inhibitory concentration：MIC）≧ 500 μg/mL〕の感受性試験を行う．高度耐性の場合，セフトリアキソンなどの併用が選択肢となる．セフトリアキソンは自然耐性であるが，トレランスの克服として，2 剤目の追加で異なるペニシリン結合蛋白を標的とすることで治療効果が高まると考えられている．なお，セフトリアキソン単剤での治療は推奨されない．また，新生児の高ビリルビン血症では，セフトリアキソンが核黄疸のリスクとなるため，使用は避ける．

VRE は近年，薬剤耐性菌として問題となっており，厳重な感染対策が必要である．プラスミド上の耐性遺伝子（*vanA*，*vanB*）による細菌間の耐性機序の伝播によって，VRE は拡がりやすい．一方で，バンコマイシン自然耐性の腸球菌（*Enterococcus gallinarum*，*Enterococcus casseliflavus*）は染色体上に耐性遺伝子（*vanC*）をもつが，耐性遺伝子の拡散はしづらいので VRE としての感染対策は不要である．国内の感染症法上は，バンコマイシン MIC ≧ 16 μg/mL で VRE と定義されている．一方，国内の医療機関で採

用されている米国臨床・検査標準協会（Clinical and Laboratory Standards Institute：CLSI）による感受性の判定基準は，バンコマイシン MIC ≧ 32 μg/mL で耐性判定となり，基準値が異なっているため注意する．VRE の治療は一部の感受性検査が特殊なこともあるため，感染症専門家に相談する．

リスク因子と疫学は？

消化管，泌尿器，血管内カテーテルなどの医療器具，創部などが侵入門戸となる．腸球菌が感染性心内膜炎の原因菌となるのは，大腸癌などの併発により消化管粘膜が破綻している成人では多くみられるが，小児ではまれである．

VRE の日本国内での報告はまれであったが，近年，報告が増えている．尿や便などに常在するプラスミド性の細菌で，感染症を発症していなくても保菌した状態で拡散するため，アウトブレイクに気づくのが困難な場合も多い．普段から感染対策に気をつけて，オムツ交換時の感染対策や廃棄物の管理を徹底することが重要である．

（堀越裕歩）

 Q&A

 Q VRE はどのような人で気をつけたらよいですか？

 A 国内の小児では，VRE はまれです．しかし時折，成人で施設内アウトブレイクがみられます．また，海外で医療を受けた人などで保菌していることがあります．

Chapter 14 セレウス菌

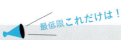

1. 環境中の常在菌であるが，アルコールで死滅しない．
2. ハイリスク患者では，原則，真の菌血症として扱う．
3. 侵襲性感染症の場合，カテーテルを含む人工物を抜去する．

01 適正抗菌薬と投与期間は？

バンコマイシンに感受性を示すことが多い．新生児では，初期投与量は修正週数に応じて 表1 に示すような投与間隔とする．3回投与後（4回目投与前）のトラフ値を測定し，薬物血中濃度モニタリング（therapeutic drug monitoring：TDM）を行うことが望ましい．セレウス菌（*Bacillus cereus*）に対する治療のためのバンコマイシンの目標トラフ値に定まったものはなく，バンコマイシンの一般的な目標トラフ値 10〜15 μg/mL〔血中濃度曲線下面積／最小発育阻止濃度（area under the curve/ minimum inhibitory concentration：AUC/MIC）400〜600 μg・時 /mL〕に設定することが多い．

セレウス菌はβラクタマーゼを産生し，カルバペネム系以外のβ-ラクタム系薬には耐性である．ほかには，アミノグリコシド系，メロペネム，ニューキノロン系にも感受

表1 新生児に対するバンコマイシン投与量・投与間隔

		在胎 28 週以下		在胎 29 週以上（≦日齢 13)	
髄膜炎以外	Cr 0.5 未満	15 mg/kg/ 回	12 時間ごと	Cr 0.7 未満 15 mg/kg/ 回	12 時間ごと
	0.5〜0.7	20 mg/kg/ 回	24 時間ごと	0.7〜0.9 20 mg/kg/ 回	24 時間ごと
	0.8〜1.0	15 mg/kg/ 回	24 時間ごと	1.0〜1.2 15 mg/kg/ 回	24 時間ごと
	1.1〜1.4	10 mg/kg/ 回	24 時間ごと	1.3〜1.6 10 mg/kg/ 回	24 時間ごと
	1.4<	15 mg/kg/ 回	48 時間ごと	1.6< 15 mg/kg/ 回	48 時間ごと
髄膜炎 （体重＞2 kg）	≦日齢 7	10 mg/kg/ 回 8 時間ごと，または，15 mg/kg/ 回 12 時間			
	日齢 8〜60	10〜15 mg/kg/ 回 8 時間ごと			

性をもつことが多い．バンコマイシンを使用できなくなった場合の第二選択薬として，メロペネム 20〜30 mg/kg/回 8 時間ごとを使用することが多い．

セレウス菌は芽胞を形成して人工物に固着する菌のため，**血流感染症の場合は速やかにカテーテルを抜去する**．治療期間に関するデータは限られているが，新生児の場合は抜去から 14 日間の抗菌薬投与が望ましい．

02 臨床像は？

夏場によく増殖し，増殖した菌が産生する毒素によって，ヒトに対して下痢や嘔吐の食中毒を起こすことが知られている．

一方，日和見感染の原因微生物として，血液腫瘍患者や早産児などでは菌血症を伴う髄膜炎や心内膜炎，肺炎を引き起こす．予後は不良であり，とくに極低出生体重児では突然の全身状態不良で発症し，急速に進行して数時間〜数日以内に死亡に至るため，疑った際には迅速な抗菌薬投与が必要である．

03 微生物学的特徴と診断法は？

セレウス菌は，バチルス属（*Bacillus* spp.）に属する偏性好気性の芽胞形成能をもつ Gram 陽性桿菌である．土壌，塵埃，汚水などのありふれた環境細菌で，腸管内や調製粉乳を含めた乳製品中にも存在している．増殖の不都合な環境（高温，乾燥など）では，芽胞の状態で生存する．**この芽胞は熱に強く，100 ℃ 30 分間の加熱でも死滅しない**．またアルコールにも抵抗性を示すため，通常の消毒による除菌は困難である．血液培養採取時などは，穿刺部を物理的に擦ることで除去する．

侵襲性感染の場合，血液などの無菌検体の培養で検出することができるが，前述のように環境中に広く存在するため，汚染菌としてコンタミネーションと判断される頻度も高い．実際の臨床現場において新生児では困難であることが多いが，本来は血液培養を 2 セット採取することが望ましい．Gram 染色像は大型の陽性桿菌で，両端は直角，通常連鎖する．バチルスセレウス選択培地を用いると，セレウス菌か，より汚染菌が疑わしいそれ以外のバチルス属であるかを早期に判断することが可能である．

04 リスク因子と疫学は？

　侵襲性感染のリスク因子として，高齢者，早産児，免疫不全者が知られている．また，人工呼吸器や血管内デバイス，病棟の環境表面やリネン，医療従事者の手指，母乳や調製粉乳といった環境中に芽胞を形成して存在し，新生児への保菌や感染が起こる．

　環境中の常在菌であり，食中毒の原因微生物としては症状が軽症かつ短時間で自然軽快する病態であるため，検査に提出されたり同定されたりすることも少なく，その疫学は不明である．侵襲性感染症としてもハイリスク患者にのみ起こり，その中でもまれな原因微生物である．

文献
1) 林　俊治，他：クリーニング店に持ち込まれる衣類の微生物汚染に起因する感染事故リスクとその防止法の検討．厚生労働科学研究費補助金（健康安全・危機管理対策総合研究事業）総括研究報告書，2020　https://mhlw-grants.niph.go.jp/project/149876（2024.05.31 アクセス）

参考文献
- Labuda SM, et al.：Bacillus cereus and Other Bacillus Species. In：Cherry JD, et al.(eds), *Feigin and Cherry's Textbook of Pediatric Infectious Diseases*, 8th ed, Elsevier, 2018：942-946
- Bottone EJ：Bacillus cereus, a volatile human pathogen. *Clin Microbiol Rev* 2010；**23**：382-398 ［PMID：20375358］
- Lotte R, et al.：Bacillus cereus Invasive Infections in Preterm Neonates：an Up-to-Date Review of the Literature. *Clin Microbiol Rev* 2022；**35**：e0008821 ［PMID：35138121］
- Enosi Tuipulotu D, et al.：Bacillus cereus：Epidemiology, Virulence Factors, and Host-Pathogen Interactions. *Trends Microbiol* 2021；**29**：458-471 ［PMID：33004259］

（舟越葉那子）

 リネンを洗濯していても，セレウス菌が残っていることがありますか？

　病院で使用するシーツやタオルなどのリネンがセレウス菌で汚染され，アウトブレイクを起こした報告は複数あります．厚生労働省令で定められた洗濯物の消毒方法条件の1つである「洗濯洗剤＋80℃以上の熱湯に10分以上」の条件であっても，セレウス菌を死滅させることはできません．業務用洗濯機が汚染されると洗濯後のリネンも汚染されるため，洗濯機を定期的に洗浄し，芽胞を除去する必要があります[1]．

Chapter 14 多剤耐性菌

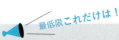

1. ESBL産生菌は，カルバペネム系抗菌薬が第一選択薬である．
2. AmpCラクタマーゼ過剰産生菌は，セフェピム，カルバペネム系抗菌薬が治療選択肢となる．
3. 接触感染対策，水回りの汚染対策が感染管理の基本となる．

01 適正抗菌薬と投与期間は？

　多剤耐性菌とは，多くの抗菌薬に耐性をもつ菌である．耐性には，もともと特定の抗菌薬が効かない自然耐性と，細菌の性質が変わって抗菌薬が効かなくなる獲得耐性があるが，その両方のパターンを示す菌もある．多剤耐性菌は，カルバペネム耐性腸内細菌目細菌（carbapenem-resistant *Enterobacterales*：CRE），多剤耐性アシネトバクター，多剤耐性緑膿菌（multi-drug-resistant *Pseudomonas aeruginosa*），バンコマイシン耐性黄色ブドウ球菌（vancomycin-resistant *Staphylococcus aureus*）などがあげられる．本稿では，このうちメチシリン耐性黄色ブドウ球菌（methicillin-resistant *S.aureus*：MRSA）を除く耐性菌について述べる．

　緑膿菌はペニシリン系，セファロスポリン系抗菌薬をはじめとした多くの薬剤に対して自然耐性である．**ピペラシリン，ピペラシリン・タゾバクタム，セフタジジム，セフェピム，カルバペネム系抗菌薬に対しては，獲得耐性がなければ感受性があり，感受性結果を参考にして抗菌薬を選択する**（表1）．

　Serratia marcescens（*S. marcescens*）はペニシリン系，第1・第2世代セファロスポリン系抗菌薬に自然耐性がある．**第3世代以降のセファロスポリン系抗菌薬には本来，感受性があるが，後述するAmpC β-ラクタマーゼを染色体性にもっており，治療中の耐性化に注意が必要である**．

　Acinetobacter baumanii（*A. baumanii*）も緑膿菌と同様，多くの薬剤に対して自然耐性

表1 多剤耐性 Gram 桿菌に用いるおもな薬剤の用法・用量

薬剤	体重	日齢	投与量・投与間隔
セフェピム	≦2 kg	≦28 日	30 mg/kg/回 12 時間ごと
		29〜60 日	50 mg/kg/回 8 時間ごと
	>2 kg	≦28 日	50 mg/kg/回 12 時間ごと
		29〜60 日	50 mg/kg/回 8 時間ごと
ピペラシリン・タゾバクタム	≦2 kg	≦28 日	100 mg/kg/回 8 時間ごと
		29〜60 日	80 mg/kg/回 6 時間ごと
	>2 kg	≦60 日	80 mg/kg/回 6 時間ごと
メロペネム	≦2 kg	≦14 日	20 mg/kg/回 12 時間ごと
		15〜60 日	20 mg/kg/回 8 時間ごと
	>2 kg	≦14 日	20 mg/kg/回 8 時間ごと
		15〜60 日	30 mg/kg/回 8 時間ごと

であり，耐性獲得もしばしばみられる．成人をはじめとして，広域セファロスポリン系抗菌薬やアンピシリン・スルバクタム（スルバクタムに感受性がある）での治療実績が報告されてきているが，**新生児領域では現状，カルバペネム系抗菌薬での治療が安全だと考えられる．**

Stenotrophomonas maltophilia（*S. maltophilia*）は**カルバペネム系抗菌薬に自然耐性**であり，他の多くの抗菌薬に対しても耐性をもっている．スルファメトキサゾール・トリメトプリム（ST）合剤が第一選択薬だが，新生児では核黄疸のリスクがあるため，通常は禁忌である．代替薬はテトラサイクリン系やフルオロキノロン系抗菌薬だが，これらも新生児には禁忌である．まずは真に感染症の原因菌かどうかを慎重に検討し，原因菌であれば感染症専門医に相談する．

β-ラクタマーゼの種類と感受性のある薬剤を **表2** に示す[1]．

基質特異性拡張型 β-ラクタマーゼ（extended spectrum β-lactamase：ESBL）は Gram 陰性桿菌が獲得する β-ラクタマーゼであり，ペニシリン系やセファロスポリン系抗菌薬に耐性をもつ．**ESBL 産生菌に対してもっとも治療実績がある薬剤はカルバペネム系抗菌薬である．**

AmpC β-ラクタマーゼは，ペニシリン系と第 3 世代までのセファロスポリン系抗菌薬に耐性の β-ラクタマーゼである．セフェピムやカルバペネム系抗菌薬には感受性で

表2 β-ラクタマーゼと感受性のある薬剤

	セフォタキシム	セフェピム	ピペラシリン・タゾバクタム	カルバペネム系抗菌薬
AmpCラクタマーゼ産生菌	×	○	×	○
ESBL産生菌	×	×	×	○
カルバペネマーゼ産生菌	×	×	×	×

ESBL：基質特異性拡張型β-ラクタマーゼ

ある．染色体性とプラスミド性の2通りがあるが，**染色体性に保有している菌では，治療開始時には第3世代セファロスポリン系抗菌薬に感受性があっても，抗菌薬投与によりAmpCβ-ラクタマーゼの過剰産生が誘導され，治療中に耐性化する可能性がある**．AmpCを染色体性に保有する菌を表3に示す．これらの菌の侵襲性感染症や長期間治療が必要な例では，セフェピムやカルバペネム系抗菌薬での治療が望ましい．

表3 染色体性にAmpCβ-ラクタマーゼを有しているおもな腸内細菌目細菌

- *Enterobacter cloacae*
- *Klebsiella aerogenes*
- *Citrobacter freundii*
- *Serratia marcescens*
- *Morganella morganii*

CREはカルバペネム系を含むβ-ラクタム系抗菌薬耐性である．**カルバペネマーゼ産生腸内細菌目細菌（carbapenemase-producing *Enterobacterales*：CPE）と，ESBLやAmpC β-ラクタマーゼを産生する菌が他の耐性機序でカルバペネム耐性も獲得しているものがある**．成人ではカルバペネム耐性菌に対する新規抗菌薬の開発が進んでいるが，新生児領域で利用可能な薬剤はまだない．そのため治療には，感受性のある他薬剤（フルオロキノロン系，アミノグリコシド系など）に，高用量のカルバペネム系抗菌薬を併用することになるため，感染症専門医に相談する．

治療期間は，それぞれの感染臓器の治療期間に準じる．多剤耐性菌は，治療に失敗すると次の治療選択肢が存在しない可能性があるので，標準的な治療期間のなかで，より長めの治療期間を採用する．

02 臨床像は？

発熱，活気不良，哺乳不良などの症状から感染症を疑われることが多い．感染症病名

は，菌血症，尿路感染症，肺炎，髄膜炎，腹腔内感染症など多岐にわたる．緑膿菌やセラチア，エンテロバクター，シトロバクターによる感染症の場合は，菌血症を生じたときに髄膜炎や脳膿瘍を合併していることも多い．

03 微生物学的特徴と診断法は？

前述の細菌の多くは，一般的に生化学的な細菌学的検査で同定可能である．緑膿菌，A. baumanii, S. maltophilia, セラチアは湿潤環境中に広く分布しており，他の菌も環境中や腸管内に存在している．

ESBL 産生菌はペニシリン系とセファマイシン系以外のセファロスポリン系抗菌薬に耐性で，カルバペネム感受性のときに疑われる．クラブラン酸で阻害される（阻止円ができる）ことで確認される．プラスミドを介して，耐性遺伝子が菌種を超えて伝播するため，伝播の抑制が重要である．

AmpC β-ラクタマーゼ産生菌はペニシリン系に加えて，第 1〜第 3 世代のセファロスポリン系にも耐性で，第 4 世代セファロスポリン系とカルバペネム系に感受性を示すときに疑われる．ボロン酸で阻害されることで確認できる．

CRE は，**表 4**[2]のような基準で定義される．近年，ESBL やカルバペネマーゼの一部は耐性遺伝子を PCR 法で検出する手法も存在する．

表 4 カルバペネム耐性腸内細菌目細菌（CRE）の基準

次のア，イのいずれかに該当すること

ア．メロペネムの MIC 値が 2 μg/mL 以上であること，またはメロペネムの感受性ディスクの阻止円の直径が 22 mm 以下であること

イ．次のいずれにも該当することの確認
  a．イミペネムの MIC 値が 2 μg/mL 以上であること，またはイミペネムの感受性ディスクの阻止円の直径が 22 mm 以下であること
  b．セフメタゾールの MIC 値が 64 μg/mL 以上であること，またはセフメタゾールの感受性ディスクの阻止円の直径が 12 mm 以下であること

MIC：最小発育阻止濃度
〔厚生労働省：カルバペネム耐性腸内細菌目細菌感染症．感染症法に基づく医師の届け出のお願い[2]〕

04 リスク因子と疫学は？

　多剤耐性菌による感染症は，医療関連感染症として起こることが多い．**母体の耐性菌保菌，未熟な皮膚や腸管からの侵入，血管内カテーテルや気管チューブなどのデバイスの存在，抗菌薬使用による耐性菌の選択がリスク因子となる**．

　なかでも ESBL 産生菌は成人での保菌率も高く，母体からの垂直伝播によって獲得していることがある．一方で，AmpC β-ラクタマーゼ産生菌による感染症は，抗菌薬の使用によって耐性が誘導されることが多い．そのため，新生児領域での ESBL 産生菌と AmpC β-ラクタマーゼ産生菌の感染症では，後者のほうが発症時期は遅く，基礎疾患も複雑であるという報告もある[3]．

　多剤耐性菌のうち，CRE 感染症，薬剤耐性アシネトバクター感染症が感染症法における五類全数報告疾患であり，薬剤耐性緑膿菌感染症は基幹定点医療機関が届け出るものである[2]．本項であげた耐性菌は環境中の常在菌や腸内細菌であり，オムツ管理，接触感染対策，水回りの汚染対策が基本となる．受動的なサーベイランスで検出が明らかに増加している場合やアウトブレイクの場合は，能動的なサーベイランスを検討する．

文献

1) Rodríguez-Baño J, et al.：Treatment of Infections Caused by Extended-Spectrum-Beta-Lactamase-, AmpC-, and Carbapenemase-Producing Enterobacteriaceae. *Clin Microbiol Rev* 2018；**31**：e00079-17［PMID：29444952］
2) 厚生労働省：感染症法に基づく医師の届け出のお願い．https://www.mhlw.go.jp/stf/seisakunitsuite/bunya/kenkou_iryou/kenkou/kekkaku-kansenshou/kekkaku-kansenshou11/01.html（2024.08.20 アクセス）
3) 山中崇之，他：全国の小児医療施設における薬剤耐性グラム陰性桿菌による 侵襲性感染症の調査．日新生児成育医会誌 2018；**30**：121-128
4) Pierce VM, et al.：Modified Carbapenem Inactivation Method for Phenotypic Detection of Carbapenemase Production among Enterobacteriaceae. *J Clin Microbiol* 2017；**55**：2321-2333［PMID：28381609］

〈山中崇之〉

Q&A

Q カルバペネム耐性腸内細菌目細菌（CRE）とカルバペネマーゼ産生腸内細菌目細菌（CPE）の関係は？

A CREとCPEは同一ではありません．

図aに示すように，CREとCPEは必ずしもイコールではなく，CREのなかでもESBLやAmpC β-ラクタマーゼを産生する菌が，他の耐性機序（外膜蛋白の変異など）でカルバペネム耐性も獲得しているものは，カルバペネマーゼを産生していなくてもカルバペネム耐性となります．一方で，カルバペネマーゼを産生しているにもかかわらず，薬剤感受性検査でカルバペネム感性と判定されてしまうCPEも存在します．このようなCPEはカルバペネム系抗菌薬で治療しても臨床的には失敗してしまうため，これらをいかに見出すかが重要です．第3世代セファロスポリン系抗菌薬に耐性を示したり，イミペネムとメロペネムに対する最小発育阻止濃度が 1 μg/mL 以上だったりする場合は，CPEを検出する検査（RAPIDEC® CARBA NP 検査キットやmodified Carbapenem Inactivation Methodなど）を追加します[4]．前述したように，近年ではカルバペネマーゼを迅速検査やPCR法で検出する方法もあります．

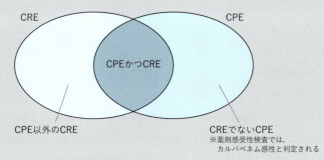

図a カルバペネム耐性腸内細菌目細菌（CRE）とカルバペネマーゼ産生腸内細菌目細菌（CPE）の関係

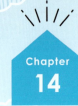

Chapter 14 先天性結核

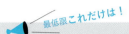

1. 母親の結核の病型や治療状況から，児が発病するリスクを見積もる．
2. 出生時は無症状のことが多い．
3. 父母が外国人の場合，海外居住歴とその国の耐性菌の情報を確認する．

01 適正抗菌薬と投与期間は？

　胎内で結核菌（*Mycobacterium tuberculosis*）に感染し，その後，発病に至ったものを先天性結核という．**児の検査や治療，感染対策を考えるにあたって，はじめに児が発病するリスクを見積もる．**

a 先天性結核のリスクが高い場合

　母親が妊娠中に空洞病変を伴う肺結核を発症し，治療開始から2か月未満で児が出生した場合，もしくは母親が妊娠中に粟粒結核や肺外結核であった場合などが該当する．児に対して先天性結核の評価を行い，活動性結核が疑われた場合，その診断に応じた治療を開始する．

　おもに用いられる抗結核薬はイソニアジド（INH），リファンピシン（RFP），ピラジナミド（PZA），エタンブトール（EB）である（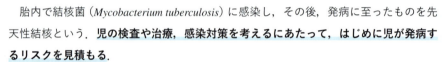）[1]．初期治療としてINH/RFP/PZA（±EB）を2か月間投与し，INH/RFPをさらに4か月継続するのが基本的な治療レジメンである．結核性髄膜炎や粟粒結核，骨関節結核などの場合は，初期治療にEBを加え，さらに治療期間も長くなる．

　日本で先天性結核を診療する機会はきわめてまれであり，疑われる場合は小児結核診療が豊富な施設に相談もしくは搬送する．先天性結核の評価を行い，活動性結核が除外された場合は，潜在性結核感染症としてINH予防内服を開始する．3〜4か月後にツベルクリン反応検査を行い，陽性であれば，結核を発病していないか胸部X線などを用いて再度，評価する．ここで活動性結核が否定されても，潜在性結核感染症として合計

表1 先天性結核に対する投与量・投与間隔

薬剤	投与量・投与間隔
イソニアジド（INH）	10〜15 mg/kg/回　24時間ごと
リファンピシン（RFP）	5〜20 mg/kg/回　24時間ごと
ピラジナミド（PZA）	30 mg/kg/回　24時間ごと
エタンブトール（EB）	15〜25 mg/kg/回　24時間ごと

〔Bradley JS, et al.(eds)：*Nelson's Pediatric Antimicrobial Therapy*. 30th ed, American Academy of Pediatrics, 2024[1]〕

6か月，もしくは9か月間のINH予防内服を完遂する．ツベルクリン反応検査が陰性であれば結核感染は否定されたと判断し，INH予防内服は終了可能である．

b 先天性結核のリスクが低い場合

母親に対して2か月以上治療が行われたのちに出生した場合や，母親の喀痰塗抹検査で結核菌陰性化を確認したのちに出生した場合などが該当する．児の評価は行うが，INH予防内服は不要である．

c 母親が潜在性結核感染症の場合

後述する母体の検査のみで，児の特別な検査や治療は不要である．

02 臨床像は？

呼吸障害，肝脾腫，発熱が頻度の高い症状である．その他，リンパ節腫脹，哺乳不良，活気不良，過敏性亢進，腹部膨満，発育不良，耳漏，皮疹，黄疸，けいれんなどを認めることがある．**無症状で出生し，生後2〜3週に発症することが多い**．そのため，生後約1か月程度は症状が出現しないか注意を払う必要がある．

03 微生物学的特徴と診断法は？

母親が結核菌に感染したのち，一部の症例では結核菌が血行性に子宮内膜に転移する．感染した胎盤から臍帯静脈に菌が混入する，もしくは菌に汚染された羊水を児が吸引することで胎児への感染が成立する．先天性結核の診断基準として，Cantwellの基準（**表2**）[2]が用いられることが多い．母児に行うべき検査を**表3**[3]に示す．胸部X線は，出生時に正常であっても，後になって発病して異常所見を認めることが多い．先天

表2 先天性結核の診断基準

児から結核菌が同定され，かつ以下のうち1つ以上を満たす．
① 生後1週以内に結核病変を認める
② 肝臓に初期変化群または乾酪性肉芽腫を認める
③ 胎盤または母体の生殖臓器に結核病変を認める
④ 出生後の接触者に対して検査を行い，出生後の感染を除外する

〔Cantwell MF, et al.：Brief report：Congenital tuberculosis. *N Engl J Med* 1994；**330**：1051-1054[2]〕

表3 先天性結核の検査

対象	検査
母体	■ 胎盤および子宮内膜組織の病理検査，結核菌培養検査 ■ 胸部X線または胸部CT（排菌の評価） ■ 羊水の塗抹検査，培養検査，結核菌遺伝子検査
児	■ 胃液の塗抹検査，培養検査，結核菌遺伝子検査（出生時：可能ならば3日間連続で実施する） ■ 気管内吸引痰の塗抹検査，培養検査，結核菌遺伝子検査（挿管されている場合） ■ 血液検査（血算，生化学） ■ 胸部X線 ■ ツベルクリン反応検査 ■ 腹部超音波検査 ■ IGRA（採血量が多いため可能な範囲で実施する） ■ 髄液検査（可能な範囲で実施する） ■ 髄液の塗抹検査，培養検査，結核菌遺伝子検査（可能な範囲で実施する）

IGRA：インターフェロンγ遊離試験
〔令和2年度日本医療研究開発機構委託研究開発費 新興・再興感染症に対する革新的医薬品等開発推進研究事業「結核低蔓延化を踏まえた国内の結核対策に資する研究」分担研究「低まん延下における小児結核診療／対策体制に関する検討」班：小児結核診療のてびき（改訂版）．令和3年3月[3]より一部改変〕

性結核の約半数で粟粒結核もしくは結節影の所見を示す．腹部超音波検査では，肝門部リンパ節腫大，肝脾腫などを評価する．児が気管挿管されている場合は気管内吸引痰もしくは気管支肺胞洗浄液を採取し，塗抹検査，培養検査，結核菌遺伝子検査を行う．ツベルクリン反応検査は陰性であっても結核感染は否定できない．インターフェロンγ遊離試験（interferon-gamma release assay：IGRA）は偽陰性の可能性がある点に注意する．

04 リスク因子と疫学は？

　母親の結核の病型や治療状況によって，児の感染リスクは異なる．前述のように，母

親が妊娠中に粟粒結核または肺外結核に罹患した場合では，結核菌が子宮内膜および胎盤に血行性転移している可能性があるため，児の感染リスクは高いと考えられる．また，母親が未治療もしくは治療開始から間もない時期に分娩に至った場合も，感染リスクは高いと考えられる．

　日本の4歳以下の結核罹患率は0.3〜0.6（人口10万人対）であり，世界でもっとも小児結核罹患率の低い国の1つである．重症結核である粟粒結核および結核性髄膜炎も年間0〜2人と報告されている．また4歳以下の結核患者のうち，海外での出生は7〜29％を占める．**多剤耐性結核菌が蔓延している国もあるため，父母の海外居住歴および，その国における耐性菌の状況は必ず確認する．**

文献

1) Bradley JS, et al.(eds)：*Nelson's Pediatric Antimicrobial Therapy*. 30th ed, American Academy of Pediatrics, 2024
2) Cantwell MF, et al.：Brief report: congenital tuberculosis. *N Engl J Med* 1994；**330**：1051-1054 [PMID：8127333]
3) 令和2年度日本医療研究開発機構委託研究開発費 新興・再興感染症に対する革新的医薬品等開発推進研究事業「結核低蔓延化を踏まえた国内の結核対策に資する研究」分担研究「低まん延下における小児結核診療/対策体制に関する検討」班：小児結核診療のてびき（改訂版）．令和3年3月　https://jata.or.jp/dl/pdf/data/syouni_tebiki_202103.pdf（2024.12.06アクセス）

（米田　立）

Q&A

 先天性結核疑いの児に対する感染対策はどうすればよいでしょうか？

 　一般に，先天性結核の新生児が排菌している可能性は低いとされていますが，排菌が疑われる場合は陰圧個室に隔離します．羊水や胃液（挿管されている場合は気管内吸引痰）の塗抹検査で3回陰性を確認できれば，隔離は解除できることが多いです．また，母親が結核治療中の場合でも，母乳栄養は可能です．ただし乳腺結核がある場合は，健側の母乳を使用します．母親が排菌していないことが確認できるまでは，母児接触は避けるようにします．母親の同居者（父親など）は，活動性結核に罹患していないことを確認してから児と面会するべきでしょう．

Chapter 14 梅毒トレポネーマ

> 最低限これだけは！
>
> ① 妊娠中の梅毒が適切に治療されているかを確認する．
> ② 先天梅毒の治療はベンジルペニシリンで行う．
> ③ RPRは，母体と出生児を同一検査方法の半定量で比較することが重要である．

01 適正抗菌薬と投与期間は？

　日本小児感染症学会による「先天梅毒診療の手引き2023」[1)]では，**先天梅毒の診断を確実性によって，① proven or highly probable，② possible，③ less likely，④ unlikely，の4つに分け，それぞれに応じた治療を推奨している**（表1）．

a 診断

1. Proven or highly probable

　①先天梅毒を疑う身体所見がある場合，②出産時の児のRPR（rapid plasma reagin）が出産時の母体のRPRよりも倍数希釈法で4倍以上高い場合（自動化法では1.5～2倍以上がめやす），③胎盤・臍帯・病変部・体液などの検体を用いた暗視野顕微鏡または特殊染色による鏡検やPCR検査陽性の場合，のいずれかを満たす場合には，先天梅毒の可能性が非常に高い（proven or highly probable）と考えられる．

　追加検査として，血算のほか神経梅毒の評価としての髄液検査（RPR，細胞数，蛋白）を実施し，また長管骨X線写真撮影で骨変化の有無を確認する．先天梅毒では感音性難聴や実質性角膜炎をきたすことがあるため，聴性脳幹反応（auditory brainstem response：ABR）や眼底の評価も行う．ほかに，頭部画像検査や腹部超音波検査などを検討する．

2. Possible

　①母体が未治療の場合や治療状況が不明の場合，②不十分な治療，③治療期間が分娩前の4週にかかる場合，④母体の再燃または再感染が疑われる場合，のいずれかを満たす場合には先天梅毒の可能性がある（possible）．

表1 先天梅毒の治療

状態	薬剤
Proven or highly probable	ベンジルペニシリンカリウム 10 日間静注
Possible[*1]	ベンジルペニシリンカリウム 10 日間静注 　または ベンザチンペニシリン単回筋注
Less likely[*2]	治療不要またはベンザチンペニシリン単回筋注
Unlikely[*3]	治療不要またはベンザチンペニシリン単回筋注

用法・用量	■ ベンジルペニシリンカリウム 　5 万単位/kg/回 静注 12 時間ごと（～日齢 7） 　5 万単位/kg/回 静注 8 時間ごと（日齢 8〜10）	■ ベンザチンペニシリン 　5 万単位/kg/回 単回筋注

[*1] 以下のいずれかの場合は，ベンジルペニシリンカリウム 10 日間静注を行う
　・髄液検査（RPR，細胞数，蛋白）の異常
　・血算（白血球分画，血小板数）の異常
　・長管骨 X 線の異常
　・フォローアップが不確実

[*2] フォローアップが可能で，かつ以下のいずれかの場合は，無治療で経過観察可
　・母親が早期梅毒：治療後 RPR が 1/2 以下に減少
　・母親が潜伏梅毒：RPR が 4.0 以下

[*3] 以下の場合はベンザチンペニシリン単回筋注を行う
　・児が非トレポネーマテスト陽性かつフォローアップが不確実

〔「先天梅毒診療の手引き 2023」作成委員会（編）：先天梅毒診療の手引き 2023（第 2 版）．日本小児感染症学会，2024[1)]〕

追加検査として，血算，髄液検査（RPR，細胞数，蛋白），長管骨 X 線写真撮影を行う．

3. Less likely

母体が前述の条件のいずれにも該当せず，治療終了から分娩まで 4 週以上経過しており，治療後に母体に再燃または再感染を疑う臨床症状や検査所見がない場合は先天梅毒の可能性は低く，less likely と診断される．

4. Unlikely

母体が妊娠前に梅毒の十分な治療を受けていて，妊娠後も再燃または再感染を疑う所見がない場合（母体の RPR が自動化法で 4.0 以下，倍数希釈法で 4 倍未満や陰性が持続）は先天梅毒の可能性は低い（unlikely）．

b 治療

図1 に，東京都立小児総合医療センターの先天梅毒に対する診断・治療のフローチャートを示す．アンピシリンは，先天梅毒への治療効果は示されていない．

1. Proven or highly probable

ベンジルペニシリンカリウム（ペニシリンGカリウム®）5万単位/kg/回を10日間静注する（生後7日までは12時間ごと，生後8日以降は8時間ごと）．

ベンジルペニシリンカリウムは1バイアル（100万単位）につき1.53 mEqのカリウムを含有しており，カリウム過剰摂取の危険があるため注意を要する．

治療の注意点として，ベンジルペニシリンカリウムによる治療が1日以上行えなかった場合，10日間の治療をやり直す必要がある．また治療開始後24時間以内に，発熱，頻脈や頻呼吸をきたすJarish-Herxheimer反応を生じることがあるが，対症療法で改善する．

2. Possible

追加検査で異常がある，または十分なフォローアップができない場合は，ベンジルペニシリンカリウムを10日間静注する．追加検査で異常がなく，フォローアップが確実な場合は，ベンジルペニシリンベンザチン（ステルイズ®）[※1]5万単位/kgを単回筋注

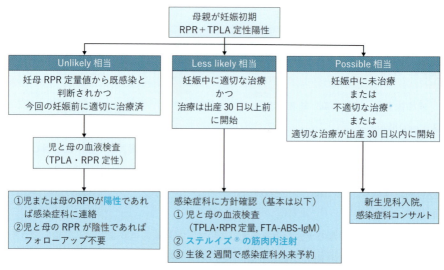

図1 東京都立小児総合医療センターの先天梅毒に対する診断・治療フローチャート

妊娠前に梅毒治療済み，かつ，妊娠初期RPR陰性であれば，児の対応不要．ただし梅毒既往ありなどのハイリスク妊婦には，妊娠28週，分娩時にもRPR再検を推奨する．

[*]不適切な治療：ベンジルペニシリンカリウム以外の治療（アンピシリン，アモキシシリンも不適），病期に不相応の治療，出産4週間前までに治療が完遂していない，RPRが治療後に4倍以下に低下していない場合

する．

3. Less likely

ベンジルペニシリンベンザチン 5 万単位/kg を単回筋注する．

妊娠中の早期梅毒治療後に自動化法で RPR の 1/2 以下の低下（倍数希釈法で 1/4 以下の低下）が確認され治癒と判定された場合や，母体の RPR 低値（自動化法で 4.0 以下，倍数希釈法で 4 倍未満）が持続していた場合には，児を無治療とすることも選択可能だが，厳重なフォローアップが必要であり，生後 3〜4 週間以内に 2 回目の RPR 検査が必要である．

4. Unlikely

治療不要である．ただし，児の RPR が陽性でフォローアップが不確実な場合には，ベンジルペニシリンベンザチンの単回筋注を考慮する．

02 臨床像は？

先天梅毒の児のうち，2/3 は無症状である．先天梅毒は，①早期先天梅毒（2 歳までの発症）と，②晩期先天梅毒（それ以降），に分けられる．

早期先天梅毒

早期先天梅毒の多くは生後 5 週以内に発症し，肝腫大はほぼすべての児で生じ，鼻汁（生後 1 週〜），黄疸，骨格異常（両側対称性の骨膜炎や骨軟骨炎，疼痛により動作制限が生じる Parrot 仮性麻痺），全身性リンパ節腫脹（とくに滑車上リンパ節腫脹は特異的），血小板減少などがみられ，その他にも多岐にわたる症状が認められる．

皮膚粘膜症状としては，生後数週までに生じる水疱疹（手掌や足底に水疱を形成し，数週間かけて拡大し痂皮となる梅毒性天疱瘡）や斑丘疹（手掌や足底に出現し，赤銅色から次第に暗赤銅色に変化し落屑を伴う），また生後 2〜3 か月から鼻孔や口角部，肛門周囲に生じる扁平コンジローマがある．

先天梅毒における神経梅毒には，梅毒性脳軟膜炎と髄膜血管性梅毒がある．梅毒性脳軟膜炎は未治療の先天梅毒では生後 3〜6 か月で発症し，大泉門膨隆，項部硬直，頻回な嘔吐といった細菌性髄膜炎様の症状を呈するが，髄液検査では軽度の単球優位の細胞

※1 ベンジルペニシリンベンザチン（ステルイズ®）
2025 年 1 月現在，ステルイズ®60 万単位シリンジが供給不安定となっている．ステルイズ®240 万単位は先天梅毒の治療として推奨されない．この場合，ステルイズ®の代用としてベンジルペニシリン 10 日間で治療する．

数上昇（〜200/mm）・蛋白上昇（50〜200 mg/dL），髄液糖正常と，無菌性髄膜炎様となる．髄膜血管性梅毒は生後 12 か月頃から緩徐に生じ，進行性の水頭症，脳神経麻痺（おもに第 7 脳神経麻痺）や脳血管障害，けいれん，知的発達の遅れ，乳頭浮腫による視神経萎縮が生じる．

 晩期先天梅毒

晩期先天梅毒の症状は，早期の感染による皮膚粘膜症状の瘢痕化や持続する炎症に関連したもので，早期に診断され治療される現在では，あまりみられなくなっている．鼻粘膜の炎症では鼻中隔穿孔をきたして鞍鼻となり，皮膚粘膜では線状の瘢痕や潰瘍となる．特徴的な所見としては Hutchinson 三徴候（実質性角膜炎，感音性難聴，Hutchinson 歯）がある．Hutchinson 歯は永久歯の上顎中切歯の切縁に切れ込みができることを指す．歯は発育が悪いため小さく，不規則に発育し，相互の間隙が広くなる．

03 微生物学的特徴と診断法は？

病原体である梅毒トレポネーマ（*Treponema pallidum*：TP）は長さ 5〜15 μm，幅 0.15 μm のらせん状菌で，人工培養は困難である．通常の光学顕微鏡を用いた Gram 染色では視認できず，暗視野顕微鏡での観察が必要である．自然宿主はヒトのみで，低酸素状態でしか生存できないため感染経路は限定され，性行為やそれに類似した行為による接触感染と母子垂直感染による．

検査には直接的同定方法と間接的同定方法があり，後者が一般的である．直接的同定方法としては，暗視野顕微鏡検査と PCR 検査がある．間接的同定方法は血清抗体検査のことを指し，TP 非特異的検査と TP 特異的検査がある．カルジオリピンに対する抗体を検出する TP 非特異的検査である RPR は，母体からの移行抗体に影響を受けるため，先天梅毒の診断には母体の RPR 値の 4 倍以上が必要である．**RPR にはさまざまな検査法があり，児と母体が同一検査方法を用いて半定量で比較することが重要である**．一方，TP 抗原の特異的な抗体を検出する TP 特異的検査には，*T. pallidum* hemagglutination（TPHA），*T. pallidum* latex agglutination test（TPLA），fluorescent treponemal antibody-absorption（FTA-ABS）-IgM（保険未収載）などがある．

先天梅毒の診断は，前述のとおり，日本小児感染症学会による「先天梅毒診療の手引き 2023」[1]に応じて行う．4 つの分類いずれの場合も，診断および治療後のフォローアップは必要で，2〜3 か月ごとに RPR を測定し，RPR が陰性になることを確認する．

その際に，児の成長・発達も確認する．児が未感染であれば移行抗体の消失とともにRPRが陰性化するため，陰性化が確認できればフォローオフとする．感染していても有効な治療が行われれば，RPRは生後3か月頃から減少し，6か月頃に陰性化する．RPRが低下しない，または上昇する場合は再評価が必要である．出生時に児のRPR陰性の場合，生後3か月で再検し，陰性ならばフォローオフとする．

04 リスク因子と疫学は？

無治療の母体からの母子感染のリスクは，早期梅毒第1・2期で約60～100%，早期潜伏梅毒で約40%，後期潜伏梅毒で8%とされる．

わが国では2011年頃から梅毒患者の報告数が増加しており，とくに2021年以降，急増し，2022年には10,000例を超す症例が報告されている．**先天梅毒は毎年20例前後であったが，近年の患者数の増加を受けて急増している**[2]．

文献

1) 「先天梅毒診療の手引き2023」作成委員会(編)：先天梅毒診療の手引き2023(第2版)．日本小児感染症学会，2024　https://www.jspid.jp/wp-content/uploads/2024/12/sentensei_baidoku_2024/2.pdf（2025.03.11 アクセス）
2) 国立感染症研究所：梅毒2023年現在．IASR 2023；44：187-189　https://www.niid.go.jp/niid/ja/syphilis-m-3/syphilis-iasrtpc/12410-526t.html(2024.08.22 アクセス)
3) Nishijima T, et al.：Effectiveness and Tolerability of Oral Amoxicillin in Pregnant Women with Active Syphilis, Japan, 2010-2018. Emerg Infect Dis 2020；26：1192-1200　[PMID：32441638]
4) Centers for Disease Control and Prevention：Sexually Transmitted Infections Treatment Guidelines, 2021. Morbidity and Mortality Weekly Report Vol.70 No.4, 2021　https://www.cdc.gov/mmwr/volumes/70/rr/pdfs/rr7004a1-H.pdf(2024.08.22 アクセス)

参考文献

- Lawrence SM：17. Syphilis. In: Maldonado Y, et al.(eds), *Remington and Klein's Infectious Diseases of the Fetus and Newborn*, 9th ed, Saunders, 2024：427-462

（蟹江信宏）

Q&A

Q 妊娠中の梅毒の治療が不十分な場合って？

A 　日本では，妊娠中の梅毒の世界的な標準治療薬である筋注ベンジルペニシリンが承認されていなかったため，長らくアモキシシリンとアンピシリンが使用されてきました．日本からの報告では，アモキシシリンとアンピシリンによる母体梅毒の治療で14％に母子感染が生じたとされ，予防としては不十分な可能性があります[3]．2022年に持続性筋注ベンジルペニシリンであるステルイズ®が発売となり，わが国でも世界標準の治療を行うことができるようになりました．米国疾病予防管理センター（Centers for Disease Control and Prevention：CDC）では，適切な妊娠中の梅毒の治療として，第1期，第2期，早期潜伏梅毒ではステルイズ®240万単位 筋注1回が，また後期梅毒や感染時期不明ではステルイズ®筋注 週1回を計3回，神経梅毒では10〜14日間のベンジルペニシリンカリウム静注があげられており，それ以外での治療は不適切とされています[4]．妊娠中の梅毒に対するアモキシシリンの内服治療を適切とするかは議論が分かれるところではありますが，当院ではCDCに準じて不適切としています．

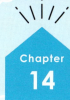

Chapter 14 ウレアプラズマ

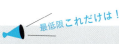

1. 成人では，ウレアプラズマによる泌尿生殖器感染（無症候性も含む）を引き起こす．
2. ウレアプラズマ垂直感染は CAM，前期破水，流・早産，低出生体重，周産期新生児死亡，早産児の気管支肺異形成（BPD）との関連が指摘されている．
3. ウレアプラズマ陽性児では，生後早期の優位な白血球数増加がみられる．
4. JEBNeo のガイドラインで，ウレアプラズマ陽性の早産児へのアジスロマイシン投与についての言及がなされた．

01 適正抗菌薬と投与期間は？

　ウレアプラズマはマイコプラズマ科に属し，*Ureaplasma urealyticum*（*U. urealyticum*）と *Ureaplasma parvum*（*U. parvum*）に分類される[1]．直径 100〜300 nm ほどと，ウイルスを除くと世界最小の微生物である[2]．いずれも細胞壁をもたず，βラクタム系抗菌薬は無効であり，治療薬の候補として，マクロライド系（エリスロマイシン，クラリスロマイシン，アジスロマイシン），リンコマイシン系（クリンダマイシン）があげられる．

　これまで，ウレアプラズマ陽性母体からの出生児，または，ウレアプラズマ陽性児に対する抗菌薬の投与に関しての見解は一致していなかったが，2023 年に日本新生児成育医学会 医療の標準化委員会 科学的根拠に基づく新生児医療グループ（Japan Evidence-Based Neonatology：JEBNeo）から発行された「早産児の慢性肺疾患の予防・治療のためのガイドライン」において，「**ウレアプラズマ陽性である早産児には，生後 2 週間以内のアジスロマイシン投与を検討してよい**」と記述された．ただし，推奨の強さは"弱い"，エビデンスの確実性は"低い"との表現にとどまっている[3]．2024 年に英国から，慢性肺疾患（chronic lung disease：CLD）予防のためのアジスロマイシン療法について検討した，多施設二重盲検ランダム化プラセボ対照試験（AZTEC trial）の結果が発表された．在胎 30 週未満で出生し，生後 72 時間以内に侵襲的呼吸補助，経鼻持続陽圧呼

吸療法（continuous positive airway pressure：CPAP），経鼻ハイフロー療法（high-flow nasal cannula：HFNC）が2時間以上施行された早産児796人を，アジスロマイシン群（20 mg/kg/日 3日間 +10 mg/kg/日 7日間）とプラセボ群に割り付けたところ，主要アウトカムである，修正36週でCLD（生後28日での呼吸補助または21〜30％酸素投与）なしでの生存には有意差なく〔調整オッズ比（adjusted odds ratio：aOR）= 0.84 ［95％信頼区間（confidence interval：CI）0.55‐1.29］，P = 0.43），介入前に採取された気管内吸引，鼻咽頭吸引からのウレアプラズマ属菌検出の有無によるサブグループ解析でも，主要アウトカムに有意な影響は及ぼしていなかった（aOR = 0.59 ［95％CI 0.19-1.84］）[4]．一方で，2025年に発表された，10件のランダム化比較試験と3件の症例シリーズの合計1,723人の早産児を対象としたメタ解析によると，アジスロマイシン群はプラセボ群と比較して，早産児の気管支肺異形成（brochopulmonary dysplasia：BPD），BPDによる死亡または死亡率の有意な減少を認めなかったが，ウレアプラズマ陽性早産児では，アジスロマイシン群はプラセボ群と比較して，BPD死亡〔リスク比（risk ratio：RR）=0.83，［95％ CI 0.70〜0.99］）を減少させる可能性が示唆された[5]．

　今後も，ウレアプラズマ陽性児に対する扱いには検討が必要だが，もしわが国で出生早期の新生児にアジスロマイシンを投与するとすれば，内服によるバイオアベイラビリティの問題から，現実的には点滴投与（ジスロマック®点滴静注用 500 mg）が選択されるであろう（表1）[6,7]．

02 臨床像は？

　母体の泌尿生殖器に共生していた本菌が胎生期に垂直感染することで，新生児にさまざまな影響を及ぼす．**絨毛膜羊膜炎（chorioamnionitis：CAM），前期破水，流・早産，低出生体重，周産期新生児死亡，早産児のBPDとの関連が指摘されている**[8,9]．また，脳室内出血（intraventricular hemorrhage：IVH），白質損傷，壊死性腸炎，未熟児網膜症など，他の炎症誘発性病態との潜在的な因果関係も議論されている．母体抗菌薬投与に関しては，さまざまな試みが行われているが，一定の見解は定まっていない．

03 微生物学的特徴と診断法は？

　ウレアプラズマの細菌学的特徴として，以下があげられる．

表1 新生児へのアジスロマイシン投与量（静脈内投与）に関する記載

わが国での添付文書	新生児に関する記載なし		
ネルソン小児感染症治療ガイド第2版[6]	疾患別推奨療法	疾患	肺感染症：ウレアプラズマ種（*urealyticum* あるいは *parvum*）
		治療（エビデンスレベル）	アジスロマイシン経口，静注 5日間[*1] または クラリスロマイシン経口 10日間 （推奨BⅢ：よい選択として推奨する．適切なデータが存在しておらず，症例報告，合意声明，専門家の意見に基づいている）
		■ ウレアプラズマの病原性の役割はよく明らかにされておらず，慢性肺疾患に対しての予防は推奨されていない． ■ 多くのウレアプラズマ種がエリスロマイシン耐性． ■ 乳児早期にはエリスロマイシンと幽門輪狭窄症の関連あり．		
	アジスロマイシン投与量	10 mg/kg/回 24時間ごと（体重・日齢を問わず）	
Neonatal and Pediatric Pharmacology 5th ed[7]	百日咳予防：10 mg/kg/回 24時間ごと 5日間		

[*1] 日本では3日間までしか認められていない

① 本菌表面の膜リポ蛋白である multiple-banded antigen（MBA）が，Toll like receptor 1.2.6 を介して宿主の核性因子 κB を活性化させ，炎症を引き起こす．

② 膜に局在するホスホリパーゼ A および C 活性が，感染細胞のプロスタグランジン産生を惹起する．

③ 本菌のもつ IgA プロテアーゼ活性が，粘膜に存在する IgA を分解する．

④ 本菌に特有のウレアーゼ活性は，尿素分解時にアンモニアを産生することで感染組織をアルカリ性に傾かせ，慢性的な組織障害に寄与する．

⑤ バイオフィルム形成により宿主の免疫応答を回避し，耐性を高める可能性がある．

マイコプラズマ科のうち，ウレアプラズマ属に属する *U. urealyticum* と *U. parvum* は特殊な液体培地で培養可能だが，そのほかに *Mycoplasma hominis* でも増殖がみられるため，培養で増殖がみられた場合は最終的に核酸増幅検査（PCR法）で菌種を確定する．

04 リスク因子と疫学は？

　ウレアプラズマ属は，女性の40〜85%の泌尿生殖器の粘膜に常在菌としてよくみられる．垂直感染は子宮内，分娩中，分娩後に起こり，その程度は18〜88%で，在胎週数に反比例する．羊水や組織学的CAMを伴う胎盤からも分離される[10]．新生児から回収されたウレアプラズマ分離株の耐性状況については，英国からの報告によると，テトラサイクリン耐性2.3%，シプロフロキサシン耐性1.5%で，マクロライド系に耐性の菌はみられなかった[11]．

文献

1) 江頭政和, 他：ウレアプラズマ感染症. 周産期医学 2021；**51**(Suppl)：676-679
2) 白石 淳：ウレアプラズマ. 小児科診療 2009；**72**：1685-1688
3) 日本新生児成育医学会 医療の標準化委員会 科学的根拠に基づく新生児医療グループ(JEBNeo)：早産児の慢性肺疾患の予防・治療のための診療ガイドライン. 第0.5版. 2023 https://jsnhd.or.jp/doctor/pdf/Clinical_Practice_Guidelines_for_Prevention_JEBNeo_0.5.pdf（2025.03.13アクセス）
4) Lowe J, et al.：Azithromycin therapy for prevention of chronic lung disease of prematurity（AZ-TEC）：a multicentre, double-blind, randomised, placebo-controlled trial. *Lancet Respir Med* 2024；**12**：608-618 [PMID：3867904]
5) Chen Z, et al.：Azithromycin for eradication of *Ureaplasma* and prevention of bronchopulmonary dysplasia in preterm infants: a meta-analysis. *Arch Dis Child Fetal Neonatal Ed 2025*（Online ahead of print）[PMID：40044402]
6) Bradley JS, et al.(eds), 齋藤昭彦(監訳)：ネルソン小児感染症治療ガイド. 第2版, 医学書院, 2017：42, 49
7) Aranda JV, et al.：*Yaffe and Aranda's Neonatal and Pediatric Pharmacology：Therapeutic Principles in Practice*. 5th ed, Wolters Kluwer, 2021：325-326
8) Jonduo ME, et al.：Adverse pregnancy and birth outcomes associated with Mycoplasma hominis, Ureaplasma urealyticum and Ureaplasma parvum：a systematic review and meta-analysis. *BMJ Open* 2022；**12**：e062990 [PMID：36028274]
9) Xu YP, et al.：Maternal Ureaplasma exposure during pregnancy and the risk of preterm birth and BPD：a meta-analysis. *Arch Gynecol Obstet* 2022；**306**：1863-1872 [PMID：35277749]
10) Stol K, et al.：Perinatal Infections With Ureaplasma. *Pediatr Infect Dis J* 2021；**40**(SS)：S26-S30 [PMID：34042907]
11) Beeton ML, et al.: Antibiotic Resistance among Clinical Ureaplasma Isolates Recovered from Neonates in England and Wales between 2007 and 2013. *Antimicrob Agents Chemother* 2015；**60**：52-56 [PMID：26459899]

（藤田基資）

Q&A

Q ウレアプラズマ検出のために，どのような検査を行うのがよいですか？

A 当院では，体重 1,500 g 未満の児全例を対象に，日齢 7 までの任意の日齢で，挿管症例では気管内吸引液または咽頭ぬぐい液，非挿管症例では咽頭ぬぐい液を検体として提出しています．液体培地での培養で増殖がみられた場合には，PCR 法にて菌種を同定しています．ウレアプラズマ陽性例に対して，抗菌薬投与といった一律の対応は行っていませんが，BPD 高リスク群として，以降の方針決定の一助としています．

Q ウレアプラズマ陽性の児の特徴は？

A 陽性群と陰性群の比較において，機械換気施行率，平均挿管日数，IVH 発生率，新生児 CLD 合併率において有意差はみられませんでしたが，① CAM 合併率，②出生時 IgM 10 mg/dL 以上の割合，③日齢 7 までの末梢血白血球数の最大値，の 3 項目において，χ^2 検定，T 検定にて有意差を認めました．つまりウレアプラズマ陽性群のほうが CAM の合併率が高く，出生時 IgM 高値で，白血球数が高くなる傾向がみられました．また陽性例では，生後早期の黄疸が強く出る印象があります．

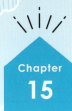

Chapter 15 サイトメガロウイルス

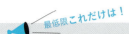

1. 先天性CMV感染症はもっとも頻度が高く，重要な先天性感染症である．
2. 先天性CMV感染症の診断は生後3週以内，治療開始は生後2か月以内と，検査や治療の適応となる時期が限られている．
3. 先天性CMV感染症について社会全体への啓発や医療連携体制・社会支援の強化が引き続き求められる．

01 母子感染予防策は？

サイトメガロウイルス（cytomegalovirus：CMV）の感染経路は，尿や唾液からの接触感染，性行為による感染，輸血や移植による感染，母子感染があり，母子感染のうち経胎盤感染が先天性感染の原因となる．分娩や授乳を通じても，母親から子どもへと感染し，正期産児の場合は通常，不顕性感染となるが，32週未満や1,500g未満の早産・低出生体重児では顕性感染を起こす場合があり，肝炎，間質性肺炎，血小板減少，白血球減少，敗血症様症状を呈し，時に重篤となる（後天性CMV感染症）．ヘルペスウイルス科に属するウイルスの特徴として，初感染の後は体内に潜伏し，断続的にウイルスを排泄する．妊娠中やそのほか免疫抑制状態にある場合は再活性化し，また既感染者であっても異なったウイルス株による再感染が起こりうる．

妊娠中に感染が起こるもっともリスクの高い経路は，子どもの尿や唾液との接触である．CMVに感染した子どもの尿や唾液中には，無症状でも大量のウイルスが排泄されており，排泄期間も2〜3年と長い．そのため妊娠中は，同胞やほかの子どもと食べ物や飲み物，食器を共有しないこと，オムツ替えなどで尿や唾液と接触した場合には手洗いを励行することで，感染リスクを減少させることができる．これらの予防啓発は先天性CMV感染を予防するもっとも重要な手段であり，その効果も示されているが，妊娠可能な年齢層の女性および，そのパートナーへの周知が十分なされているとは言い難い．妊婦へのワクチン投与，免疫グロブリン製剤や抗ウイルス薬を用いた垂直感染予防につい

て研究段階のものはあるものの，現時点では臨床応用がなされた，確立した方法はない．まずは産科や新生児科・小児科医だけでなく，医療者全体が情報提供の重要性を認識し，先天性CMV感染症への理解を高められるよう努めていく必要があると考える．

02 適正抗ウイルス薬と投与期間は？

先天性CMV感染症と診断した症例に対しても，治療適応については慎重に検討する必要がある（詳細は後述の「04. 微生物学的特徴と診断法は？」参照）．**先天性CMV感染症の治療は生後2か月以内に開始し，バルガンシクロビル32 mg/kg/日 分2を6か月間内服**することが推奨されている．わが国では2023年3月に，バルガンシクロビルの症候性先天性CMV感染症に対する適応が世界に先立って承認され，マネジメントが行いやすくなった．治療開始時期は生後1か月以内のほうがエビデンスレベルは高く，可能なら早期に治療を開始することが望ましい．バルガンシクロビルでの治療中に注意すべき副作用として好中球減少の頻度が高く，休薬を要することもしばしばある．ほかに，血小板減少や貧血，肝機能障害などがあり，治療中は定期的に血液検査を行うべきである．

症候性かどうか，また治療適応があるかどうかにかかわらず，関係各科と連携して長期的なフォローアップを行うことは重要である．発達評価は少なくとも6歳まで，聴力に関しては18歳まではフォローアップすることが推奨されている．

03 臨床像は？

先天性CMV感染症の臨床像は，表1 に示すとおり多岐にわたっている．複数の症状を呈する場合も単一の症状のみの場合もあり，重症度も幅広い．先天性CMV感染症を疑って検査を行う状況としては，①胎児期の超音波やMRIで先天性CMV感染を疑う所見がみられる場合，また②出生後に 表1 に示す症状を認める場合，③新生児聴覚スクリーニングでrefer（要再検）となった場合，③妊婦のCMV初感染が疑われる場合（CMV-IgM陽性，CMV-IgG陽転化など），などがある．しかし，多くの無症候性感染児や軽微な症状の児は，CMV感染を疑われることなく診断に至っていない可能性がある．

難聴は，先天性CMV感染症の重要な合併症，後遺症である．出生時に症状がみられなくても遅発性に難聴を生じることがあり，思春期での発症も報告されている．また，出生時に症候性か無症候性かにかかわらず，最大半数の症例で時間とともに難聴の程度

表1 先天性サイトメガロウイルス（CMV）感染症の症状とその頻度

臨床所見		検査所見	
肝脾腫	15〜60%	AST上昇（> 80 U/L）	55〜83%
点状出血	55〜75%	血小板減少（< 100,000/μL）	38〜77%
紫斑	3〜15%	直接ビリルビン上昇（> 2 ng/dL）	46〜81%
黄疸	40〜67%	頭部画像異常	71〜74%
小頭症	35〜53%	脳内石灰化	48〜58%
けいれん	1〜7%	感音性難聴	症候性 33〜40%
			無症候性 7〜10%
		網脈絡膜炎	9〜20%

が進行し変動することも，先天性CMV感染症由来の難聴の特徴である．その他の神経学的後遺症として，脳性麻痺や知的発達症，てんかん，神経発達症などがあげられる．

04 微生物学的特徴と診断法は？

先天性CMV感染症の診断には，生後3週までのできる限り早期に，尿のCMV核酸検査で陽性を証明する必要がある．生後3週を過ぎると，産道や母乳などを介して出生後に感染した後天性CMV感染との区別ができず，また検査も保険適用外となる．尿核酸検査がゴールドスタンダードとされるのは，先天性CMV感染児では無症候性の場合でもウイルスが尿中に多量に排泄されており，感度・特異度ともに信頼できるためである．難聴や知的発達症が遅発性に判明した場合など，生後3週をすぎて先天性CMV感染症を疑った場合には，自宅で保管されていた臍帯や新生児マススクリーニングで用いた濾紙血からCMV DNAが検出されれば診断は可能である．しかし，これらの検体に含まれるウイルス量は少ないため，陰性であったとしても否定することはできない．

先天性CMV感染症と診断したら，治療適応を検討する．まず，血液検査，頭部画像検査，聴力検査，眼底検査を実施し，**症候性か否か，また症候性の場合は重症度を判断する**．これらの検査を行い無症候性と判断された場合には，現時点で治療適応はないが，前述のとおりフォローアップが重要となる．

症候性感染児の治療適応基準に関して国際的に標準化されたものはないが，聴覚障害，中枢神経障害（小頭症，脳内石灰化，網脈絡膜炎，白質病変を含む頭部MRI異常所見など）がある場合，そのほか中等症〜重症の活動性感染症を示唆する症状（肝脾

腫，点状出血，肺炎，肝機能障害，血小板減少，白血球減少，貧血など）がある場合には，治療によって予後の改善が示されていることから，治療が推奨される．

05 リスク因子と疫学は？

わが国では，**先天性 CMV 感染症の頻度は 300 出生あたり 1 人，そのうち症候性感染児の頻度は 1,000 出生あたり 1 人**であり，症候性感染児の頻度は Down 症候群に匹敵する．日本の妊娠女性の CMV-IgG 陽性率は 60〜70% 程度で，残りの 30〜40% の CMV 抗体をもっていない妊婦のうち 1〜2% が妊娠中に CMV 初感染を起こし，そのうち 40% で胎児への経胎盤感染が成立する．これまで，妊娠中の CMV 初感染が先天性感染，後遺症発生の最大のリスクと考えられてきたが，胎児への経胎盤感染は妊娠中の CMV 初感染だけでなく再活性化の場合や，異なる CMV 株による再感染でも 0.5〜1% で成立する．胎内感染率からは妊娠中の CMV 初感染がリスク因子であることは確かだが，頻度としては非初感染妊婦から出生した先天性感染児のほうが多く，また後遺症の頻度は初感染妊婦からの出生児に劣らないことがわかっている（図1）．

感染した児のうち，20〜30% が出生時に症候性と診断され，そのうち 90% がなんらかの神経学的後遺症を遺す．出生時に無症候性と判断された場合でも 10〜15% で，のちになんらかの症状がみられる（図1）．のちに認められる症状のうち，多くを占めるのは難聴である．

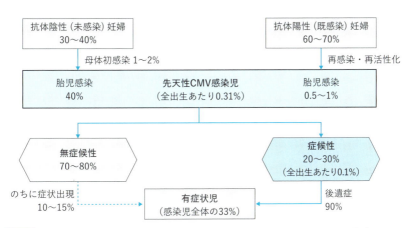

図1 サイトメガロウイルス（CMV）の母子感染と先天性感染児の後遺症リスク

📖 文献

1) Kimberlin DW, et al.：Valganciclovir for symptomatic congenital cytomegalovirus disease. *N Eng J Med* 2015；**372**：933-943［PMID：25738669］
2) Nagano N, et al.：Congenital cytomegalovirus infection：epidemiology, prediction, diagnosis, and emerging treatment options for symptomatic infants. *Expert Opin Orphan Drugs* 2020；**8**：1-9［DOI：10.1080/21678707.2020.1709441］

📖 参考文献

- Kimberlin DW, et al.（eds）. Cytomegalovirus Infection. *Red Book® 2021-2024 Report of the Committee on Infectious Diseases*, 32nd ed, American Academy of Pediatrics, 2021：294-300
- 日本医療研究開発機構 成育疾患克服等総合研究事業―BIRTHDAY症候性先天性サイトメガロウイルス感染症を対象としたバルガンシクロビル治療の開発研究班（編）：先天性サイトメガロウイルス感染症診療ガイドライン2023．岡　明，他（責任編集），診断と治療社，2023
- Ross SA：Cytomegalovirus. In：Long SS（eds）, *Principles and Practice of Pediatric Infectious Diseases*, 6th ed, Elsevier, 2023：8214-8259

（多田歩未）

Q&A

早産・低出生体重児への抗ウイルス薬投与は許容されますか？

　治療エビデンスを検証した報告の対象基準から，治療の適応があるのは，原則として修正在胎32週以上，体重1,800 g以上とされています．在胎32週未満，体重1,800 g未満の児への投与でも聴覚の改善や維持が報告されていますが[1]，早産・低出生体重児に治療を行った場合のエビデンスは十分ではなく，治療によるデメリットも考慮したうえで，慎重に判断する必要があります．

バルガンシクロビルの発がん性は？

　バルガンシクロビルの活性代謝物であるガンシクロビルを高用量で用いた動物実験で，発がん性や催奇形性，遺伝毒性が認められたことから，バルガンシクロビルの長期的使用での副作用が懸念されています[2]．ヒトにおける長期予後データはありませんが，同様の影響を示す恐れがあります．無症候性感染児に対しては，現時点では治療は推奨されていませんが，適応については，これらをふまえ慎重に検討する必要があります．なお，バルガンシクロビルは催奇形性，発がん性の恐れがあるので，皮膚や粘膜に直接触れないようにします．もし触れた場合は，石鹸と水で十分に洗浄するように指導します．

Chapter 15 トキソプラズマ

最低限これだけは！

❶ 妊婦が生肉喫食やネコの糞への接触などのリスク行動を行わないことが，母子感染対策である．
❷ トキソプラズマ IgM 陽性の母体から出生した児は，トキソプラズマ IgG・IgM の評価と頭部画像検査，眼科診察を行う．
❸ 母体の IgG avidity で感染時期を推測し，母子感染のリスクを評価する．

01 母子感染予防策は？

加熱不十分な食肉中のシスト（cyst），飼いネコのトイレ掃除，ネコの糞が混ざっている可能性のある土壌や砂場を介して手についたオーシスト（oocyst）や，洗浄不十分な野菜や果物に付着していたオーシストが口から体内に入り感染が成立する．後述するように，胎児感染率は妊婦の感染時期によって異なるが，まずは妊婦の感染予防が重要である（表1）．

表1 トキソプラズマ感染予防のための妊婦への教育・啓発

- 生ハムやローストビーフ，ジビエを含む，加熱していない肉の喫食を避けること
- できる限りネコのトイレの掃除を行わないこと
- 園芸や砂場遊びのあとの流水と石鹸での手洗いの徹底
- 井戸水を飲まないこと
- 野菜や果物はしっかり洗浄するか加熱して食べること

02 適正抗原虫薬と投与期間は？

海外では，臨床研究で有効性が認められている pyrimethamine・sulfadiazine・ホリナート併用療法が標準治療とされている．日本では，熱帯病治療薬研究班に参加する薬剤使用機関において，「先天性トキソプラズマ症に対するピリメタミン・スルファジアジン・ホリナート併用療法の効果・安全性評価研究」（2025年3月時点）に症例登録を行うと，この治療を受けることができる．すなわち，保険診療で認められている治療法

はない．以下の 3 剤を併用し，投与期間は 52 週間（約 1 年間）である．それぞれの詳細な投与方法は研究プロトコールを参照いただきたい．

① pyrimethamine（Daraprim®）：日本では未承認で，製造販売されていない．
② sulfadiazine：日本では未承認で，製造販売されていない．
③ ホリナート（ロイコボリン®）：sulfadiazine 使用の際に，葉酸の補給目的で用いる．

有害事象としては，sulfadiazine は過敏症，腎障害など，pyrimethamine は血小板減少や好中球減少などの骨髄抑制がみられ，先天性トキソプラズマ症に用いた場合は骨髄抑制の頻度が高いことが報告されている．

母体がトキソプラズマ IgM 陽性，または後述のトキソプラズマ IgG avidity 低値ないしグレイゾーンとなり，妊娠中の初感染が高いと判断された場合，分娩までスピラマイシンの内服を継続する．条件が限定的であり，報告にもよるが，約 60％ の垂直感染予防効果を示す研究もあり，また感染早期の導入によって高い垂直感染予防効果が示されている．児の臨床症状の重症化防止につながるという報告もある．しかし，母子感染が成立したあとの治療としては多くの効果は期待できない．羊水 PCR 陽性などで胎児感染と診断した場合，妊娠 16〜27 週の間は，熱帯病治療薬研究班に参加する薬剤使用機関において，「胎児トキソプラズマ感染に対するピリメタミン・スルファジアジン・ホリナート併用療法の効果・安全性評価研究」（2025 年 3 月時点）に症例登録を行い，治療を受けることができる．

03 臨床像は？

80〜90％ が無症候性であるが[1]，眼底検査や頭部画像検査によって，そのうち 40％ に異常が発見される．**先天性トキソプラズマ症の 3 主徴は，脈絡網膜炎（85〜94％），脳内石灰化（50〜80％），水頭症（28〜68％）であり，そのほかに小頭症，小眼球症，血小板減少による点状出血，貧血，けいれん，肝脾腫，黄疸など多岐にわたる**．これらはサイトメガロウイルスなどその他の先天性感染症でも同様の症状を呈することがあるため，鑑別が必要になる．

診断された場合は，出生時，臨床的に異常がなくても，1 歳までは成長発達および頭部画像検査，眼底検査をフォローアップする．1 歳以降の管理指針については確立されていないが，脈絡網膜炎の再発や，神経発達障害，症候性てんかんなどを生じるため，継続的な眼底検査や症状にあわせた長期的なフォローアップが必要である．

04 微生物学的特徴と診断法は？

　トキソプラズマ（*Toxoplasma gondii*）は原虫で，ネコ科の動物を終宿主とする．中間宿主として，ヒトのほか，家畜をはじめとした哺乳類や鳥類に感染する．栄養型，シスト，オーシストの3型があり，おもにシストやオーシストの経口感染によってヒトへと感染する．

　「産婦人科診療ガイドライン産科編2023」では，妊娠初期の母体トキソプラズマ抗体検査は必須項目としての推奨はされていない．わが国ではuniversal screeningを支持するレベルの高いデータがないため，患者背景や妊婦からの希望によって検査を考慮することとされている．妊娠初期にトキソプラズマIgGを測定し陰性だった場合は，初感染予防のための教育と啓発を行う．IgGが陽性だった場合，トキソプラズマIgMとトキソプラズマIgG avidity検査のいずれか，もしくは両方を行う．トキソプラズマIgG avidity検査は2024年10月に臨床検査として実施可能になった（2025年3月現在，保険収載はされていない）．IgG陽性確認後，IgM陽性もしくはIgG avidity低値ないしグレイゾーンの場合は，初感染疑いとしての対応が必要になる．問診でリスク因子の有無を確認し，また妊婦自身の症状として発熱やリンパ節腫脹のエピソードの有無を確認する．

　トキソプラズマIgM陽性妊婦のうち，約7割はIgMが消失せずに長期間陽性が持続する現象（persistent IgM），ないし偽陽性である．すなわち，必ずしも妊娠中の感染を意味しないので，その感染時期の推定が必要になる．感染時期を知るための検査として，IgG avidityという抗体の抗原との結合力を測定する方法がある．感染早期は結合力が弱いため，抗原低親和性抗体としてIgG avidityは低値になり，慢性期には結合力が強くなるため，抗原高親和性抗体としてIgG avidityは高値になる．大部分の妊婦の初感染では感染から3～4か月はIgG avidityは低値のため，IgG avidity測定時期から感染時期が妊娠中か妊娠前かを推定できる場合もある．ただし，検査機関や測定方法によって基準値は異なり（低値の定義は10%未満から50%未満とさまざま），その臨床的な正確性は明らかではない．

　出生児に前述のような症状がある場合，または母体のトキソプラズマIgM陽性，もしくはIgG avidity低値（グレーゾーンを含む）で胎児感染の可能性を評価する必要がある場合は，新生児の血液検査でトキソプラズマIgGおよびIgMを測定する．可能であれば，髄液でのトキソプラズマIgGおよびIgM測定も検討する．ただし母体の感染時期によって児の抗体反応はさまざまであり，一般的に母体が妊娠早期に感染している場合は，出生児の

トキソプラズマ IgM は消失していることもある．児の血清トキソプラズマ IgM の感度は 44〜87％ との報告があり，できるだけ生後早期（2 週間以内）の検査が推奨される[1,2]．また，新生児の血液・尿・髄液を用いてトキソプラズマ DNA 検査を行うことも検討する．出生児の症状・所見から感染が強く疑われる場合は，胎盤病理検査および胎盤 PCR の提出も検討する[1]．ただし，トキソプラズマ DNA 検査は国内では保険収載されておらず，また検査機関や測定方法によって感度が異なる．PCR によるトキソプラズマ DNA の検出感度のデータは限られているが，出生児の血液では 0〜29％，髄液で 46％，胎盤で 60〜79.5％ と，決して陽性率は高くない[1,3]．頭部画像検査は CT や MRI，またはリスクの低い場合は超音波で行うこともある．眼科診察で脈絡網膜炎の評価を行う．

表 2 の項目のいずれか 1 つを満たせば，先天性トキソプラズマ症と診断する[4]．ただし，**先天性トキソプラズマ症の診断は必ずしも一貫しない検査結果に依存することが多く，妊娠中の情報や，児の症状・所見と合わせての解釈および判断が必要となる**[1]．

表 2 の④⑤を確認するために，**生後はじめてのトキソプラズマ IgM・IgG 測定で，IgM 陰性，IgG 陽性だった場合，症状の有無と IgG の推移をフォローアップする**．フォローアップの間隔として，たとえば出生時，生後 3 か月，6 か月，12 か月があげられる．通常，母体からの移行抗体は生後 6〜12 か月で陰性化する．

表 2 先天性トキソプラズマ症の診断項目

①生後 12 か月未満で児のトキソプラズマ IgM が陽性
②生後 12 か月未満で児血，尿，または髄液からトキソプラズマ DNA を PCR 検査で検出
③トキソプラズマ IgG が生後 12 か月以内に上昇
④生後 12 か月までトキソプラズマ IgG 陽性が持続
⑤トキソプラズマ初感染の母体から出生した児で，トキソプラズマ IgG 陽性かつ先天性トキソプラズマ症の臨床症状を有するとき

〔サイトメガロウイルス，トキソプラズマ等の母子感染の予防と診療に関する研究班：トキソプラズマ妊娠管理マニュアル．第 6 版，2023[4]〕

05 リスク因子と疫学は？

リスク因子として，前述のような妊婦の生肉喫食歴や，ネコの糞が混ざっている可能性のある土壌や砂場の利用，ネコとの接触歴や，妊婦の高度免疫抑制がある．母体の感染時期によって，胎児感染の頻度や症候化のリスクが異なる．胎児感染の頻度は，妊娠初期では推定 15％，妊娠中期では推定 44％，妊娠後期では推定 71％ との報告があり，一方で症候化はそのうち，妊娠初期で 78％，妊娠中期で 26％，妊娠後期で 10％ という報告がある．

ヒトの感染症としてのトキソプラズマ症の有病率は，国によって大きな差がある．食肉習慣やネコの抗体保有率，衛生状態の違いから妊婦の抗体保有率も異なっており，たとえばフランスでは 44%，ブラジルでは 68%，日本では 10% 程度で，日本の妊婦の抗体保有率は近年さらに低下している．日本の妊婦の初感染率は約 0.2% とされ，出生数からは年間 130〜1,300 例の先天性トキソプラズマ症児が生まれていると推計されるが，アンケートベースの全国調査や熱帯病治療薬研究班での登録症例では年間数例程度である．無症候性も多いこともあり，先天性トキソプラズマ症の正確な疫学は不明である[5]．

文献

1) Wallon M, et al.：Toxoplasmosis. In：Maldonado Y, et al.(eds), *Remington and Klein's Infectious Diseases of the Fetus and Newborn Infant*, 9th ed, Elsevier, 2024：860-951
2) Pomares C, et al.：Laboratory Diagnosis of Congenital Toxoplasmosis. *J Clin Microbiol* 2016；**54**：2448-2454 [PMID: 27147724]
3) Maldonado YA, et al.：Diagnosis, Treatment, and Prevention of Congenital Toxoplasmosis in the United States. *Pediatrics* 2017；**139**：e20163860 [PMID：28138010]
4) サイトメガロウイルス，トキソプラズマ等の母子感染の予防と診療に関する研究班：トキソプラズマ妊娠管理マニュアル．第 7 版，2025　http://cmvtoxo.umin.jp/_assets/pdf/manual_toxoplasma.pdf（2025.03.08 アクセス）
5) 山元　佳：日本における先天性トキソプラズマ症の実状．*IASR*　2022；**43**：57-59　https://www.niid.go.jp/niid/images/idsc/iasr/43/505.pdf（2024.08.29 アクセス）

参考文献

・Dunay IR, et al.：Treatment of Toxoplasmosis：Historical Perspective, Animal Models, and Current Clinical Practice. *Clin Microbiol Rev* 2018；**31**：e00057-17 [PMID：30209035]

（舟越葉那子）

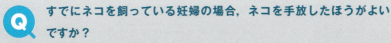

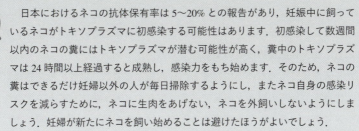

Q すでにネコを飼っている妊婦の場合，ネコを手放したほうがよいですか？

A 　日本におけるネコの抗体保有率は 5〜20% との報告があり，妊娠中に飼っているネコがトキソプラズマに初感染する可能性はあります．初感染して数週間以内のネコの糞にはトキソプラズマが潜む可能性が高く，糞中のトキソプラズマは 24 時間以上経過すると成熟し，感染力をもち始めます．そのため，ネコの糞はできるだけ妊婦以外の人が毎日掃除するようにし，またネコ自身の感染リスクを減らすために，ネコに生肉をあげない，ネコを外飼いしないようにしましょう．妊婦が新たにネコを飼い始めることは避けたほうがよいでしょう．

Chapter 15 風疹ウイルス

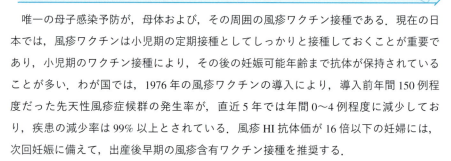

- ① 先天性風疹症候群の予防のためには両親含め，妊婦と関係（接触）する可能性のあるすべての人が風疹ワクチンを接種していることが重要である．
- ② 先天性風疹症候群の血清学的診断は，評価時期に注意する．
- ③ 先天性風疹症候群の排ウイルス期間は1年以上にわたることがあり，入院中の児には接触飛沫予防策が必要である．

01 母子感染予防策は？

　唯一の母子感染予防が，母体および，その周囲の風疹ワクチン接種である．現在の日本では，風疹ワクチンは小児期の定期接種としてしっかりと接種しておくことが重要であり，小児期のワクチン接種により，その後の妊娠可能年齢まで抗体が保持されていることが多い．わが国では，1976年の風疹ワクチンの導入により，導入前年間150例程度だった先天性風疹症候群の発生率が，直近5年では年間0〜4例程度に減少しており，疾患の減少率は99％以上とされている．風疹HI抗体価が16倍以下の妊婦には，次回妊娠に備えて，出産後早期の風疹含有ワクチン接種を推奨する．

　かつて，風疹は1〜9歳ごろの小児に多くみられる疾患であったが，1994年から小児に風疹ワクチンが定期接種として実施されるようになると患者数が減り，現在は成人男性がおもな患者になっている．1962年4月2日〜1979年4月1日生まれの男性は定期接種としての風疹ワクチンを受ける機会がなかったため，この期間に出生した成人男性から妊婦に感染させる恐れがある．**風疹ワクチン未接種の成人男性にワクチンを推奨することも，先天性風疹症候群の予防策である．**

　また先天性風疹症候群の児に対する感染対策としては，接触・飛沫感染対策が必要であり，生後すぐからの隔離が必要である．少なくとも1歳になるまで感染性があると考えるべきであり，児の入院を担当する医療者は血清学的な免疫の証明がされているか，ワクチン接種を行っている者に限定する必要がある．ただし，生後3か月以降に，1か

月間隔で採取された2つの検体（尿，咽頭スワブ）のウイルス分離，またはPCRが陰性であれば，感染隔離を解除できる．

02 適正抗ウイルス薬と投与期間は？

先天性風疹症候群に効果のある抗ウイルス薬はない．対症療法となるため，合併症の評価が重要である．先天性風疹症候群の症状は出生後しばらくしてから出現してくることもあり，診断がついた児に対しては定期的な聴力・視力評価，心臓評価，発達評価が必要である．また内分泌系の異常を生じることがあり，糖尿病や甲状腺疾患の有無に関しても定期的な評価が必要である．以上のように，**全身臓器に影響が及ぶため，多職種によるフォローアップ体制を構築することが必要である**．

03 臨床像は？

先天性風疹症候群の症状としては，心疾患，難聴，白内障が古典的な3主徴である．難聴が80～90%ともっとも高頻度である．心疾患では動脈管開存，肺動脈狭窄が多く20～30%程度，白内障も同程度の頻度で発症する．これらの症状は他の先天性感染症でもみられることがある．また子宮内発育遅延や，精神・運動発達遅滞，肝腫大，心肥大など，症状は多岐にわたる．そのため，症状に加えて，母体の風疹抗体歴，風疹ワクチン接種状況から先天性風疹症候群を疑った場合には，微生物学的な検査で診断をつける必要がある．

04 微生物学的特徴と診断法は？

風疹ウイルスはマトナウイルス科（family *Matonaviridae*）ルビウイルス属（genus *Rubivirus*）の1本鎖RNAウイルスである．春先から初夏にかけて多くみられる．診断方法には血清学的診断，ウイルス分離，PCRがある．

血清学的診断について，新生児の血清または臍帯血で風疹特異的IgMおよびIgGの両方を測定する．しかし風疹特異的IgMに関しては，乳児の20%が生後1か月まで検出可能な力価を示さないことが知られており，陰性であっても先天性風疹症候群の疑いが強い場合には出生1か月後に再検する．先天性風疹症候群の児では，風疹特異的IgM

を生後12か月ごろまで検出することがある．一方，風疹特異的IgGに関しては，通常，母体からの風疹移行抗体の半減期が約30日間であり，生後3か月までに1/4〜1/8に減少し，生後6〜12か月までに消失する．たとえば生後3か月，6か月，12か月などと定期的に児の風疹特異的IgGを測定し，持続的に陽性として検出することで先天性風疹症候群を診断できる．注意点として，パルボウイルスやリウマチ因子によって風疹特異的IgMが偽陽性になることがある．また，風疹特異的IgGによる診断は先天性感染と出生後感染の区別がつきづらいことも少なくない．そのような場合は，風疹特異的IgG抗体の結合力（avidity）を測定することが判断の一助となるが，専門機関への検査依頼が必要である．

　ウイルス分離，PCR検査は地方衛生研究所において実施することが可能である．**検体は咽頭ぬぐい/唾液，尿で，先天性風疹症候群と診断される児のほとんどは出生時から風疹ウイルスが検出されるため，診断可能である．**

　先天性風疹症候群と診断した場合，7日以内に届け出を提出する必要がある．届け出のためには，検査での診断のほかに臨床症状が必要である．症状としては，①眼病変，難聴，先天性心疾患，②紫斑，脾腫，小頭症，精神発達遅滞，髄膜炎/脳炎，骨病変，生後24時間以内の黄疸，のうち，①または②から1症状を満たすものを届け出対象としている．その中でも，①のうち2症状もしくは，①と②それぞれから1症状以上を満たすものを，先天性風疹症候群の典型例として報告する必要がある．

05 リスク因子と疫学は？

　リスクが高いのは，妊婦の風疹の初感染である．既感染妊婦での再活性化による胎児感染も存在することが確認されているが，その頻度はまれである．また，母体の風疹ワクチン未接種や抗体低値も先天性風疹症候群のリスクである．母子感染のリスクは母体が感染した時期によっても異なっており，妊娠初期の10週間がもっともリスクが高い．臨床症状も母体の感染時期によって異なり，心疾患および白内障は，母体が妊娠8週以前に感染した場合に発生する．難聴は，母体が妊娠18週以前に感染した場合に観察されることが多い．

　風疹はおもに春に流行することから，先天性風疹症候群の児は秋から冬に出生することが多かったが，現在では予防接種の導入により激減している．日本では，風疹は4年に1度程度で流行がみられており，先天性風疹症候群は流行期である2012〜2014年に

は 45 例，2019〜2021 年には 6 例の届出があったが，それ以降は届出がない．国による発生頻度の違いはほとんどない．

📖 文献

1) Badilla X, et al.：Fetal risk associated with rubella vaccination during pregnancy. *Pediatr Infect Dis J* 2007；**26**：830-835［PMID：17721380］

📖 参考文献

- American Academy of Pediatrics：Rubella. In：Kimberlin DW, et al.(eds), *Red Book® 2024-2027：Report of the Committee on Infectious Diseases*, 31rd ed, 2024：735-741
- Susan ER, et al.：Rubella. In：Maldonado Y, et al.(eds), *Remington and Klein's Infectious Diseases of the Fetus and Newborn Infant*, 9th ed, Elsevier, 2024：787-815
- 日本産婦人科学会，他(編)：妊婦における風疹罹患の診断と児への対応は？産婦人科診療ガイドライン－産科編 2023，日本産婦人科学会，2023：304-307
- McLean HQ, et al.：Prevention of measles, rubella, congenital rubella syndrome, and mumps, 2013：summary recommendations of the Advisory Committee on Immunization Practices (ACIP). *MMWR Recomm Rep* 2015；**62**：1-34［PMID：23760231］

（車　健太）

Q&A

 Q 妊娠に気づかずに風疹ワクチンを接種してしまった場合はどうすればよいですか？

 A 　風疹ワクチンは生ワクチンであり，胎盤を通じて胎児に感染する可能性が示唆されているため，接種後 28 日間は避妊する必要があるとされています．しかし，受胎後 6 週間の間に風疹ワクチン接種を受けた母体から生まれた児に先天性風疹症候群はいなかったという複数の報告[1]があり，妊娠中に風疹ワクチンを接種した場合も妊娠中絶は推奨されません．出生時に症状がなければ，特別なフォローアップも不要と考えられます．

Chapter 15 麻疹ウイルス

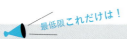

1. 日本では，海外からの麻疹（measles）ウイルスの持ち込みによる感染が問題となる．
2. 母体の妊娠前の麻疹ワクチン接種が，新生児への感染予防対策となる．
3. 麻疹の曝露があった妊婦や新生児では，免疫グロブリン投与を考慮する．

01 母子感染予防策は？

　感染経路は，飛沫感染，接触感染，空気感染である．麻疹が疑われる患者は，陰圧装置のある個室での管理が望ましい．潜伏期間は通常8〜12日間，感染性は発疹出現4日前から4日後であり，隔離は発疹出現4日後まで行う．曝露のあった患者は，最終曝露から21日間は発症の可能性がある．

　新生児への最大の感染予防対策は，母体が妊娠前に2回の麻疹ワクチンを接種することである．妊婦や生後6か月未満の小児には，生ワクチン接種を行うことができない．したがって，ワクチン接種歴のない，また明らかな罹患歴のない妊婦に麻疹の曝露があった場合，妊婦には6日以内に免疫グロブリン（400 mg/kg）の経静脈投与が推奨される．また，麻疹の曝露があった新生児や麻疹に罹患した妊婦から生まれた児（出生直後から麻疹を発症していない場合）には，筋注用免疫グロブリン（0.1〜0.33 mL/kg）投与が推奨される（表1）．

表1 分娩前に麻疹の曝露があった場合の児と母親への対応

分娩時に		対応
母に麻疹症状	児に麻疹症状	
なし	なし	母と児を別々に隔離
あり	なし	母と児を別々に隔離．母の発疹出現4日間経過すれば母児同室可
あり	あり	母と児を同室で隔離．4日間経過すれば隔離解除

02 適正抗ウイルス薬の投与期間は？

特異的な治療はない．肺炎や中耳炎をきたしている例では細菌感染の合併を考慮し，アンピシリンやセフォタキシムの投与を検討する．

03 臨床像は？

麻疹の症状は，カタル期，発疹期，回復期によって異なる．カタル期は38℃程度の発熱（3〜4日），咳，鼻汁，結膜充血，眼脂などのカタル症状がみられる．発疹出現1〜2日前から，頰粘膜に紅暈に囲まれた隆起した約1 mm径の白色点（Koplik 斑）がみられることがある．Koplik 斑は発疹出現後2日目に消失する．発疹期はいったん解熱傾向になるが，すぐに40℃近い高熱を再度生じる（二峰性発熱）．この発熱と同時に，発疹（斑状丘疹）が出現する．耳後部，頸部から出現し，2〜3日で顔面，体幹，上肢，下肢へと全身に広がる．発疹は，はじめは鮮紅色で，次第に濃紅色の隆起した丘疹となり，とくに体幹では融合して体全体を覆うようになるが，一部には健常皮膚を残す．発疹が全身に広がった頃から解熱する．発疹期にはカタル症状がさらに強くなり，肺炎，中耳炎，クループなどを合併することがある．回復期では，発疹は出現した順に赤みが薄くなり，色素沈着を残す．回復してきた頃に発症する麻疹脳炎は重篤であり，麻疹の約0.1％に合併する．

a 修飾麻疹

麻疹に対して一定の免疫を有するが，その程度が不十分なために完全に麻疹の発症を予防できず，通常の麻疹と比較して軽度な症状を呈することがある．カタル症状や Koplik 斑もなく，発熱も軽度で，発疹の赤みも薄い．母体からの免疫移行症例や免疫グロブリン投与後の症例に多い．

b 先天性麻疹

妊娠中に麻疹を発症した母体から出生した児の約30％に先天性麻疹が生じる．胎内感染によって，出生7日以内に皮疹を発症する．先天性麻疹の約30％は，出生時から皮疹を認める．一過性の皮疹や Koplik 斑を認めない軽症例から，肺炎や二次性の細菌感染を生じ急激に悪化して死亡する重症例まで，重症度はさまざまである．発疹発症前に免疫グロブリンを投与された児では軽症となることが多い．

04 微生物学的特徴と診断法は？

麻疹ウイルスは直径100〜250 nmのエンベロープを有する1本鎖RNAウイルスである．診断は麻疹IgMやPCR検査で行われる．麻疹IgMは皮疹出現3日以内では約20%が偽陰性となる．麻疹IgGでは，回復期とのペア血清での診断が必要である．PCR検査は血液と咽頭ぬぐい液（または鼻咽頭ぬぐい液）を基本とし，他に気管支洗浄液や尿検体も有用で，呼吸器検体を含めた複数検体で行うと感度が上昇する．

05 リスク因子と疫学は？

感染力はきわめて強く，麻疹の免疫がない集団に1人の発症者がいたとすると，12〜18人の人が感染するとされている[1]．

日本は2015年に，WHOによって麻疹排除状態であると認定された．麻疹排除状態を維持するために，2回の定期MRワクチン接種率95%以上の達成・維持を目標とし，1990年4月以降に生まれた児では2回の麻疹含有ワクチンは定期接種となっているが，その目標には届いていない．**近年，国際的な人の往来が活発となり，海外からの麻疹ウイルスの持ち込みリスクが高まっている**．新型コロナウイルス流行期（2020〜2022年）における日本での年間発生数は10例以下であったが，2023年は28例と増加している．2019年以前では年間数百例の発生があり，今後さらなる増加が懸念される[2]．

文献

1) Paul EM, et al.：78 Community Protection. In：Orenstein WA, et al.(eds), *Plotkin's Vaccines*, 8th ed, Elsevier, 2023：1603-1624.e8
2) 国立感染症研究所実地疫学研究センター，他：麻疹の発生に関するリスクアセスメント（2024年第一版）．2024 https://www.niid.go.jp/niid/images/idsc/disease/measles/ra/measles_ra_2024_1.pdf （2024.09.06アクセス）
3) Lo Vecchio A, et al.：Vitamin A in Children Hospitalized for Measles in a High-income Country. *Pediatr Infect Dis J* 2021；40：723-729 ［PMID：34250972］

参考文献

・Moss WJ：23 Varicella, Measles, and Mumps. In：Maldonado Y, et al.(eds), *Remington and Klein's Infectious Diseases of the Fetus and Newborn*, 9th ed, Elsevier, 2024：600-639
・Measles. In：American Academy of Pediatrics Committee on Infectious Diseases, *Red Book 2024-2027 Report of the Committee on Infectious Diseases*, 32nd ed, Amer Academy of Pediatrics, 2024：570-585

（蟹江信宏）

Q&A

 麻疹にビタミンAは有効ですか?

 ビタミンA欠乏症は麻疹による合併症・死亡率増加と関連し,また麻疹の感染によってビタミンAの血中濃度が低下します.栄養失調の多い低・中所得国では,麻疹患者へのビタミンAの補充は死亡率を減少させることから,投与が推奨されています.しかし,高所得国では合併症や死亡率は減少しなかったとの報告[3]があり,栄養失調の少ない日本では適応にならないと思われます.

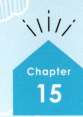

Chapter 15 単純ヘルペスウイルス

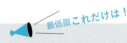

1. 新生児の HSV 感染症には，表在型，中枢神経型，全身型がある．
2. 高用量長期間の経静脈アシクロビル治療と経口アシクロビル抑制療法の登場で，予後が改善した．

01 母子感染予防策は？

新生児単純ヘルペスウイルス（herpes simplex virus：HSV）感染症では，母体初感染の性器ヘルペスからの経産道感染がもっとも発症しやすい．①分娩目的での入院時に母体に陰部水疱病変がみられ性器ヘルペスと診断されたか強く疑われた場合，②初感染初発で，発症から1か月以内に分娩となるとき，③再発または非初感染初発で発症から1週間以内に分娩となるとき，には可能であれば帝王切開を行う．**性器ヘルペスの症状がある母体から出生した無症候の児に対しては，HSV 潜伏期間中（通常 2～14 日間）は接触予防策を行いつつ，図1**[1)]**に従った評価，および 図2**[1)]**に従った治療を行う．**

02 適正抗ウイルス薬と投与期間は？

処方例

アシクロビル 20 mg/kg/回 8 時間ごと

- 修正週齢〔最終月経日齢（postmenstrual age：PMA）〕30 未満かつ日齢 7 未満の場合には，20 mg/kg/回 12 時間ごとに減量．
- 表在型では 14 日間，中枢神経型と全身型では 21 日間治療する．

中枢神経病変のある症例では，治療終了間近に腰椎穿刺・脳脊髄液 PCR を行い，HSV-DNA 陰性化を確認する．陽性の場合は小児感染症専門医と相談し，追加治療を行う．

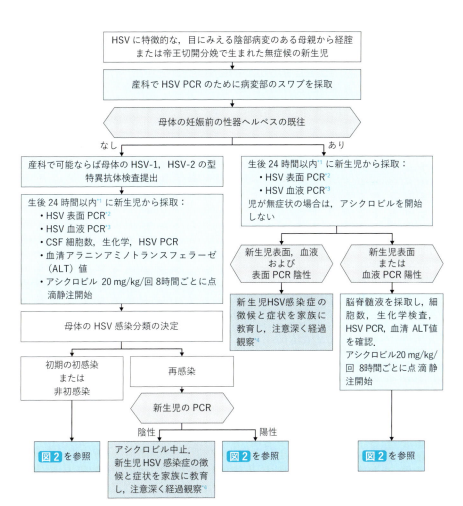

図1 活動性の性器ヘルペス病変をもつ母体から経腟または帝王切開分娩で生まれた無症候の新生児の評価アルゴリズム

本アルゴリズムはPCRや型特異的抗体検査が容易で,結果が許容できる短時間に得られる施設でのみ適応され,不可能な場合はここで示される詳細な方策は限定的か実質的には行えない.

[*1] 児に新生児HSV感染症の徴候や症状が現れた場合は,生後24時間を待たずに評価と治療を行う必要がある.また,長期の膜破裂がある(4~6時間以上)場合,早産児(在胎37週未満)の場合には,早急な評価と治療が必要である.
[*2] 結膜,口,鼻咽頭,直腸,もしあれば頭皮電極部位.
[*3] HSV血液PCRは疾患分類には使用できない.
[*4] HSV PCR陰性の時点で他の退院基準を満たし,信頼できる経過観察と医療アクセスが保証されれば帰宅可.

〔Kimberlin DW, et al.: Guidance on management of asymptomatic neonates born to women with active genital herpes lesions. *Pediatrics* 2013;**131**:e635- e646[1])より一部改変〕

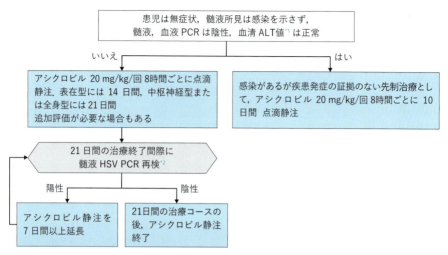

図2 活動性の性器ヘルペス病変をもつ母体から経腟または帝王切開分娩で生まれた無症候の新生児の治療アルゴリズム

[*1] 新生児の血清ALT値は，非感染性の原因（分娩関連循環など）で上昇しうる．このアルゴリズムでは，単純ヘルペスウイルス（HSV）に曝露された新生児では，ALT値が正常値の上限の2倍を超えると，全身型新生児ヘルペス感染症が示唆されると考える．
[*2] 治療開始時に中枢神経病変があった場合．
〔Kimberlin DW, et al.：Guidance on management of asymptomatic neonates born to women with active genital herpes lesions. *Pediatrics* 2013；**131**：e635-e646[1)]より一部改変〕

　アシクロビルは添付文書に記載されている2.5 mg/mL以下で希釈すると水分量が多くなるので，海外の用法を参考に5〜7 mg/mLに希釈することを考慮する．希釈液は5%糖液を用いると結晶が析出するので，生理食塩液で希釈し，1〜2時間以上かけて投与することで腎尿細管障害のリスクを低減する．血清クレアチニン値や絶対好中球数，血小板数を週2回以上測定し，末梢血管漏出や神経毒性にも注意する．絶対好中球数1,000/μL未満となることがあり，そのような場合には顆粒球コロニー形成刺激因子（granulocyte colony-stimulating factor：G-CSF）製剤が使用されることもある．

　治療後，アシクロビル300 mg/m² 分3 内服6か月間の抑制療法を行う．これにより神経学的予後が改善し，皮膚再発が減少する．角膜炎再発などを伴う場合，最長1年の抑制療法の延長を検討する．

臨床像は？

新生児HSV感染症の感染時期は，子宮内（5％），周産期（85％），または出生後（10％）に分けられる．子宮内感染はまれで，ほかの先天性感染症と共通した症状，皮膚欠損，瘢痕や眼障害を示す．周産期・出生後感染は，病型を以下のカテゴリーに分類できる．

a 表在型（skin-eye-mouth form）

周産期・出生後HSV感染症の45％を占める．生後7〜14日に好発する．**皮膚粘膜に水疱を生じ，時に発熱や活気低下を伴う**．角膜炎が唯一の症状であることもある．生命・神経学的予後は良好である．

b 中枢神経型（central nervous system form）

周産期・出生後HSV感染症の30％を占める．生後14〜21日に好発する．**60〜70％に皮疹がみられ，発熱，活気低下，けいれんなどを，それぞれ半数程度が示す**．後遺症残存率30％，致死率5％程度である．

c 全身型（disseminated form：播種型）

周産期・出生後HSV感染症の25％を占める．生後5〜12日に好発する．**皮疹，活気低下，発熱，けいれん，肺炎，播種性血管内凝固などを伴う**．中枢神経病変を伴うことも多く，呼吸不全，出血傾向，肝不全などをきたし，後遺症残存率15％，致死率30％程度である．

微生物学的特徴と診断法は？

HSVはエンベロープをもつ2本鎖DNAウイルスで，HSV-1とHSV-2の2種が知られる．HSV-1は口唇ヘルペス，HSV-2は性器ヘルペスの主因とされてきたので，経産道感染が多い新生児HSV感染症ではHSV-2が多いと考えられていたが，最近の報告では新生児HSV感染症でのHSV-1とHSV-2の検出頻度は同等である．

水疱病変がある場合，HSV抗原検査が保険診療で利用でき，迅速性がある．保険診療外のものを含むが，新生児HSV感染症が疑われる患児で提出すべき検体は以下である．

①水疱の潰れたところや粘膜病変部をぬぐったPCR用スワブ．
②結膜からはじめ，口腔，上咽頭，最後に直腸を1本のスワブでぬぐったPCR用スワブ．

③髄液（PCR，細菌培養，その他）．
④血液〔全血（PCR 用）と一般血液検査用〕．

その他に頭部 CT や頭部 MRI，胸部 X 線，脳波検査などを行う．抗 HSV IgM 抗体は陽性の頻度が低い．中枢神経型の場合，脳脊髄液は単核球優位の細胞増多，蛋白質増加，軽度の糖低下が典型的である．全身型の場合，肝逸脱酵素は 1,000 IU/L 以上に増加することが多い．

05 リスク因子と疫学は？

日本では 14,000～20,000 出生に 1 人と推定される．米国では 3,000～20,000 出生に 1 人とされる．

新生児 HSV 感染症のリスク因子を表1に示す．実際には，**母親の性器ヘルペスの既往や現症が確認されない場合が多く，無症候の母親からの経産道感染がおもな経路と考えられる**．

Toll 様受容体-3（Toll-like receptor 3：TLR-3）に代表される種々の遺伝子変異が，HSV 脳炎に関連する．

表1 新生児単純ヘルペスウイルス（HSV）感染症のリスク

① 母体感染のタイプ
　（初感染初発＞非初感染初発＞再発）
② 母親の HSV 血清ステータス
③ 分娩様式（経腟＞帝王切開）
④ 破膜期間
⑤ 皮膚バリアの破壊
　（胎児頭皮電極やその他の器具の使用）
⑥ HSV 血清型（HSV-1 ＞ HSV-2）

文献

1) Kimberlin DW, et al.：Guidance on management of asymptomatic neonates born to women with active genital herpes lesions. *Pediatrics* 2013；**131**：e635- e646 ［PMID：23359576］
2) 「単純ヘルペスウイルス脳炎診療ガイドライン」作成委員会（編）：単純ヘルペス脳炎の治療－小児の治療．単純ヘルペスウイルス脳炎診療ガイドライン 2017，南江堂，2017：89-98
3) Tunkel AR, et al.：The management of encephalitis：clinical practice guidelines by the Infectious Diseases Society of America. *Clin Infect Dis* 2008；**47**：303-327 ［PMID：18582201］

参考文献

・James SH, et al.：28 Herpes Simplex Virus Infections. In：Maldonado Y, et al.(eds), *Remington and Klein's Infectious Diseases of the Fetus and Newborn Infant*, 9th ed, Elsevier, 2024：745-763
・日本産科婦人科学会，日本産婦人科医会（編）：CQ608 妊娠中に性器ヘルペス病変を認めた時の対応は？産婦人科診療ガイドライン産科編 2023，日本産科婦人科学会，2023：319-321

（倉持　由）

15 ウイルス・真菌・原虫とその臨床像

Q&A

Q 治療中の腰椎穿刺のタイミングは？

A 　中枢神経型新生児 HSV 感染症の発症早期には髄液 PCR 陰性のことがあり，強く疑われる場合には初回髄液 PCR 結果のみで HSV 感染症を否定せず，数日ごとに髄液 PCR を繰り返すべきです．

　また，「単純ヘルペスウイルス脳炎診療ガイドライン 2017」では，治療開始後 7 日ごとに髄液 PCR 検査を推奨しています[2]が，治療開始後 7 日目では HSV PCR の陽性率は高いと報告されています[3]．海外の脳炎診療ガイドラインなどでは，治療終了直前までルーチンの髄液 PCR をすすめていません．したがって，当院では経過良好の中枢神経型新生児 HSV 感染症の場合，治療終了直前まで腰椎穿刺の再検はしていません．逆に出血傾向などのため腰椎穿刺ができずアシクロビル治療を先行した児では，7 日以内に髄液 PCR を行えば，十分に高い感度で HSV の有無を判定できます．

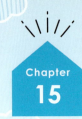

Chapter 15 水痘・帯状疱疹ウイルス

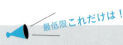

1. VZV は水痘と帯状疱疹の原因で，新生児にもさまざまな感染症を起こす．
2. 水痘は発症 2 日前から空気感染する．
3. 分娩前 5 日～分娩後 2 日の母体の水痘罹患は，新生児にとって非常にリスクが高い．免疫グロブリンの投与が必要で，アシクロビルの予防投与も考慮する．

01 母子感染予防策は？

水痘や播種性（汎発性）帯状疱疹に対しては，接触・空気・（飛沫）感染対策を行う．
帯状疱疹は，3 分節以上のデルマトームにまたがる皮疹がある場合に播種性と判断する．水痘は発症 2 日前から感染性を有しており，潜伏期間は一般に 10～21 日（14～16 日が多い）だが，曝露後に予防的に免疫グロブリン投与を行った場合は発症時期が遅れる場合もあり，潜伏期間は 10～28 日となるので，隔離期間は曝露された日の 11 日後から 28 日後までとなる．周産期水痘では比較的潜伏期間が短く，曝露後 7 日程度から注意する．

02 適正抗ウイルス薬と投与期間は？

処方例	アシクロビル 10～20 mg/kg/回（500 mg/m^2/回相当）　8 時間ごと　7～10 日間

使用上の注意については，「単純ヘルペスウイルス」（☞ *p.280*）を参照いただきたい．
ちなみに母体の水痘に対しては，抗ウイルス薬治療が推奨される．アシクロビル，バラシクロビルは安全に妊婦に使用できる．授乳婦も禁忌ではない．

03 臨床像は？

母体の水痘と胎児死亡（流産・死産）とは関連していないが，児の感染時期により以下のような特徴的な臨床像を呈する．

a 先天性水痘症候群

先天性水痘症候群（congenital varicella syndrome：CVS）は，胎児水痘症候群（fetal varicella syndrome：FVS）ともよばれる．CVS は母体の水痘罹患と関連し，まれな経胎盤感染によって発症する．皮膚病変（瘢痕，欠損など：60〜70％），眼病変（60％），神経異常（60％），四肢異常（50％）などの先天性形態異常を伴い，早産・低出生体重（35％）と関連する．15〜20％ の児では，乳幼児期に帯状疱疹を発症する．

母体が妊娠中に発症した帯状疱疹によって，児が CVS をきたすことは，きわめてまれである．ほとんどの CVS は妊娠 8〜20 週に母体が VZV に感染した場合に生じる．もっともリスクの高い時期の母体水痘罹患でも CVS 発症率は 1.4〜2％ であるが，妊娠 28 週の母体水痘感染による CVS の報告もある．いずれにせよ CVS はまれであり，妊娠中に帯状疱疹や水痘に罹患してもそれだけでは妊娠中絶の根拠にしない．

CVS 患児はアシクロビルによる治療の適応はなく，感染対策のための隔離は必要ない（乳幼児期に発症した帯状疱疹を除く）．

b 先天性（早期新生児）水痘〔congenital（early neonatal）varicella infection〕

CVS のリスク時期以降でも，母体の水痘は経胎盤的に胎児に水痘・帯状疱疹ウイルス（varicella zoster virus：VZV）感染を起こす．また，生後の母子感染の懸念もある．先天性水痘は分娩前 21 日以内に母体が水痘罹患した際，おおよそ 1/4〜半数の生児にみられる．母親が分娩前 5 日以内または分娩後 2 日以内に水痘を発症した場合，生児は母体が産生した抗体の移行がない状態で曝露され，重症化しやすい．敗血症症状，肺炎，劇症肝炎，播種性血管内凝固などをきたし，死亡率は 30％ に達する．在胎 28 週以前も移行抗体が乏しく，リスクが高い．在胎 28 週以降，分娩前 6 日までの母体水痘では，生児が先天性水痘を発症しても移行抗体の影響で軽症にとどまることが多い．

母体の発症時期と分娩時期によって出生した児への対応は異なり，表1 に示すようなリスクの高い児に対しては免疫グロブリン経静脈投与（intravenous immunoglobulin：IVIG）をなるべく速やかに（少なくとも曝露 10 日以内に）行う．また，抗 VZV-IgG 抗体の証拠がない妊婦にも IVIG を行う．新生児には 400 mg/kg 単回，妊婦には 2.5〜5 g 単回を投与する（国内の免疫グロブリン製剤は高い VZV 抗体価があり，200 mg/kg の以

表1 重症化リスクの高い濃厚接触者

- 抗VZV-IgG抗体の証拠がない妊婦
- 分娩前5日～分娩後2日以内に水痘を発症した母親からの出生児
- 母親の水痘ワクチン接種または抗体の証明がない在胎28週以降の入院中の早産児
- 在胎28週未満または出生体重1,000 g以下の入院中の早産児
  （母体水痘ワクチン接種や抗体保有にかかわらない）
- 先天免疫不全児や治療に伴う免疫不全状態の入院児

上の投与で十分な液性免疫付与が期待できる）．

発症者にはアシクロビル治療を行う．また水痘に続発する細菌感染症に注意する．曝露後7日目からアシクロビルの予防投与を行う場合もある．

c 生後水痘（postnatal chickenpox）

抗体を有した母体から出生した正期産児が生後2週間以内に水痘を発症した場合を生後水痘とよび，通常，軽症である．発症しても抗ウイルス薬治療を行わないという意見や，先天性水痘に準じたIVIGや，曝露後7日目から7日間の予防的抗ウイルス薬投与を行うという意見もある．

04 微生物学的特徴と診断法は？

VZVはエンベロープを有する2本鎖DNAウイルスである．国内では保険診療で，水疱の抗原検査キットが迅速に利用できるが，感度・特異度はPCRに劣る．新生児水痘ではPCRで水疱や血中からVZV DNAを証明すれば病原体診断できるが，保険適用外で実施できない場合も多い．ウイルス分離は感度が低く，時間を要する．新生児における特異的IgM陽性化率は不明で，偽陽性もある．CVSでは抗VZV-IgG抗体が経時的に低下しないことを唯一の検査学的根拠とせざるを得ないことがある．

05 リスク因子と疫学は？

わが国ではCVS，周産期水痘とも頻度は低く，正確な疫学は不明である．米国では1992年には1万人の妊娠につき7人の水痘が発生すると推計されていた．

リスクが高いのは，水痘ワクチン未接種かつ水痘の既往のない母体の妊娠中，または，その母体から出生した児が出生後にVZVに曝露された場合である．妊婦が水痘に

罹患すると重症化しやすいため，予防には妊娠可能年齢の女性への水痘ワクチン接種が有効である．ただし，妊娠中のワクチン接種は避け，ワクチン接種をした場合は接種後2か月間は避妊する．ワクチン普及の先行した米国では感受性妊婦は5％未満といわれているが，日本では2021年度の抗体保有状況によると，妊娠可能年齢成人の10％近くが感受性者とみられる[1]．日本で2回の水痘ワクチン定期接種が開始されたのは2014年と最近であり，今後ブースターとなるVZV曝露機会が減って成人水痘がかえって増加する懸念もある．**医療従事者では2回の水痘ワクチン接種歴または明確な水痘罹患歴の確認が重要であり，抗体価測定に頼りすぎないようにする（低抗体価では偽陽性もある）．**50歳以上の周産期医療従事者の帯状疱疹ワクチン接種は，個人防御を超えた意義がある．

文献

1) 国立感染症研究所：年齢/年齢群別の水痘抗体保有状況〜2021年度感染症流行予測調査より〜. https://www.niid.go.jp/niid/ja/y-graphs/11219-varicella-yosoku-serum2021.html(2024.09.09 アクセス)
2) Centers for Disease Control and Prevention：Preventing VZV Transmission in Healthcare Settings. 2024 https://www.cdc.gov/shingles/hcp/infection-control/?CDC_AAref_Val=https://www.cdc.gov/shingles/hcp/hc-settings.html(2024.09.09 アクセス)

参考文献

- Moss WJ, et al.：24 Varicella, measles, and mumps. In: Maldonado Y, et al.（eds）, *Remington and Klein's Infectious Diseases of the Fetus and Newborn Infant*, 9th ed, Elsevier, 2024：600-637
- Blumental S, et al.：Management of varicella in neonates and infants. *BMJ Paediatr Open* 2019；3：e000433 [PMID：31263790]
- 日本産科婦人科学会，日本産婦人科医会（編）：CQ611 妊産褥婦の水痘感染については？産婦人科診療ガイドライン産科編2023, 2023：329-331

（倉持　由）

Q&A

Q. スタッフや面会者が帯状疱疹になったときの対応は？

A. 水痘の場合，明らかな接触とは，①同室に15分以上いること，または②5分間対面すること，と定義し厳格な管理が求められます．一方，免疫正常の帯状疱疹患者との接触の場合は，抱っこなどのとくに濃厚な直接接触がなければ経過観察が可能です．医療スタッフで帯状疱疹を発症している場合，病変を覆っていれば，新生児や妊婦，免疫不全者といった水痘に罹患しやすく，水痘合併症のリスクが高い患者のケアを除いて勤務は可能です．つまり，周産期領域では職場配置の一時的異動が理想的です．病変が完全に覆いきれない場合には，病変の痂皮化まで勤務を制限する必要があります[2]．

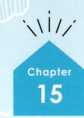

Chapter 15 パルボウイルス B19

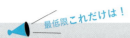

1. 妊娠初期に罹患した場合は周産期合併症のリスクが高く，流産や子宮内胎児死亡，胎児水腫を引き起こすことがある．
2. 家庭内の発症者に対しての隔離は不要で，標準予防策で対応可能なことが多い．
3. 診断は母体の抗体検査と臨床症状をもとに行う．

01 母子感染予防策は？

　飛沫感染であり，母子感染の予防策としては妊婦が感染者の飛沫に接しないようにすることに加え，手指衛生をはじめとした標準予防策をとる．妊娠初期では，胎児が後述する重篤な症状を起こしうるため，可能な限り人混みに行かないことも予防になる．**家庭内など周囲に発症者がいた場合，パルボウイルス B19 は臨床的に診断される時点で感染性を失っているため，標準予防策のみで対応し，感染者との隔離は不要である**．

02 適正抗ウイルス薬と投与期間は？

　パルボウイルス B19 に対してはワクチンや治療薬が存在しない．

03 臨床像は？

　小児と成人では症状が異なる．小児では顔面の紅斑や体幹，四肢にレース状紅斑がみられることが特徴であるが，成人ではこれらの症状はみられず，あっても目立たないことが多い．成人では，関節炎の症状（急性で対称性の小関節の疼痛）がより多くみられる．また鉄欠乏性貧血や鎌状赤血球症などの患者で，transient aplastic crisis（骨髄無形成クリーゼ）とよばれる，一時的に重度の貧血を引き起こす状態となることが知られている．

赤芽球の分化や増殖がもっとも盛んな胎児期に罹患すると，transient aplastic crisis によって高度の貧血，心不全となり，胎児水腫から，流産，子宮内胎児死亡に至ることもある．流産や子宮内胎児死亡は，妊娠 20 週未満の感染で 10％，妊娠 20 週以降の感染で 1％ 程度であり，妊娠初期のほうが児の死亡リスクが高い．胎児水腫もとくに妊娠 9〜16 週の感染で多くみられ，妊娠 32 週未満では 4.4％，妊娠 32 週以降では 0.8％ となる．胎児水腫の児では，重度の貧血や血小板減少に対して子宮内輸血が必要なことがある．**胎児水腫があった児は，その後の神経発達が遅延するリスクがあり，発達に関して継続的なフォローアップが必要である**．

04 微生物学的特徴と診断法は？

　パルボウイルスは小型でエンベロープのない，1 本鎖の DNA ウイルスである．ウイルス細胞受容体は胎児の心筋細胞や巨核球に存在しており，症状への関連が示唆されている．

　母体の検査としては，パルボウイルス B19 の血清 IgG，IgM 測定を行い，診断する．米国，カナダの産婦人科学会のガイドラインでは感染時期の推定のため，IgG，IgM の両方を同時に複数回測定することが推奨されているが，わが国では IgM のみ保険適用があるため，「産婦人科診療ガイドライン産科編 2023」[1] でも IgM の測定のみを推奨している．また検査の対象としては，典型的な臨床症状を呈する母体と，胎児水腫のある母体，パルボウイルス B19 感染を疑う患者と接触した母体としており，全妊婦へのスクリーニングは推奨されていない．これは，精査を行うことが周産期予後を改善するというエビデンスがないためである．PCR による検査が可能な施設もあり，胎児血や羊水からの PCR で診断をつけることは可能であるが，侵襲が大きく，行われることは少ない．

05 リスク因子と疫学は？

　パルボウイルス B19 感染のリスク因子としては，①自身の罹患歴，②周囲の流行状況，③職業，である．過去にパルボウイルス B19 の罹患歴があれば，抗体をもつため再感染するリスクは非常に低い．パルボウイルス B19 未罹患妊婦では通常，感染率は 1％ 程度で，流行期には 10％ 程度となる．また家族が罹患している場合には，感染率が

50%まで上昇する．医療従事者や学校・保育施設に勤務している場合も感染のリスクが高い．

母体がパルボウイルスB19に初感染すると，20%で経胎盤感染し，そのうち20%が胎児水腫をきたす．

📖 文献

1) 日本産科婦人科学会，他（編）：パルボウイルスB19感染症（伝染性紅斑，リンゴ病）の診断と管理は？　産婦人科診療ガイドライン産科編2023，日本産科婦人科学会，2023：341-344
2) Evans JP, et al.：Human parvovirus aplasia:case due to cross infection in a ward. *Br Med J*(*Clin Res Ed*)1984；**288**：681［PMID：6320947］

📖 参考文献

- American Academy of Pediatrics：ParvovirusB19. *Red Book® 2024-2027*：Report of the Committee on Infectious Diseases，33rd ed, 2024：638-642
- Stuart PA, et al.：Human Parvovirus. In：Maldonado Y, et al.（eds），*Remington and Klein's Infectious Diseases of the Fetus and Newborn*, 9th ed, Elsevier, 2024：765-786
- Weiland HT, et al.：Parvovirus B19 associated with fetal abnormality. *Lancet* 1987；**1**：682-683［PMID：2882099］

（車　健太）

Q&A

 新生児におけるパルボウイルスB19の感染対策について教えてください．

 　本文でも述べたように，通常のパルボウイルスB19感染に関しては，発疹や関節痛が出現している段階で感染性はないとされているため，臨床診断される時期には特別な感染対策は不要となります．しかし，新生児パルボウイルス感染の感染性に関しては十分にエビデンスがないのが現状です．しかし，transient aplastic crisisの患者から院内感染を引き起こした症例が報告されていることから[2]，パルボウイルスB19により貧血を起こしている新生児を含む小児例では7日間，または網状赤血球数が2%以上に回復するまでは，標準予防策に加えて接触・飛沫予防策，個室隔離を行うことを検討するべきです．また，パルボウイルスB19による胎児水腫がある症例でも，胎児水腫が改善するまでは隔離をする必要があると考えられます．

Chapter 15 ヒト免疫不全ウイルス

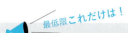

1. HIV は適切な母子感染対策を行うことで感染率を最小限にできる．
2. HIV には胎内感染，産道感染，経母乳感染の 3 つの感染経路があり，それぞれに対する感染予防策が必要である．
3. 出生した児はできるだけ早期に清拭して母体の体液を除去し，生後 6 時間以内に抗レトロウイルス薬を投与する．

01 母子感染予防策は？

　ヒト免疫不全ウイルス（human immunodeficiency virus：HIV）陽性母体からの母子感染対策は，「産婦人科診療ガイドライン産科編 2023」[1]により，①妊婦への抗 HIV 薬の投与，②選択的帝王切開による分娩，③人工栄養による哺育，④新生児への抗 HIV 薬の投与，の 4 つの感染対策をすべて行うように推奨されている．

　妊婦へ抗 HIV 薬を投与することによって血中のウイルス量が少なくなれば，児への感染率が低下することがわかっており，ウイルス量が少ない場合は帝王切開と経腟分娩で児への感染率は変わらなかったという報告もある．日本では帝王切開の合併症のリスクが低いことから，母児感染予防として帝王切開が推奨されているが，欧米ではウイルス量が少なければ（100 copies/mL 未満の場合など），経腟分娩を推奨している地域もあり，わが国でも条件がそろった場合は家族と相談して分娩方法を柔軟に検討する必要がある．

　一般的に母乳栄養は児にとって利点が大きいため，多くの病態ですすめられることが多いが，HIV 感染症は人工栄養がすすめられる数少ない病態のうちの 1 つである．母体のウイルス量が少なければ経母乳での母児感染のリスクは低いとする報告もあるが，感染の確率は低くてもゼロではないため，米国や英国の各ガイドラインでは母乳栄養は推奨していない．資源の乏しい後進国では，母乳を最初の 6 か月間与えることを推奨している．

02 適正抗ウイルス薬と投与期間は？

　出生児はできるだけ早期に清拭して，母体の体液を除去することとされている．また，日本の「HIV感染妊娠に関する診療ガイドライン」[2]では，**生後6時間以内に抗レトロウイルス薬を投与する必要性が示されている**．副作用などの問題がなければ，出生後6週間はジドブジン（AZT）シロップを投与することが推奨されている（AZTシロップは国内では未承認のため，厚生労働省・エイズ治療薬研究班へ請求する必要がある）．ウイルス量が少ないなどの一定の条件を満たした場合には，2〜4週間の短期間のレジメンも推奨されている．また米国では，母体のウイルス量が十分に抑制されていなかった状態で分娩となった場合は，多剤による治療のほうがHIV感染率は低くなるという報告があり，AZTに加え，ラミブジンやネビラピンを加えるというレジメンが推奨されている．AZTシロップの投与量は正期産児で4 mg/kg/回 1日2回内服だが，早産児は在胎週数と生後の週数によって量と投与方法が異なるので，成書やガイドラインを参考にしていただきたい．

03 臨床像は？

　乳児や小児におけるHIV感染の臨床症状は多様であり，多くの場合は発熱や活気不良などの非特異的症状がおもなものである．リンパ節腫脹は肝脾腫を伴うことが多く，HIV感染の初期症状の可能性がある．生後1年までの口腔内カンジダや肺炎，発育不全/発育遅延がHIVの一般的な特徴とされるが，先天性免疫異常症でも同様の症状を呈する．母体のスクリーニングが行われていないか，もしくは不明な場合には鑑別が必要であるが，日本の妊婦におけるHIVスクリーニングの実施率はほぼ100％である．

　後天性免疫不全症候群（acquired immuno deficiency syndrome：AIDS）を発症した場合には，ニューモシスチス肺炎，食道カンジダ，サイトメガロウイルス感染症，HIV脳症などの日和見感染を引き起こす．

04 微生物学的特徴と診断法は？

　HIV-1，HIV-2はレトロウイルス科のレンチウイルス属に属する．レトロウイルスは1本鎖ウイルスRNAを2本鎖のDNAに変える逆転写酵素を有することが特徴である．

HIV-1は世界中で確認され，HIV-2はおもに西アフリカで見つかる．HIV-1と比較してHIV-2はAIDSへの進行が遅く，症状が軽いことが特徴とされる．また，HIV-2感染の場合は非核酸逆転写酵素阻害薬と融合阻害薬の少なくとも1種類は効果がなく，HIV-1とは治療法が異なるため，その診断は重要である．

妊婦においては，p24抗原とHIV抗体の両方を検出するスクリーニング検査が行われている．スクリーニング検査で陽性であっても真の陽性は5%以下であり，スクリーニング陽性者はウエスタンブロット法とPCR検査の両方を行い，確定診断される．

一方で，**HIV感染母体から出生した児はほとんどが移行抗体をもっているため，2歳未満での抗体検査は適さない**．そのため，2歳以降では抗体による診断も可能であるが，2歳未満ではおもにPCR検査で診断を行う．PCR検査の感度は，出生時は55%，生後2～4週間で90%以上に上昇し，生後3か月で100%となる．生後48時間以内の検体でのPCR陽性は，子宮内でのHIV感染を示唆する．HIVに曝露された新生児では，生後2～3週間にRT-PCRによるHIV RNA定量検査を行うことが推奨されている．結果が陰性であった場合は生後1～2か月，生後4～6か月後に再検査を行い，それらが陰性であればHIV感染を推定除外することができる（図1）．前述のいずれかの段階で陽性が判明した場合はその時点で再検し，2回連続の陽性で診断を確定する．その際には，予防的抗ウイルス薬投与から治療のための抗ウイルス薬投与へ切り替える必要がある．

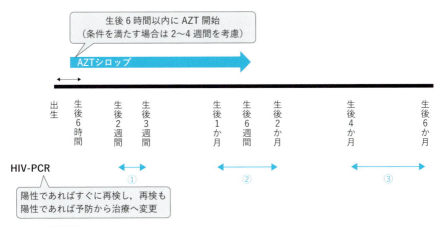

図1 新生児のヒト免疫不全ウイルス（HIV）検査・治療スケジュール
AZT：ジドブジン
①～③のいずれかでHIV-RNA定量が陽性の場合は，その時点でHIV予防からHIV治療へ変更する．すべて陰性の場合は，HIV感染を推定除外できる．

05 リスク因子と疫学は？

母子感染は，①胎内感染，②産道感染，③経母乳感染，がおもな経路であり，コントロールされていない母体の HIV 感染が新生児の HIV 感染のリスクである．「HIV 感染妊娠に関する診療ガイドライン」では，妊娠中に抗 HIV 薬の投与がない，または内服していても血中の HIV RNA 量が 1,000 copies/mL 以上の妊婦をハイリスクとしている．

日本は先進国のなかでもとりわけ HIV 陽性妊婦の頻度が低く，0.01％ 未満である．**HIV 母体から児への感染率は，対策を行わなかった場合は 25％ 程度だが，前述の感染対策を行うことによって 2％ まで減少する．**

文献

1) HIV 感染の診断と感染妊婦取り扱いは？日本産科婦人科学会，日本産婦人科医会(編)：産婦人科診療ガイドライン産科編 2023，日本産科婦人科学会，2023：326-328
2) 令和 5 年度厚生労働科学研究費補助金エイズ対策政策研究事業「HIV 感染者の妊娠・出産・予後に関するコホート調査を含む疫学研究と情報の普及啓発方法の開発ならびに診療体制の整備と均てん化のための研究」班　分担研究「HIV 感染妊娠に関する診療ガイドラインと HIV 母子感染予防対策マニュアルの改訂」班：児への対応．HIV 感染妊娠に関する診療ガイドライン，第 3 版，2024：55-59
https://hivboshi.org/manual/guideline/2024_guideline.pdf(2024.09.09 アクセス)

参考文献

- American Academy of Pediatrics：Human Immunodeficiency Virus Infection. *Red Book® 2024-2027：Report of the Committee on Infectious Diseases*, 33rd ed, Amer Academy of Pediatrics, 2024：489-503
- Avinash KS, et al.：Human Immunodeficiency Virus/Acquired Immunodeficiency Syndrome in the Infant. In：Maldonado Y, et al.(eds), *Remington and Klein's Infectious Diseases of the Fetus and Newborn*, 9th ed, Elsevier, 2024：538-599
- Clinicalinfo：Guidelines for the Use of Antiretroviral Agents in Pediatric HIV Infection　https://clinicalinfo.hiv.gov/en/guidelines/pediatric-arv/antiretroviral-management-newborns-perinatal-hiv-exposure-or-hiv-infection?view=full(2024.09.09 アクセス)

（車　健太）

Q&A

Q 母子感染の予防として新生児に AZT シロップが使用されますが，投与上の注意点はありますか？

A AZT は核酸系逆転写酵素阻害薬（nucleoside reverse transcriptase inhibitor：NRTI）の 1 つです．抗ウイルス活性はほかの抗ウイルス薬よりも低く，また耐性に対する genetic barrier[※1] も低いです．治療において，ミトコンドリア障害や骨代謝，腎毒性が問題になることがありますが，予防として用いられる量では目標とするトラフレベルが非常に低く（予防の場合はトラフ＜ 100 ng/mL，治療の場合はトラフを 3,000 ng/mL を目標とする），これらの副作用が問題となることは少ないです．新生児の予防で問題になるのは血球異常であり，とくに貧血が起こりやすいので，血球数の定期的なモニタリングを行い，貧血や好中球減少などの血球異常が出た場合は中止を検討しましょう．

Q 母体の HIV が AZT 耐性であった場合も，AZT シロップを使用するのでしょうか？

A 母体の HIV が AZT 耐性だった場合に関しては，各種ガイドラインでの推奨に記載がなく，現状では定まった対応はありません．しかし，AZT の耐性ウイルスが母子感染した症例が報告されていることを考慮すると，母体が AZT 耐性の場合は，児への AZT の使用は控えるべきと考えられます．母体のウイルス量が低い場合にはネビラピン（HIV-2 が考慮される場合はラルテグラビルを使用）を検討し，母体のウイルス量が高い場合には多剤併用を検討してもよいと考えられます．どのレジメンが児にとってよいのかは，今後の研究課題といえます．

[※1] genetic barrier
治療失敗に直結する高度耐性をもたらすのに必要なアミノ酸変異の数のこと．

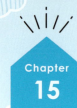

B型肝炎ウイルス，C型肝炎ウイルス

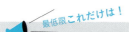

1. B型肝炎は，ワクチン，抗HBsヒト免疫グロブリンによる母子感染予防が重要である．
2. C型肝炎は3歳以降で直接型抗ウイルス薬による治療が可能になった．
3. B型肝炎およびC型肝炎感染母体でも授乳は可能である．

01 母子感染予防策は？

a B型肝炎ウイルス

　B型肝炎ウイルス（hepatitis B virus：HBV）の母子感染予防として，世界保健機関（World Health Organization：WHO）は，出生児へのB型肝炎ワクチン（HBワクチン）の接種を推奨している．**出生直後の新生児に対する抗HBsヒト免疫グロブリンとHBワクチンの使用は重要な予防戦略であり，投与スケジュールを図1に示す**．出生12時間以内に，抗HBsヒト免疫グロブリン1 mL（200単位）を2か所に分けて筋肉内注射し，HBワクチン0.25 mLを皮下注射する．その後，生後1か月と6か月時に，それぞ

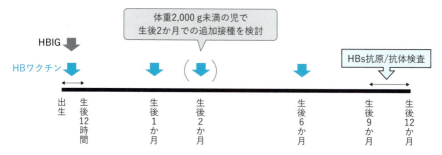

図1 乳児に対する抗HBsヒト免疫グロブリン（HBIG）投与とB型肝炎（HB）ワクチン接種のスケジュール

れHBワクチン0.25 mLを皮下注射する．出生時の体重が2,000 g未満かどうかで対応が異なるので，注意が必要である．体重が2,000 g未満の場合にはHBワクチンの抗体獲得率が低下することが知られており，通常の垂直感染予防のHBワクチンスケジュールに加えて，生後2か月での追加のHBワクチンが必要である．なお，HBV感染母体から生まれた児で垂直感染予防策を受けた児は，定期接種としてのHBワクチン接種は不要である．しかし，9〜12か月でのHBs抗体が10 mIU/mLの場合はHBワクチンの追加接種を行う必要があるため，当院では，再度3回のHBワクチン追加接種を行っている．なお，小児科学会から出されているB型肝炎の予防指針に対する考え方には，母子感染のハイリスクであるHBe抗原陽性の母親から出生した児や，HB抗体の獲得が不良である出生体重1,500 g未満の低出生体重児においては，生後2か月時に0.5〜1 mLの抗HBsヒト免疫グロブリンの追加接種を行うことも考慮される，と記載されているが，エビデンスが十分ではなく，当院では行っていない．HBVに感染した妊婦にテノホビルなどの抗ウイルス薬を投与すると，胎児感染予防に有益だとする報告も出てきており，HBV感染した妊婦は専門科受診が望ましい．

C型肝炎ウイルス

C型肝炎ウイルス（hepatitis C virus：HCV）に対するワクチンはなく，また執筆時点では直接作用型抗ウイルス薬の妊婦への投与は，安全性と有効性に関しての結論が出ておらず，使用が推奨されていない．

HBV，HCVともに母乳を介して感染することはないため，母乳栄養をやめる必要はない．

02 適正抗ウイルス薬と投与期間は？

a B型肝炎

小児において，B型肝炎の無症候性キャリアは治療対象とならず，肝炎が2〜3年以上続く慢性肝炎の場合に抗ウイルス治療を考慮する．したがって，新生児が治療対象となることはない．

b C型肝炎

C型肝炎では，3歳未満の場合は自然治癒が期待されるため治療は推奨されていない．3歳以上の場合は，以前はリバビリンとインターフェロンによる治療が行われていたが，**近年では直接作用型抗ウイルス薬（グレカプレビル水和物・ピブレンタスビル配**

合剤；マヴィレット®の登場により，血中からのウイルス消失を達成できるようになった．顆粒製剤も販売されており，わが国でも入手可能である．8週間で治療を完遂でき，以前よりはるかに容易にコントロールが可能となった．

03 臨床像は？

a B型肝炎

急性肝炎症状として，微熱，食欲不振，悪心，悪寒などの感冒でもみられるような軽度の全身症状から，黄疸を伴う肝炎や劇症肝炎まで，症状の幅は広い．HBVの肝外症状としては，関節炎や発疹，血小板減少や糸球体腎炎などがある．母体からの垂直感染では90%が慢性化し，1歳までの乳児期の感染で80〜90%，5歳までの感染では30〜50%が慢性化する．慢性肝炎は肝硬変や肝細胞癌へ進行するリスクがある．

b C型肝炎

垂直感染によるHCV感染は，新生児〜乳児期には通常，無症候性であるが，生後6〜12か月でALTの上昇を伴うこともある．B型肝炎と同様，慢性肝炎では肝硬変や肝細胞癌へ進行するリスクがある．

04 微生物学的特徴と診断法は？

a B型肝炎ウイルス

HBVはヘパドナウイルス科（*Hepadnaviridae*）に属し，現在では10の遺伝子型に分類されるDNAウイルスである．妊娠中の母体の血液検査でHBs抗原を調べ，陽性の場合は，出生後に児への垂直感染予防を行う．母体がHBs抗原陽性の場合はHBe抗原の測定を検討する．HBe抗原が陽性の場合に，児への垂直感染予防を行わないと，児のキャリア化率は80〜90%とされる．HBe抗原陰性の場合，児のキャリア化はまれであるが，10%が一過性感染を起こし，劇症肝炎となることもある．

b C型肝炎ウイルス

HCVは高い遺伝的多様性を示す，1本鎖RNAウイルスである．母体がHCV抗体陽性の場合は，キャリアなのか既感染なのかを判断するためHCV-RNA定量検査を行う．HCV-RNA定量が陰性であった場合は母子感染の可能性はないと考えてよいが，陽性であった場合は児がキャリアになる可能性を説明し，児への検査が必要となる．

HCV-RNA 陽性の場合の母子感染率は 5.8% と報告されている．

　HCV-RNA 陽性母体児の検査として，生後 2 か月以降に HCV-RNA 定量検査を行う．陰性であればフォローアップ不要であるが，陽性だった場合は適宜，肝逸脱酵素をフォローアップしながら，3 歳時点で再度 HCV-RNA 定量検査を測定する．**3 歳までに 20〜40% が陰性化するが，それ以降の陽性者はほとんどがキャリア化することが知られている**．3 歳時点で陽性の場合は治療介入となるため，専門機関へ紹介する．

05 リスク因子と疫学は？

a B 型肝炎

　母体が HBV 感染者である場合，垂直感染はほとんどが分娩時，周産期に起こり，子宮内の感染は 2% 程度とされる．垂直感染対策を行わなかった場合は，母体の HBs 抗原陽性かつ HBe 抗原陽性であれば児の HBV 感染率は 70〜90%，母体の HBs 抗原陽性かつ HBe 抗原陰性であれば児の感染率は 5〜20% 程度である．母子感染予防の HB ワクチン接種をスケジュールどおり（図1）に実施することができれば，HBs 抗原陽性母体からの出生児の 95% 程度で HBV の感染が予防できるといわれている．日本では，**予防接種事業開始前は小児の HBs 抗原陽性率は 0.26% であったが，開始後は 0.02〜0.06% まで減少したという報告があり，しっかりと予防を行うことが重要である**．

b C 型肝炎

　母体が C 型肝炎キャリアの場合，児への感染率は 1〜5% 程度である．母体のウイルス RNA 量やヒト免疫不全ウイルス（human immunodeficiency virus：HIV）感染がある場合は，児への感染のリスクが高い．「C 型肝炎母子感染小児の診療ガイドライン」[1] では，C 型肝炎キャリア妊婦の選択的帝王切開によって母子感染率は低下しないため，母子感染予防としての選択的帝王切開は推奨しないとしている．一方，HCV-RNA 量高値群のキャリア妊婦での，わが国の分娩様式別の母子感染率が示されており，いくつかの研究では帝王切開のほうが感染率が低いとのデータも示されている．しかし，分娩様式については妊婦・家族の意思を尊重することを推奨している．**C 型肝炎ウイルス母子感染が成立した小児においては，その後 20〜40% の割合でウイルスが自然消失する**．

文献

1) C型肝炎母子感染小児の診療ガイドライン作成委員：C型肝炎母子感染小児の診療ガイドライン．日小児栄消肝会誌 2020；**34**：95-121

参考文献

- American Academy of Pediatrics：Hepatitis B/Hepatitis C. *Red Book® 2024-2027*：*Report of the Committee on Infectious Diseases*, 33rd ed, Amer Academy of Pediatrics, 2024：437-464
- Wikrom K, et al.：Hepatitis. In：Maldonado Y, et al.(eds), *Remington and Klein's Infectious Diseases of the Fetus and Newborn*, 9th ed, Elsevier, 2024：728-744
- 日本産科婦人科学会，他(編)：妊娠中にHBs抗原陽性が判明した場合は？/妊娠中にHCV抗体陽性が判明した場合は？産婦人科診療ガイドライン産科編2023，日本産科婦人科学会，2023：313-318
- Benova L, et al.：Vertical transmission of hepatitis C virus：systematic review and meta-analysis. *Clin Infect Dis* 2014；**59**：765-773 ［PMID：24928290］
- World Health Organization：Prevention of Mother-to-Child Transmission of Hepatitis B Virus：Guidelines on Antiviral Prophylaxis in Pregnancy.2020 https://www.who.int/publications/i/item/978-92-4-000270-8(2024.09.12アクセス)

（車　健太）

Q&A

HBVおよびHCV感染の母親は母乳をあげてもよいですか？

　授乳は可能です．C型肝炎の母親から児への授乳による感染のリスクはほとんどありません．初乳からHCVウイルスを検出することはありますが，いくつかの研究で母乳群と人工乳群を比較したところ，両群で感染は確認されない，もしくは有意差がなかったという結果でした．またB型肝炎に関しても，抗HBsヒト免疫グロブリンとB型肝炎ワクチンによる母子感染予防が行われた児において，母乳と人工乳でHBVの伝播を比較し，両群で感染率に差がなかったという研究があります．このことから，母子感染予防が行われていれば母乳を与えても問題がないと考えられます．ただし，いずれの場合も母親の乳房に裂傷がある場合や出血しているときには，授乳は控えたほうがよいと考えられます．

Chapter 15 カンジダ

 最低限これだけは！

1. 血液培養からカンジダが検出された場合は，必ず真の真菌感染症として扱う．
2. カンジダ血症では原則，血管内カテーテルを抜去する．
3. カンジダ血症では眼底の評価を行う．

01 母子感染予防策は？

子宮内感染はまれで，多くは出生時に腟粘膜から垂直感染で保菌する．母体の保菌やカンジダ性腟炎がリスクとなり，母体のカンジダ性腟炎や尿路感染症の治療が児への感染を減少させる．また医療従事者からの水平感染も多く，適切な手指衛生と手袋の装着が望ましい．

02 適正抗真菌薬と投与期間は？

> **処方例**
>
> 侵襲性カンジダ症の治療として
> アムビゾーム®点滴静注 50 mg（アムホテリシン B リポソーム製剤）
> 5 mg/kg 24 時間ごと
>
> 💡 腎障害の副作用があり，尿量，腎機能，低カリウム血症，低マグネシウム血症のモニタリングが必要である．

感受性が確認できていれば，フルコナゾールのプロドラッグであるホスフルコナゾール（プロジフ®静注液100）※を，フルコナゾールとして 12 mg/kg/日（日齢 14 まで：72 時間ごと，日齢 15〜27：48 時間ごと，日齢 28 以降：24 時間ごと）で投与する．

※ プロジフ®
　1 バイアル 1.25 mL 中，ホスフルコナゾールは 126.1 mg 含有（フルコナゾールとして 100 mg）．

処方例

1. 感受性が判明している場合
体重2 kgでは，プロジフ®静注用100（ホスフルコナゾール）0.3 mL

2. アムホテリシンB，ホスフルコナゾールともに使用できない場合
ファンガード®点滴用25 mg（ミカファンギン）10 mg/kg/日24時間ごと

 ミカファンギンは眼を含めた中枢神経系への移行性が低く，注意が必要である．

いずれの薬剤も，治療期間は血液培養，尿培養，髄液培養の陰性化から最低14〜21日間が推奨される．

血液培養陽性例では原則，速やかにカテーテルを抜去する．しかし，実臨床では困難なこともしばしばあり，可能なタイミングでできる限り抜去や入れ替えを試みる．

03 臨床像は？

新生児のカンジダ感染症は大きく分けて，①皮膚粘膜カンジダ症と，②侵襲性カンジダ症，がある．

a 皮膚粘膜カンジダ症

皮膚粘膜カンジダ症として，口腔カンジダ症（鵞口瘡），オムツ皮膚炎，先天性カンジダ症がある．

口腔カンジダ症は，頬粘膜や口蓋に不規則な白色斑が認められる．ミルクの付着との判別が必要となることがあるが，白色斑を物理的に除去できない場合は皮膚粘膜カンジダ症である．多くは無症状であるが，経口摂取時に児が不快感を感じて不機嫌になることもある．

オムツ皮膚炎はとくに極低出生体重児で，生後10〜11週頃に発症することが多い．皮膚病変は集簇性紅斑が散布性に広がるのが特徴で，皮膚のしわの間の赤みや，衛星病変を伴う点で接触性皮膚炎と鑑別可能である．

先天性カンジダ症は出生から24時間以内に発症する．子宮内異物や遷延する前期破水は先天性カンジダ症のリスクとなる．皮膚病変が主で，びまん性の紅斑，膿疱や斑状丘疹を呈し，ひび割れ，剥離や落屑となる場合もある．早産児では熱傷のような広範な紅斑性皮膚炎を呈することがある．低出生体重児では多量の落屑によって脱水や電解質

異常をきたす．広範な皮膚病変や肺疾患，中心静脈カテーテルは血流感染症のリスクとなり，とくに超低出生体重児では血液，髄液などに播種する可能性が高い．そのため**低出生体重児の先天性カンジダ症では経静脈的な治療を行う**．

 侵襲性カンジダ症

侵襲性カンジダ症としては，カンジダ血症および血行性の播種性カンジダ症がある．症状は非特異的で，無呼吸，高血糖，低・高体温，高ビリルビン血症などを呈し，早産児では重症となり血小板低下や血行動態の破綻が生じうる．もっとも頻度が高いのは血管カテーテル感染であるが，ほかに多い播種巣として腎泌尿器系，中枢神経系，眼があげられる．カテーテル関連血流感染症は1週間以上の中心静脈カテーテル留置が，また腎泌尿器系感染は先天性尿路奇形が，中枢神経系感染は超低出生体重児がリスク因子となり，**超低出生体重児の播種性カンジダ症の半数に中枢神経系感染が生じる**．ただし，中枢神経系感染があっても髄液培養陰性や髄液検査に異常がない場合もあるので注意を要する．カンジダ性脈絡網膜炎は無症状であり，診断には眼底検査が必要である．

04 微生物学的特徴と診断法は？

酵母様真菌に分類されるカンジダ属（*Candida* spp.）は環境中に存在し，200種類以上が報告されているが，ヒトに感染する種は比較的少ない．*C. albicans* が最多で，他に *C. parapsilosis*，*C. glabrata*，*C. tropicalis*，*C. krusei* などがあげられる．*C. albicans* はそれ以外の non-albicans と比較し，接着因子，バイオフィルム形成，加水分解酵素分泌，形態変化といった点で病原性が高い．

多くのカンジダ属はアムホテリシンBに感性であるが，*C. glabrata*，*C. krusei* では耐性が増加している．*C. krusei* はフルコナゾールに自然耐性であり，*C. glabrata* はフルコナゾール耐性のものが多い．*C. parapsilosis* は他のカンジダ属に比べ，ミカファンギンに対する感受性が低いことがある．

侵襲性カンジダ症を疑う児では，血液，髄液，尿の培養を提出する．血液培養の感度は高くないため，すべてのカテーテルから採血を行い，繰り返し培養検査を行う必要がある．血液培養が陽性となるのは，採取から24～48時間後が多い．感度は低いものの，特異度は100%に近く，**血液培養からカンジダ属が検出された場合は真の真菌血症として対応する必要がある**．尿からカンジダ属が検出された場合も，とくに極低出生体重児では死亡のリスクとなるため，コンタミネーションと考えず膿瘍や尿路奇形などの

除外，血流感染の否定も行い，治療を考慮すべきである．

　新生児を対象とした血中β-D-グルカン測定によるカンジダ症診断の感度と特異度を研究した報告は少なく，小児を対象としたものでは感度50〜82％，特異度46〜82％と高くはない．抗菌薬投与（タゾバクタム・ピペラシリン，クラブラン酸・アモキシシリン），手術時のガーゼの使用，血液製剤の使用などで偽陽性となる．カンジダ抗原検査も，感度・特異度ともに高くない．プロカルシトニンは細菌感染では高値を呈し，カンジダ血症では低値となる．β-D-グルカンと組み合わせることで，診断の補助となる[1]．

05 リスク因子と疫学は？

　侵襲性カンジダ症のリスク因子として，カンジダ属の保菌，広域抗菌薬投与（とくに第3世代セファロスポリン系），デバイス留置（とくに中心静脈カテーテル），経静脈的な脂肪製剤投与，壊死性腸炎，心臓手術，ヒスタミンH_2受容体拮抗薬，ヒドロコルチゾンやデキサメタゾンの使用，好中球減少がある．

　侵襲性カンジダ症は超低出生体重児の3％，極低出生体重児の5％で起こる．一方，2,500 g以上の児では0.3％と頻度が低くなる．

　C. albicans が臨床検体から検出される頻度がもっとも高いが，近年，*C. parapsilosis* や *C. glabrata* の頻度が高くなっている．

文献

1) Giacobbe DR, et al.：Combined use of serum(1,3)-β-D-glucan and procalcitonin for the early differential diagnosis between candidaemia and bacteraemia in intensive care units. *Crit Care* 2017；**21**：176 ［PMID：28693606］

2) Benjamin Jr DK, et al.：Effect of fluconazole prophylaxis on candidiasis and mortality in premature infants：a randomized clinical trial. *JAMA* 2014；**311**：1742-1749 ［PMID：24794367］

3) Pappas PG, et al.：Clinical Practice Guideline for the Management of Candidiasis: 2016 Update by the Infectious Diseases Society of America. *Clin Infect Dis* 2016；**62**：e1-e50 ［PMID：26679628］

参考文献

- Bendel CM：35 Candidiasis. In：Maldonado Y, et al.(eds), *Remington and Klein's Infectious Diseases of the Fetus and Newborn*, 9th ed, Elsevier, 2024：966-987
- Otto WR, et al.：243 Candida Species. In：Long SS, et al.(eds), *Principles and Practice of Pediatric Infectious Diseases*, 6th ed, Elsevier, 2022：1255-1262.e2

- Fisher BT, et al.：200 Candidiasis. In：Cherry J, et al.(eds), *Feigin and Cherry's Textbook of Pediatric Infectious Diseases*, 8th ed, Elsevier, 2017：2030-2047.e6

（蟹江信宏）

Q&A

 侵襲性カンジダ症に対する予防は必要ですか？

 超低出生体重児に対するフルコナゾールの予防投与は，カンジダの保菌と侵襲性カンジダ症の発症を減少させることが知られています．しかし，神経学的予後や死亡率には差がないとする研究[2]もあり，予防は確立していません．また，予防投与はフルコゾール耐性真菌の保菌を増加させてしまいます．そのため，超低出生体重児の侵襲性カンジダ症の発生率が10%以上の施設でのみ，予防投与が推奨されています[3]（予防投与例：フルコナゾール 3 mg/kg/回 週2回 出生48〜72時間から生後4〜6週まで）．

退院までに考慮すべき予防接種の種類とスケジュール

Chapter 16

はじめに

「すべての子どもに予防接種を」「世界の子どもたちにワクチンを」

Sustainable Development Goals（SDGs）や国連児童基金（United Nations Children's Fund：UNICEF）などで標語として用いられるフレーズであるが，これは早産児や低出生体重児・新生児治療室の入院児であっても例外ではない．

01 新生児治療室に入院中から積極的に接種をすすめる意義

多くの乳幼児は，ワクチンで予防できる感染症（vaccine preventable disease：VPD）からの保護を目的に，地域のクリニックなどで予防接種を受けることになるが，その意義は入院中の児であっても変わらない．市中と病院内で罹患リスクが大きく変わる感染症もあるが，たとえば侵襲性肺炎球菌感染症は NICU 入院中であっても罹患する可能性があり，その場合は致死的である．また多くのワクチンは，接種開始から一定期間，あるいは一定回数を経て予防効果をもつため，たとえば退院時点で百日咳や B 型肝炎などの予防効果を得ているためには，退院前から接種を開始する必要がある．

また「型通り」にすすめていくことは，プロセスを複雑化しないという意味でも重要である．ルールを単純化・ルーチン化し，例外や個別判断を極力減らすことは，「誤接種」「接種し忘れ」といったヒューマンエラーを防ぐことにも寄与する．

多くの公的機関・アカデミア・成書などで **在胎週数や出生体重にかかわらず暦月齢で接種開始** することが推奨・勧告されている．実際の接種例を 表1 に示す．

02 契約状況などの確認

定期接種は市町村からの委託による事業であるため，**市町村（児の住所地）との契約状況や必要書類などを事前に確認する必要がある**．とくに，過去に接種実績のない市町村，他県，里帰り分娩後などの場合は注意が必要で，「定期予防接種依頼書」などの事

表1 実際の接種例

月齢	ワクチン
2か月齢	5種混合，肺炎球菌結合型，B型肝炎，（ロタウイルス）
3か月齢	5種混合，肺炎球菌結合型，B型肝炎，（ロタウイルス）
4か月齢	5種混合，肺炎球菌結合型，B型肝炎，（ロタウイルス）
7〜8か月齢	B型肝炎

前の書類発行が必要な場合があるため，必要な書類の手続きは事前に進めておくよう，保護者に伝える．

03 ワクチン各論

a 5種混合ワクチン，肺炎球菌結合型ワクチン

2か月齢に達して以降，体調・病状が安定次第，約1か月間隔で接種をすすめる（厳密には5種混合は3週間隔，肺炎球菌は4週間隔で接種可）．

これらのうち，**5種混合ワクチン，肺炎球菌15価・肺炎球菌20価ワクチンは筋注が可能である．接種範囲の狭い早産児・低出生体重児・早期乳児などでは，とくによい適応**と思われる．筋注の場合は，大腿前外側部に接種する．針の太さは標準的には25 G（27 G），長さは児の体格に応じて16〜25 mmのものを用いる．

b B型肝炎ワクチン（定期接種ワクチン，母子感染予防ワクチン）

HBs抗原陽性母体からの出生児に対する母子感染予防は保険診療であり，出生直後から同ワクチンと免疫グロブリン製剤の投与が行われる（「B型肝炎ウイルス，C型肝炎ウイルス」参照，☞p.298）．

定期接種の場合も出生時から接種可能だが，実臨床では他のワクチンと同時に2か月齢から開始することが多い．1〜3回目の接種間隔は140日だが，計算が煩雑なので「**5か月以上あける**」と覚えるとよい．

c ロタウイルスワクチン

初回接種は14週6日まで，接種完了は24週（1価；ロタリックス®）または32週（5価；ロタテック®）までと接種時期に期限のあるワクチンであり，使用前に薬剤添付文書などで確認する．

新生児治療室に入室中の児や早産児へのロタウイルスワクチン接種については国内施設間でもプラクティスにかなり幅があり，また**国際的にも対応が二分される**．接種を行うか，退院時のみに限定するか，また行う場合にはどのような感染対策を行うか，などは施設の方針による（**Q&A** 参照）．なお東京都立小児総合医療センターや茨城県立こども病院では，体調や病状に問題がなければ入院中であっても暦月齢どおりに接種を開始し，特別な感染対策は追加していない．

　ロタワクチンが接種禁忌となるのは，発熱など一般的な条件のほかに，「先天性消化管障害を要する児（治療後・手術後は別途判断）」「腸重積の既往がある児」「重症複合免疫不全症（severe combined immunodeficiency：SCID）」などがあげられる．SCID が 2 か月時点で診断されていることは少ないが，T-cell receptor excision circle（TREC）を用いた新生児スクリーニングが普及しつつあり，検査陽性（TREC 低値）で要精密検査となった児ではロタワクチン接種開始を見送る．また，妊娠中に抗 TNF（tumor necrosis factor）-α 製剤・IL（interleukin）-6 阻害薬・JAK（Janus kinase）阻害薬といった免疫調節生物学的製剤（biologic response modifiers：BRMs）の投与を受けた場合には，最終投与から 12 か月間はロタウイルスワクチン避けることが推奨されている[1]．しかし実際には，妊娠初期に BRMs を投与された場合，ほとんどのケースでワクチンの初回投与期限の 14 週 6 日を超えてしまうため，実質的に接種は不可能となる．一方，BRMs のなかでもセルトリズマブは胎盤移行がないため妊娠中も継続の使用が可能とされており，同様にロタワクチンの 12 か月制限の例外（投与可能）となる．これらの推奨は新たな知見の集積によって変更される可能性があるため，小児感染症・免疫領域の専門家へのコンサルトが望ましい．なお，この**ロタワクチンは「長期療養特例」の対象外**であり，医学的な理由があっても定期接種の規定期間外に接種した場合には公的補助はない．日本小児科学会・日本新生児成育医学会は説明と同意に基づいた標準期間外（出生 15 週 0 日以降）の初回接種について言及しているが，腸重積の自然発生好発時期と重なってしまうことをふまえると，そのハードルは高い．

文献

1) American Academy of Pediatrics：*Red Book® 2024-2027*：*Report of the Committee on Infectious Diseases*, 33rd ed, Amer Academy of Pediatrics, 2024
2) Orenstein WA, et al.：*Plotkin's Vaccines*. 8th ed, Elsevier, 2023

参考文献

- 小林正樹,他:新生児治療室におけるロタウイルスワクチン接種の現状:全国調査.日新生児成育医会誌 2023;**35**:104-112
- 日本小児科学会予防接種・感染症対策委員会:小児に対するワクチンの筋肉内接種法について(改訂第3版).2024 https://www.jpeds.or.jp/uploads/files/20240401_kinchu.pdf(2024.09.16 アクセス)
- 日本新生児成育医学会感染対策予防接種委員会:NICU・GCUにおけるロタウイルスワクチンの定期接種化に伴う考え方.2020 https://jsnhd.or.jp/doctor/pdf/Rotavirus20200625.pdf(2024.09.16 アクセス)

(石井 翔)

 Q&A

 新生児治療室でロタワクチンを接種するべき?避けるべき?

 ロタワクチン投与した乳児の便からはワクチン株の排泄が続くことが知られています.実際にはワクチン株を原因としたNICUアウトブレイクなどは報告がないものの,潜在的なリスクとして指摘されています.つまり,①入院中の接種のメリットは院内水平伝播の潜在的リスクを上回るか,②入院中に接種する場合には感染対策の強化が必要か,がおもな論点です.

米国の予防接種諮問委員会(Advisory Committee on Immunization Practices:ACIP)は,入院中の接種のメリットはデメリットを上回らないとし,入院児には接種しないことを勧告しています.ワクチンの成書[2]も同様の記載となっていますが,一方で米国小児科学会(American Academy of Pediatrics:AAP)は「Red Book 2024-2027」[1]において,「医療関連伝播の報告はなく,NICUを含め入院中の投与を検討してよい」と記載しています.欧州小児感染症学会(European Society for Pediatric Infectious Diseases:ESPID)は入院の有無にかかわらず,ロタワクチン接種を推奨しています.日本新生児成育医学会が2020年に発表したステートメントでは,退院時または退院後の接種を第一選択としていますが,わが国の新生児治療室における全国調査(2022年)では,入院中に接種する施設が42.8%,退院時のみ接種する施設が19%,接種をしない施設が38.0%という結果でした.入院中に接種する場合の感染対策の例として,接種後14日間の接触感染予防策や,排泄物の個別対応があげられます.前述のとおり東京都立小児総合医療センターや茨城県立こども病院では,新生児治療室ではすでにルーチンでグローブを使用していることや,環境清拭などを高頻度に行っていることなどを理由に,ロタワクチン接種児に対する対応の追加は行っていません.

Chapter 16 予防接種と血液製剤，そのほか特殊な対象

01 予防接種と血液製剤

　静注用免疫グロブリン製剤（intravenous immunoglobulin：IVIG）や B 型肝炎免疫グロブリン（human anti-HBs immunoglobulin：HBIG）などの製剤に含まれるドナー由来の抗体は，特定の生ワクチンの有効性を低下させる可能性があるため，血液製剤使用後から一定期間あける推奨がある（表1）．対象となるワクチンは，麻疹・風疹・水痘・ムンプス，および，これらの混合ワクチンであり，乳児期に接種する可能性があるロタウイルスワクチン・BCG は含まない．また，RS ウイルスに対するモノクローナル抗体製剤（パリビズマブ・ニルセビマブ）は免疫原性を阻害しないため，ワクチン接種スケジュールへの干渉はない．

表1 血液製剤使用後の生ワクチン接種間隔

血液製剤	投与量	投与後間隔（月）
濃厚赤血球	―	3
濃厚血小板	―	7
FFP	―	7
IVIG（補充）	300〜400 mg/kg	8
IVIG（大量）	2,000 mg/kg	11[*]

FFP：新鮮凍結血漿，IVIG：静注用免疫グロブリン製剤
[*] わが国の添付文書上では，IVIG 後は 6 か月（流行状況にない場合は 11 か月）の間隔が必要としている．

02 患者背景や母体治療歴による制限

a 母体の治療歴

　妊娠中にインフリキシマブ（レミケード®）やアダリムマブ（ヒュミラ®）などの抗 TNF（tumor necrosis factor）-α 抗体製剤を使用した場合，出生児の生ワクチン接種は少なくとも 6 か月齢まで避ける．これは，インフリキシマブ曝露児で BCG 接種後に播種性マイコバクテリウム感染症によって死亡した例が報告されているためである．抗 TNF-α 抗体製剤の投与中止時期の基準には幅があり，妊娠 22 週までや 2nd trimester までとされることが多い．接種判断に迷う場合は，BCG は 6 か月齢以降とするか，また

は専門家に相談する．「退院までに考慮すべき予防接種の種類とスケジュール」（☞ p.308）で述べたように，この場合，ロタワクチンは接種困難となる場合が多い．その他の母体治療による出生児のワクチン接種制限は，原則ない．

b 免疫不全症，免疫不全状態が疑われる患児

①T-cell receptor excision circle（TREC）を用いた新生児スクリーニングで要精査（低値）となった児，②免疫抑制治療中の児や造血幹細胞移植を行った児，③乳児期発症炎症性腸疾患（inflammatory bowel disease：IBD）など先天性免疫不全症の関与が疑われる児，などは原則として生ワクチン接種を控える．不活化ワクチンは疾患や病態によっては無効な場合があるが〔重症複合免疫不全症（severe combined immunodeficiency：SCID）など〕，未診断の状態で接種を控える必要はなく，原則的に通常どおり接種を開始・継続する．

c 消化器疾患とロタウイルスワクチン

免疫不全症だけでなく，先天性消化管障害の児は接種禁忌である．手術などで改善した場合については一定の見解がなく，施設の基準や担当医などの判断による．

参考文献

- American Academy of Pediatrics：*Red Book*® *2024-2027*：*Report of the Committee on Infectious Diseases*, 33rd ed, Amer Academy of Pediatrics, 2024
- 日本小児感染症学会：免疫不全状態にある患者に対する予防接種ガイドライン2024作成委員会（編），日本小児感染症学会(監)：免疫不全状態にある患者に対する予防接種ガイドライン．協和企画，2024
- 「小児の臓器および免疫不全状態における予防接種ガイドライン2014」作成委員会(編)，日本小児感染症学会(監)：小児の臓器移植および免疫不全状態における予防接種ガイドライン．協和企画，2014

（石井　翔）

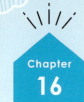

Chapter 16 医療従事者に対する予防接種

01 医療従事者の予防接種

　医療従事者は自分自身を感染症から守り，また自分自身が院内感染の伝播に関与しないよう，一般の人々よりもさらに感染症予防に積極的であることが必要である．また自らの感染予防を行うことで，感染症による欠勤などでの医療機関の機能低下を防ぐことにもつながる．**とくに NICU で勤務するスタッフは，ワクチン接種前かつ免疫機能の未熟な新生児と接するため，自身が感染源とならないよう，より慎重に対策を講ずるべきであり，有効な感染予防策の 1 つとしてワクチンの必要性と重要性を理解することが望ましい．**

　医療機関は組織として，職員に対し，赴任前にワクチン接種の有無や抗体価などの確認を行うこと，採用時に組織的な確認を行っていない場合でも，小児科や NICU の部署として確認できるシステムを作ることが望ましい．短期でローテーションする研修医や医学生，看護学生などでは確認不足が生じることがあるため，注意が必要である[1]．

　運用の実際は，日本環境感染学会の「医療関係者のためのワクチンガイドライン第 4 版」[2]が参考になる．学会 web サイトで無料でダウンロードできる．

　新型コロナウイルス流行時に医療従事者が優先接種の対象となったときのように，ワクチンの適応は流行に影響を受けることもある．とくに感染制御チーム（infection control team：ICT）や産業医など，職員の接種歴などを管理している部署は，関連学会などの推奨状況や年々増えているワクチンの開発承認の情報も適宜，入手する．

02 麻疹，風疹，水痘，ムンプスワクチン

　麻疹と水痘は空気感染し感染力が強く，皮疹の出現前から周囲に感染力を有する．免疫不全者では，罹患すると重症化のリスクがある．風疹は妊婦が感染すると胎児に先天性風疹症候群をきたすため，周囲がワクチンで予防すべき疾患である．また，ムンプス

は軽症であっても難聴などの合併症をきたすことがあるため，ワクチンで予防すべき疾患である．

　成人は自らの罹患歴やワクチン接種歴の記憶が不確かであり，ワクチン接種歴は母子手帳などの文書で確認を行う．記録がない場合，原則，口頭で申告された罹患歴は採用せずに抗体価の測定を行う．罹患歴に関する問題点としては，未検査の臨床診断が多く，とくに風疹やムンプスは臨床診断の信憑性が低いことがあげられる[1]．

　麻疹，風疹，水痘，ムンプスについては，1歳以上で「2回」のワクチン接種歴が確認できればよく，抗体検査は必須ではない．1歳未満での接種はカウントしない．これらのワクチン接種歴が「1回」確認できた場合は，追加で1回接種を行い，接種歴が0回の場合は2回接種を行う．2回接種したあとの抗体価の上昇の確認は不要である．抗体検査を実施した場合，基準を満たさなくとも満たすまでワクチン接種を繰り返す必要はなく，1歳以上で4回以上の接種は推奨されない．記録がないなどで接種歴が確認できない場合や，罹患歴があるためにワクチンを接種していない場合は抗体価の確認を行う（図1）[2]．

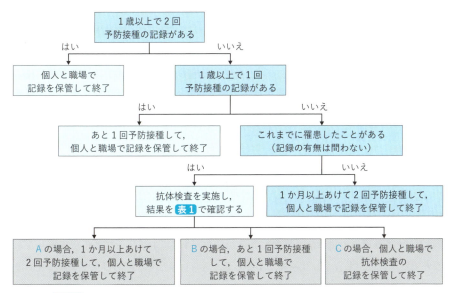

図1 医療関係者のワクチンガイドライン MMRV 対応フローチャート
A：あと2回の予防接種が必要，B：あと1回の予防接種が必要，C：今すぐ予防接種は不要
MMRV：麻疹・ムンプス・風疹混合ワクチン
〔日本環境感染学会ワクチン委員会：医療関係者のためのワクチンガイドライン第3版．環境感染誌 2020；35(Suppl)：S7[2]〕

抗体価の測定方法は複数あり，表1[2)]を参考に所定の方法で行う．抗体価は診断の判定に使われる値と異なり，感染防御的と推測される値で判定されるため，高めの抗体価が必要となる．とくに EIA 法の IgG を用いると，陽性・陰性とカットオフ値で判定され，陽性の場合でも必ずしもこの基準には十分な抗体価とはいえないため注意する．表1に示す基準はあくまでも便宜上，用いられるめやすであり，確実に感染予防を保証するものではない点にも注意が必要である．

　生ワクチンである麻疹，風疹，水痘，ムンプスの接種は，免疫不全者，妊婦，37.5℃以上の発熱がある者では避ける．風疹を含むワクチン接種後，2か月間は避妊をすすめる．また，いずれかのワクチンに対してアナフィラキシーなどの強いアレルギー反応の既往がある場合も接種できない．

　不活化ワクチンの複数と注射生ワクチンの複数は同時に接種可能である．同時に接種しない場合，注射生ワクチンと注射生ワクチンの接種日の間隔は4週間あける必要があるが，不活化ワクチンと生ワクチン，生ワクチンと不活化ワクチン，不活化ワクチン同士の接種間隔に制限はない．

03 B型肝炎ワクチン

　B型肝炎は，針刺しなどの血液曝露の事故で感染する危険性がある．**医療機関では，患者や患者の血液・体液に接する可能性のある者すべてにB型肝炎ワクチンの接種を実施しなければならない**．日本では2016年10月から0歳児を対象とした定期接種が開始され，国民全員が接種するユニバーサルワクチンとなったが，それ以前に出生した者は任意で接種することになる．学生実習前などに実施されていることも多いが，未接種の場合は，初回，1か月後，6か月後と3回の接種（1シリーズ）を行う．3回目が終了してから1〜2か月後に HBs 抗体を測定し，10 mIU/mL 以上であれば免疫獲得と判定する．1シリーズのワクチン接種で，40歳未満の医療従事者では約92%，40歳以上では約84%で基準以上の抗体価を獲得したとの報告がある．1シリーズで免疫獲得とならなかった場合は，もう1シリーズ，すなわち，さらに追加で3回のワクチン接種を考慮する．追加の1シリーズで，再接種者の30〜50%が抗体を獲得すると報告されている．2シリーズ行っても抗体が上昇しない者はそれ以上追加接種しても抗体が上昇しないことが多いため，「ワクチン不応者」として血液・体液曝露に際しては厳重な対応と経過観察を行う．現在，日本では2種類の製品があり（ヘプタバックス®-Ⅱとビームゲ

表1 MMRV 抗体価と必要予防接種回数（予防接種の記録がない場合）

	A：あと2回の予防接種が必要	B：あと1回の予防接種が必要	C：今すぐの予防接種は不要
麻疹[*1]	EIA法 (IgG) 2.0 未満 中和法 1：4 未満 FIA法 抗体価 0.4 AI 未満	EIA法 (IgG) 2.0 以上 16.0 未満 中和法 1：4 FIA法 抗体価 0.4AI 以上 1.5AI 未満	EIA法 (IgG) 16.0 以上 中和法 1：8 以上 FIA法 抗体価 1.5AI 以上
風疹[*2]	HI法 1：8 未満 EIA法 (IgG) (A) 2.0 未満 EIA法 (IgG) (B) ΔA0.100 未満 LTI法 (C) 6 IU/mL 未満 CLEIA法 (D) 10 IU/mL 未満 CLEIA法 (E) 抗体価 4 未満 FIA法 (F) 抗体価 1.0 AI 未満 FIA法 (G) 10 IU/mL 未満 CLIA法 (H) 10 IU/mL 未満 ELFA法 (I) 10 IU/mL 未満　　※：陰性	HI法 1：8、1：16 EIA法 (IgG) (A) 2.0 以上 8.0 未満 EIA法 (IgG) (B) 30 IU/mL 未満 LTI法 (C) 6 以上 30 IU/mL 未満 CLEIA法 (D) 10 以上 45 IU/mL 未満 CLEIA法 (E) 抗体価 4 以上 14 未満 FIA法 (F) 抗体価 1.0 以上 3.0 AI 未満 FIA法 (G) 10 以上 30 IU/mL 未満 CLIA法 (H) 10 以上 25 IU/mL 未満 ELFA法 (I) 10 以上 45 IU/mL 未満	HI法 1：32 以上 EIA法 (IgG) (A) 8.0 以上 EIA法 (IgG) (B) 30 IU/mL 以上 LTI法 (C) 30 IU/mL 以上 CLEIA法 (D) 45 IU/mL 以上 CLEIA法 (E) 抗体価 14 以上 FIA法 (F) 抗体価 3.0AI 以上 FIA法 (G) 30 IU/mL 以上 CLIA法 (H) 25 IU/mL 以上 ELFA法 (I) 45 IU/mL 以上
水痘[*1]	EIA法 (IgG) 2.0 未満 IAHA法 1：2 未満 中和法 1：2 未満 FIA法 抗体価 0.3 AI 未満	EIA法 (IgG) 2.0 以上 4.0 未満 IAHA法 1：2 中和法 1：2 FIA法 抗体価 0.3 以上 0.5 AI 未満	EIA法 (IgG) 4.0 以上 IAHA法 1：4 以上 中和法 1：4 以上 FIA法 抗体価 0.5 AI 以上
おたふくかぜ[*1]	EIA法 (IgG) 2.0 未満 FIA法 抗体価 0.7 AI 未満	EIA法 (IgG) 2.0 以上 4.0 未満 FIA法 抗体価 0.7 AI 以上 1.3 AI 未満	EIA法 (IgG) 4.0 以上 FIA法 抗体価 1.3 AI 以上

ΔA は、ペアラの吸光度の差（陰性の場合、国際単位への変換は未実施）
風疹 HI法、1：8 以下（ウイルス抗体 EIA「生研」リベラ IgG）
A：デンカ生研株式会社の麻疹ウイルス抗体 EIA「生研」リベラ IgG：なお、15 IU/mL 未満の場合は、第 5 期定期接種として 1 回 MR ワクチンの接種が可能。
B：シーメンスヘルスケアダイアグノスティックス（エンザイグノスト B 風疹 /IgG）：なお、15 IU/mL 未満の場合は、第 5 期定期接種として 1 回 MR ワクチンの接種が可能。
C：極東製薬工業株式会社（ランピア ラテックス RUBELLA II）：なお、15 IU/mL 未満の場合は、第 5 期定期接種として 1 回 MR ワクチンの接種が可能。
D：デンカ・コールター株式会社（アクセス RUBELLA IgG）：なお、20 IU/mL 未満の場合は、第 5 期定期接種として 1 回 MR ワクチンの接種が可能。
E：株式会社保健科学西日本（i-アッセイ CL 風疹 IgG）：なお、抗体価 11 未満の場合は、第 5 期定期接種として 1 回 MR ワクチンの接種が可能。
F：バイオ・ラッドラボラトリーズ株式会社（BioPlex MMRV IgG）：なお、抗体価 1.5AI 未満の場合は、第 5 期定期接種として 1 回 MR ワクチンの接種が可能。
G：バイオ・ラッドラボラトリーズ株式会社（BioPlex ToRC 風疹 IgG）：なお、15 IU/mL 未満の場合は、第 5 期定期接種として 1 回 MR ワクチンの接種が可能。
H：アボットジャパン株式会社（Rubella-G アボット）：なお、15 IU/mL 未満の場合は、第 5 期定期接種として 1 回 MR ワクチンの接種が可能。
I：ビオメリュー・ジャパン株式会社（バイダス アッセイキット RUB IgG）：なお、25 IU/mL 未満の場合は、第 5 期定期接種として 1 回 MR ワクチンの接種が可能。
*1 富士レビオ株式会社の麻疹ウイルス抗体 EIA キット（販売名：ゼロティアー 麻疹）が 2022 年に製造販売中止となり、ランピア ラテックス RUBELLA が販売中止となって、ランピア ラテックス RUBELLA II が新たに販売されたため、バイオラッドラボラトリーズ株式会社製の 4 種類同時・個別判定可能なキットが新たに販売されから、ビオメリュー・ジャパン株式会社にて販売販売会社名が変わった。バイオ・ラッドラボラトリーズ株式会社の医療関係者のためのワクチンガイドライン第 4 版、2024[2]）
*2 第 5 期定期接種は、2019 年〜2025 年 3 月までの期間限定で、対象は昭和 37 年 4 月 2 日〜昭和 54 年 4 月 1 日生まれの男性。
EIA 法：酵素免疫測定法、HI 法：赤血球凝集抑制試験、PA 法：ゼラチン粒子凝集法、IAHA 法：免疫粘着赤血球凝集反応、LTI 法：ラテックス免疫比濁法、CLEIA 法：化学発光酵素免疫測定法、CLIA 法：化学発光免疫測定法、FIA 法：蛍光免疫測定法、ELFA 法：蛍光免疫比濁法
[日本環境感染症学会ワクチン委員会：医療関係者のためのワクチンガイドライン 第 4 版、2024[2]）

ン®），抗体が上昇しなかった場合，2シリーズ目は種類の異なるワクチンを接種することも方法の1つである．なお，接種歴はあるが抗体の上昇が不明の場合の評価は，ガイドライン[2]を参照いただきたい．

04 百日咳ワクチン

乳児期に接種したワクチンの効果は学童期〜青年期には低下していることが多く，青年期以降の成人の間で百日咳の流行がみられる．早期診断が難しく感染力が強いため，これらの流行年齢層からワクチン接種前の乳児に感染することがある．**乳児では重症化する感染症であり，また国内でも集団感染事例の報告があり，産科病棟勤務のスタッフや妊婦・新生児・乳児をケアする医療従事者など，周囲が感染予防に努める必要がある．**海外で広く使われているTdapワクチンは国内未承認であるが，わが国では2016年に，青年層・成人でも3種混合ワクチン（トリビック®，DTaPワクチン）が接種可能となった．現在，医療従事者には成人期にDTaPワクチンの1回接種が推奨されており，追加接種の必要性については確立されていない．また，抗体価と感染防御との関連は確立されていないため，ワクチン接種前後の血清抗体価測定は推奨されていない．

05 インフルエンザワクチン

日本では，4種類の型が1つのワクチンに含まれている不活化4価ワクチンが各シーズンで用いられることが多い．2024年9月に3価の経鼻生ワクチンも発売されたが2歳から19歳未満が対象であり，学生を除いて医療従事者のほとんどすべては対象にならない．なお，生ワクチンであるので免疫不全者や妊婦への投与は禁忌である．

毎年，流行する型が予測され，予測に基づいてワクチンが生産されるため，毎年の接種が必要である．ワクチンに含まれる型と流行するインフルエンザウイルスの型の的中率によって効果が異なる．また接種しても発症を予防できないことはあるが，重症化予防の観点から接種するのが望ましい．**毎年ほぼ必ず流行する疾患であり，欠勤防止にもつながること，そして，とくに新生児や免疫不全者と接する医療従事者は，重症化のリスクを有する児への感染源とならないようにすることから，積極的なワクチン接種がすすめられる．**

06 帯状疱疹ワクチン

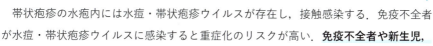

帯状疱疹の水疱内には水痘・帯状疱疹ウイルスが存在し，接触感染する．免疫不全者が水痘・帯状疱疹ウイルスに感染すると重症化のリスクが高い．**免疫不全者や新生児，妊婦と接する50歳以上の医療従事者は接種対象者と考えられる**．帯状疱疹は繰り返し発症しうる疾患であり，既往があってもワクチン接種が推奨される．

帯状疱疹ワクチンは2種類あり，いずれを接種するかで費用が異なる．助成が出る自治体もあるため，各自で確認する．生ワクチンの「乾燥弱毒生水痘ワクチン」は皮下注射で1回，不活化ワクチンの「乾燥組換え帯状疱疹ワクチン（シングリックス®）」は2か月の間隔で2回筋肉内注射する．シングリックス®は，免疫不全などで帯状疱疹に罹患するリスクが高いと考えられる18歳以上も接種の適応がある．

📖 文献

1) 堀越裕歩：NICU スタッフのワクチン接種．周産期医学 2017；**47**：805-807
2) 日本環境感染学会ワクチン委員会：医療関係者のためのワクチンガイドライン第4版．http://www.kankyokansen.org/uploads/uploads/files/jsipc/vaccine-guideline_04-2.pdf（2025.01.27 アクセス）
3) 医薬品インタビューフォーム．メンクアッドフィ®筋注．2023年11月改訂（第5版）．http://pins.japic.or.jp/pdf/medical_interview/IF00008290.pdf（2025.01.27 アクセス）

（舟越葉那子）

💬 Q&A

Q 髄膜炎菌に対するワクチン接種は必要ですか？

A 検査室や研究室で髄膜炎菌を扱う可能性がある臨床検査技師や微生物研究者には，0.5 mL を1回接種（筋肉内注射）することが推奨されています．追加免疫は5年ごとに0.5 mL を1回追加接種します．

日本は髄膜炎菌の流行地域ではありませんが，健常者の鼻咽頭にも頻度は低いながら存在します．飛沫あるいは分泌物によりヒトからヒトへ感染する菌で，侵襲性感染症の場合は重症化しますので，菌を扱う可能性のある医療従事者や重症化のリスクがある者にはワクチン接種が推奨されています．

2023年より4価髄膜炎菌ワクチンとしてメンクアッドフィ®が発売されました．従来のメナクトラ®（販売終了）に比べ抗原量が増量され，結合蛋白が変更されて，高い予防効果が証明されています．また，メンクアッドフィ®は高齢者への接種データもあるため，幅広い年齢の方へ使いやすくなりました[3]．

付録 新生児のおもな抗微生物薬投与量

一般名	体重／重症度		
アンピシリン（ABPC）髄膜炎以外	体重≦2 kg		
	≦日齢7	日齢8〜28	日齢29〜60
	50 mg/kg/回 12時間ごと	75 mg/kg/回 12時間ごと	50 mg/kg/回 6時間ごと
アンピシリン（ABPC）髄膜炎（おもにGBS）	≦日齢7	日齢8〜60	
	100 mg/kg/回 8時間ごと	75 mg/kg/回 6時間ごと	
アンピシリン・スルバクタム（ABPC/SBT）※ABPC量をもとにした	体重≦2 kg		
	≦日齢7	日齢8〜28	日齢29〜60
	75 mg/kg/回 12時間ごと	112.5 mg/kg/回 12時間ごと	75 mg/kg/回 6時間ごと
セファゾリン（CEZ）	体重≦2 kg		
	≦日齢7	日齢8〜60	
	25〜50 mg/kg/回 12時間ごと	25 mg/kg/回 8時間ごと	
セファレキシン（CEX）	軽症〜中等症	重症	
	10 mg/kg/回 6時間ごと	25 mg/kg/回 6時間ごと	
セフォタキシム（CTX）髄膜炎以外	体重≦1 kg		
	≦日齢14	日齢15〜28	日齢29〜60
	50 mg/kg/回 12時間ごと	50 mg/kg/回 8時間ごと	50 mg/kg/回 6時間ごと
	体重1〜2 kg		
	≦日齢7	日齢8〜28	日齢29〜60
	50 mg/kg/回 12時間ごと	50 mg/kg/回 8時間ごと	50 mg/kg/回 6時間ごと
セフォタキシム（CTX）髄膜炎	体重≦2 kg		
	≦日齢28	日齢29〜60	
	50 mg/kg/回 8時間ごと	75 mg/kg/回 6時間ごと	

（東京都立小児総合医療センター抗菌薬投与量マニュアルより）

	体重		memo
	体重＞2 kg		
	≦日齢 28	日齢 29〜60	
	50 mg/kg/回 8時間ごと	50 mg/kg/回 6時間ごと	
≦日齢 7	日齢 8〜60		
100 mg/kg/回 8時間ごと	75 mg/kg/回 6時間ごと		
	体重＞2 kg		
	≦日齢 28	日齢 29〜60	
	75 mg/kg/回 8時間ごと	75 mg/kg/回 6時間ごと	
	体重＞2 kg		
≦日齢 7	日齢 8〜60		
50 mg/kg/回 12時間ごと	50 mg/kg/回 8時間ごと		
	体重＞2 kg		
≦日齢 7	日齢 8〜28	日齢 29〜60	
50 mg/kg/回 12時間ごと	50 mg/kg/回 8時間ごと	50 mg/kg/回 6時間ごと	
	体重＞2 kg		
≦日齢 7	日齢 8〜28	日齢 29〜60	
50 mg/kg/回 8時間ごと	50 mg/kg/回 6時間ごと	75 mg/kg/回 6時間ごと	

付 新生児のおもな抗微生物薬投与量

一般名	体重		
セフメタゾール （CMZ）	体重≦2 kg		
	≦日齢7	日齢8〜28	日齢29〜60
	30 mg/kg/回 12時間ごと	30 mg/kg/回 8時間ごと	50 mg/kg/回 8時間ごと
セフタジジム （CAZ）	体重≦2 kg		
	≦日齢7	日齢8〜60	
	50 mg/kg/回 12時間ごと	50 mg/kg/回 8時間ごと	
セフェピム （CFPM）	体重≦2 kg		
		≦日齢28	日齢29〜60
		30 mg/kg/回 12時間ごと	50 mg/kg/回 8時間ごと
メロペネム （MEPM） 非重症	体重≦2 kg		
	≦日齢14	日齢15〜60	
	20 mg/kg/回 12時間ごと	20 mg/kg/回 8時間ごと	
メロペネム （MEPM） 重症	体重≦2 kg		
	≦日齢14	日齢15〜60	
	40 mg/kg/回 12時間ごと	40 mg/kg/回 8時間ごと	
ピペラシリン・ タゾバクタム （PIPC/TAZ）	体重≦2 kg		
		≦日齢28	日齢29〜60
		100 mg/kg/回 8時間ごと	80 mg/kg/回 6時間ごと
ゲンタマイシン （GM）	体重＜1.2 kg		体重1.2〜2 kg
	5 mg/kg/回 48時間ごと		4 mg/kg/回 36時間ごと

体重			memo
体重 >2 kg			
≦日齢 7	日齢 8〜28	日齢 29〜60	
30 mg/kg/回 12時間ごと	30 mg/kg/回 8時間ごと	50 mg/kg/回 8時間ごと	
体重 >2 kg			
≦日齢 7	日齢 8〜60		
50 mg/kg/回 12時間ごと	50 mg/kg/回 8時間ごと		
	体重 >2 kg		
	≦日齢 28	日齢 29〜60	
	50 mg/kg/回 12時間ごと	50 mg/kg/回 8時間ごと	
体重 >2 kg			
≦日齢 14	日齢 15〜60		
20 mg/kg/回 8時間ごと	30 mg/kg/回 8時間ごと		
体重 >2 kg			
		≦日齢 60	
		40 mg/kg/回 8時間ごと	
体重 >2 kg			
		≦日齢 60	
		80 mg/kg/回 6時間ごと	
	体重 >2 kg		
	4 mg/kg/回 24時間ごと		

付　新生児のおもな抗微生物薬投与量

一般名	体重/在胎週数		
トブラマイシン（TOB）	在胎30週未満		在胎30〜34週
	≦日齢14	日齢15≦	≦日齢10
	5 mg/kg/回 48時間ごと	5 mg/kg/回 36時間ごと	5 mg/kg/回 36時間ごと
アミカシン（AMK）	体重＜1 kg		体重1〜2 kg
	≦日齢14	日齢15〜28	≦日齢7
	15 mg/kg/回 48時間ごと	15 mg/kg/回 24時間ごと	15 mg/kg/回 48時間ごと
メトロニダゾール（MNZ）	体重≦2 kg		
		≦日齢28	日齢29〜60
		7.5 mg/kg/回 12時間ごと	10 mg/kg/回 8時間ごと
バンコマイシン[※1]（VCM）髄膜炎以外	在胎28週以下		
	Cr 0.5未満	15 mg/kg/回　12時間ごと	
	0.5〜0.7	20 mg/kg/回　24時間ごと	
	0.8〜1.0	15 mg/kg/回　24時間ごと	
	1.1〜1.4	10 mg/kg/回　24時間ごと	
	1.4＜	15 mg/kg/回　48時間ごと	
バンコマイシン（VCM）髄膜炎			
クリンダマイシン（CLDM）	体重≦2 kg		
		≦日齢28	日齢29〜60
		5 mg/kg/回 8時間ごと	10 mg/kg/回 8時間ごと

体重 / 在胎週数			memo
在胎 30〜34 週	在胎 35 週以降		
日齢 11〜60	≦日齢 7	日齢 8〜28	
5 mg/kg/回 24時間ごと	4 mg/kg/回 24時間ごと	5 mg/kg/回 24時間ごと	

体重 1〜2 kg	体重 >2 kg	
日齢 8〜28	≦日齢 28	
15 mg/kg/回 24時間ごと	15 mg/kg/回 24時間ごと	

体重 >2 kg		
≦日齢 7	日齢 8〜60	
7.5 mg/kg/回 8時間ごと	10 mg/kg/回 8時間ごと	

在胎 29 週以降（≦日齢 13）[※2]		
Cr 0.7 未満	15 mg/kg/回　12時間ごと	
0.7〜0.9	20 mg/kg/回　24時間ごと	
1.0〜1.2	15 mg/kg/回　24時間ごと	
1.3〜1.6	10 mg/kg/回　24時間ごと	
1.6＜	15 mg/kg/回　48時間ごと	

体重 >2 kg	
≦日齢 7	日齢 8〜60
10 mg/kg/回　8時間ごと または 15 mg/kg/回　12時間ごと	10〜15 mg/kg/回　8時間ごと

体重 >2 kg		
≦日齢 7	日齢 8〜60	
7 mg/kg/回 8時間ごと	10 mg/kg/回 8時間ごと	

[※1] 新生児のクレアチニン（Cr）値は必ずしも実際の腎機能を反映しないので，尿量や腎毒性の薬剤の使用の有無，バンコマイシンのトラフ値などを参考に，投与量と間隔を調整している．
[※2] 「29 週以降」かつ「日齢 14 以上」かつ「腎機能障害なし」
→ 15 mg/kg/回　8時間ごと

付　新生児のおもな抗微生物薬投与量

一般名	体重		
リネゾリド（LZD）	体重≦2 kg		
	≦日齢7	日齢8〜60	
	10 mg/kg/回 12時間ごと	10 mg/kg/回 8時間ごと	
アシクロビル（ACV）	体重≦2 kg		
	≦日齢7	日齢8〜60	
	20 mg/kg/回 12時間ごと	20 mg/kg/回 8時間ごと	

〔Bradley JS, et al.（eds：Nelson's Pediatric Antimicrobial Therapy. 22nd ed, American Academy of Pediatrics, 2016 を参考に東京都小児総合医療センター感染症科作成〕

体重		memo
体重 > 2 kg		
10 mg/kg/回 8時間ごと		

体重		memo
体重 > 2 kg		
	≦ 日齢 60	
	20 mg/kg/回 8時間ごと	

索引

和文索引

あ

アウトブレイク ……………………… 97
アシクロビル ……………79, 280, 286
亜硝酸塩検査 ……………………… 147
アスペルギルス …………………… 74
アゾール系抗真菌薬 ……………… 73
アミカシン …………………………… 65
アミノグリコシド系抗菌薬 ……… 65
アムビゾーム® ………………………… 303
アムホテリシン B ………………… 75
　──リポソーム製剤 …………… 303
アンチトロンビンⅢ製剤 ……… 110
アンチバイオグラム ……………… 68
鞍鼻 …………………………………… 254
アンピシリン ………………………… 62
　──・スルバクタム ……………… 62

い

移行抗体 ………………………………… 3
医療関連感染症 …………………… 88
咽後膿瘍 …………………………… 205
咽後蜂窩織炎 ……………………… 205
インターフェロン ………………… 299
院内感染型メチシリン耐性黄色
　ブドウ球菌 …………………… 192
インフルエンザウイルス ……… 78
インフルエンザワクチン ……… 318

う・え

ウレアプラズマ …………………… 257
エキノキャンディン系抗真菌薬
　…………………………………………… 73
壊死性筋膜炎 ……………………… 182
壊死性腸炎 …………………… 164, 170

炎症性メディエータ ……………… 19
エンテロバクター ……………… 144

お

黄色ブドウ球菌 ………… 132, 150,
　　　　　　　　156, 183, 188, 196
黄疸 ………………………………… 144
嘔吐 ………………………………… 170
オセルタミビル …………………… 81
オプソニン …………………………… 21
オムツ皮膚炎 …………………… 304

か

核黄疸 ………………………………… 51
獲得免疫 …………………………… 17
鵞口瘡 ……………………………… 304
画像検査 …………………………… 42
カテーテル関連血流感染症
　…………………………… 89, 150, 196
カテーテル関連尿路感染症 … 89
カテーテルロック療法 ……… 151
カテコラミン製剤 ……………… 117
化膿性関節炎 ………………… 196
芽胞 ………………………………… 238
顆粒球コロニー形成刺激因子
　……………………………………… 80
　──製剤 ……………………… 118
カルバペネム系抗菌薬 ……… 64
カルバペネム産生腸内細菌目
　細菌 …………………………… 242
カルバペネム耐性腸内細菌目
　細菌 …………………………… 242
ガンシクロビル ………………… 80
カンジダ ………………… 73, 150, 303

　──血症 ………………………… 305
監視培養 …………………………… 97
感染制御チーム ………………… 86
感染性心内膜炎 ……………… 156
眼内炎 …………………………… 200

き

気管内吸引痰培養 ……………… 27
基質特異性拡張型 β-ラクタ
　マーゼ ………………………… 241
　──産生菌 …………………… 140
記念培養 …………………………… 99
吸収 ………………………………… 49
急性骨髄炎 …………………… 196
胸水貯留 …………………………… 48
菌血症 …………………………… 100

く

空気感染 ……………………… 83, 286
クラミジア ……………………… 201
クリプトコッカス ……………… 74
グルコン酸クロルヘキシジン
　……………………………………… 195
グレカプレビル水和物・ピブレ
　ンタスビル配合剤 ………… 299
クレブシエラ …………… 144, 188

け

経験的治療 …………………… 114
経産道感染 …………………… 280
頸部リンパ節炎 ……………… 205
けいれん ………………… 105, 268
血液浄化療法 ………………… 111

血液製剤 …………………… 312	細胞数 ………………………… 37	水痘 ………………………… 286
血液培養 ……………………… 23	細胞内寄生細菌 …………… 222	──・帯状疱疹ウイルス … 287
結核菌 ……………………… 246		──ワクチン ………… 288, 314
結核性髄膜炎 ……………… 246	**し**	水頭症 ………………… 43, 268
血小板 ………………………… 34		髄膜炎 ………… 36, 121, 209, 215
血清型 ……………………… 211	糸球体濾過量 …………… 53, 59	──菌ワクチン …………… 319
血清クレアチニン …………… 53	止血困難 …………………… 105	髄膜血管性梅毒 …………… 253
血中濃度 ……………………… 59	自然免疫 ……………………… 17	ステルイズ® ……………… 253
血便 ………………………… 164	市中感染型メチシリン耐性黄色	ステロイド ………………… 117
結膜炎 ……………………… 200	ブドウ球菌 …………… 192	
下痢原性大腸菌 …………… 216	実質性角膜炎 ……………… 254	**せ**
嫌気性菌 ……………… 164, 171	至適血中濃度 ……………… 54	
限局性消化管穿孔 ………… 171	至適投与量 ………………… 54	生体利用率 ………………… 80
ゲンタマイシン ………… 60, 65	シトクローム P450 ……… 51, 55	セクター型プローブ ………… 46
	ジドブジン ………………… 294	接触感染 …………………… 83
こ	紫斑 ………………………… 105	接触予防策 ………………… 280
	シャント感染 ……………… 125	セファゾリン ………………… 63
コアグラーゼ陰性ブドウ球菌	シャントチューブ ………… 127	セファロスポリン系抗菌薬 … 63
………………… 150, 156, 227	修飾麻疹 …………………… 277	セフェピム …………………… 63
交換輸血 …………… 111, 119	手術部位感染症 …………… 188	セフォタキシム ……………… 63
抗凝固療法 ………………… 110	樹状細胞 ……………………… 18	セレウス菌 ………………… 237
口腔カンジダ症 …………… 304	出血症状 …………………… 105	先行的接触予防策 ………… 85
抗原提示細胞 ………………… 19	消化管穿孔 ………………… 170	潜在性結核感染症 ………… 246
抗真菌薬 ……………………… 73	症候性感染児 ……………… 264	全身性炎症反応症候群
合成プロテアーゼ阻害薬 … 110	症候性先天性サイトメガロ	………………………… 100, 108
好中球 ………………………… 18	ウイルス感染症 ……… 263	先天性カンジダ症 ………… 304
──減少 ………………… 118	静注用免疫グロブリン製剤 … 312	先天性サイトメガロウイルス
──細胞外トラップ ……… 19	小頭症 ……………………… 268	感染症 …………………… 263
後天性サイトメガロウイルス	初感染 ……………………… 262	先天性風疹症候群 ………… 272
感染症 …………………… 262	──妊婦 ………………… 265	先天性麻疹 ………………… 277
抗 HBs ヒト免疫グロブリン	腎機能 ………………………… 53	先天梅毒 …………………… 250
…………………………… 298	真菌感染症 ………………… 303	線溶抑制型播種性血管内凝固
抗 MRSA 薬 ……………… 193	神経梅毒 …………………… 253	…………………………… 105
呼吸障害 …………………… 105	人工呼吸器関連肺炎 …… 89, 138	
骨髄無形成クリーゼ ……… 290	侵襲性カンジダ症 ………… 304	**そ**
混合感染 …………………… 183	侵襲性リステリア感染症 … 220	
コンベックス型プローブ …… 46	新生児眼炎 ………………… 15	早期先天梅毒 ……………… 253
	新生児髄膜炎大腸菌 ……… 217	相互作用 …………………… 55
さ	新生児 TSS 様発疹症 …… 192	早発型敗血症 ……… 5, 12, 112
		早発肺炎 …………………… 131
臍出血 ……………………… 105	**す**	創部感染 …………………… 170
最小発育阻止濃度 …………… 60		粟粒結核 …………………… 246
サイトカイン ………………… 19	髄液検査 ……………… 36, 125	
サイトメガロウイルス … 78, 262	髄液培養 ……………… 26, 125	

た

- 胎児水腫 …………………… 291
- 代謝 ………………………… 49
- ——能 ……………………… 54
- 帯状疱疹 …………………… 286
- ——ワクチン ……………… 319
- 大泉門膨隆 ………………… 121
- 大腸菌 ……… 114, 121, 132, 144, 150, 188, 215
- 大脳皮質形成異常 ………… 43
- 多臓器不全 ………………… 105
- タゾバクタム・ピペラシリン …………………………… 62
- 単球 ………………………… 18
- 胆汁性嘔吐 ………………… 164
- 単純ヘルペスウイルス …………………… 78, 201, 280
- 蛋白結合率 ………………… 51

ち

- 遅発型敗血症 …………… 5, 112
- 遅発肺炎 …………………… 131
- チミジンキナーゼ ………… 79
- 中和抗体 …………………… 21
- 超音波検査 ………………… 42
- 腸管外病原性大腸菌 ……… 216
- 腸球菌 ……………… 164, 234
- 超早期授乳 ………………… 168
- 腸内細菌叢 ………………… 22
- 腸内細菌目細菌 …………… 150
- 腸内常在細菌叢 …………… 171
- 腸粘膜 ……………………… 21
- 直接作用型抗ウイルス薬 … 299
- 治療期間 …………………… 66
- 治療濃度域 ………………… 59

て

- 定常状態 …………………… 54
- 適応免疫 …………………… 17
- テノホビル ………………… 299
- 点状出血 …………………… 268
- 伝染性膿痂疹 ……………… 176

と

- 同胞面会 …………………… 94
- トキソプラズマ …………… 267
- 毒素性ショック症候群 …………………… 192, 226
- ドナー母乳 ………………… 168
- ドパミン …………………… 117
- ドブタミン ………………… 117
- トラフ値 …………………… 60
- トレランス ………………… 235
- トロンボモデュリンアルファ …………………………… 110
- 貪食細胞 …………………… 18

な・に

- ナファモスタットメシル酸塩 …………………………… 110
- 難聴 ………………………… 263
- ニトロセフィン法 ………… 224
- 尿核酸検査 ………………… 264
- 尿検査 ……………………… 40
- 尿定性検査 ………………… 39
- 尿培養（検査） ………… 26, 40
- 尿路感染症 ……… 39, 144, 215
- 尿路病原性大腸菌 ………… 217

ね・の

- ネビラピン ………………… 294
- 膿胸 ………………………… 133
- 脳室拡大 …………………… 43
- 脳室-腹腔シャント ………… 125
- 脳内石灰化 …………… 43, 268
- 脳膿瘍 ……………………… 121
- ノルアドレナリン ………… 117

は

- 肺炎球菌ワクチン ………… 309
- 肺結核 ……………………… 246
- 敗血症 ………… 36, 100, 112, 215
- 配合変化 …………………… 57
- 排泄 ………………………… 49

- ——能 ……………………… 54
- 肺超音波検査 ……………… 47
- 梅毒性脳軟膜炎 …………… 253
- 梅毒トレポネーマ ………… 254
- 肺膿瘍 ……………………… 133
- 播種性カンジダ症 ………… 305
- 播種性血管内凝固 ………… 105
- バソプレシン ……………… 117
- パターン認識受容体 ……… 20
- 発がん性 …………………… 266
- 白血球エステラーゼ反応 … 147
- 白血球 ……………………… 32
- バラシクロビル …………… 286
- バルガンシクロビル …… 80, 263
- パルボウイルス B19 ……… 290
- 晩期先天梅毒 ……………… 254
- 半減期 ……………………… 54
- バンコマイシン …… 60, 64, 237
- ——耐性腸球菌 …………… 234
- バンドルアプローチ ……… 140

ひ

- ピーク濃度 ………………… 60
- 鼻出血 ……………………… 105
- ヒト免疫不全ウイルス …… 293
- 皮膚粘膜カンジダ症 ……… 304
- 飛沫感染 …………………… 83
- 百日咳ワクチン …………… 318
- 病原性大腸菌 ……………… 216
- 標準予防策 ………………… 83
- 標的治療 …………………… 114
- 表皮ブドウ球菌 …………… 188
- ビリルビン脳症 …………… 51

ふ

- ファンガード® …………… 304
- フィブリノゲン …………… 107
- 風疹ウイルス ……………… 273
- 風疹特異的 IgG …………… 274
- 風疹ワクチン ………… 272, 314
- 腹水培養 …………………… 173
- 腹壁の発赤 ………………… 170

和文索引

腹膜炎 …………………… 164, 170
腹膜透析 ……………………… 171
フシジン酸 …………………… 179
ブドウ球菌性熱傷様皮膚症候群
　　…………………… 178, 192, 226
プライミング ………………… 118
プラスミノーゲン活性化抑制
　因子 ………………………… 105
フルコナゾール ………………… 74
プレセプシン …………………… 31
プロカルシトニン ……… 31, 67, 306
プロジフ® …………………… 303
分布 …………………………… 49
　――／容積 ………………… 54
分娩時抗菌薬投与 …………… 213

へ

米国臨床・検査標準協会 ……… 68
壁内気腫 ……………………… 167
ペニシリン系抗菌薬 …………… 62
ペニシリン結合蛋白質 ……… 232
ペニシリンＧカリウム® …… 252
ヘパドナウイルス科 ………… 300
ヘパリン ……………………… 110
ベンジルペニシリンカリウム
　　……………………………… 252
ベンジルペニシリンベンザチン
　　……………………………… 253

ほ

蜂窩織炎 ……………………… 182
乏尿 …………………………… 105
保菌 …………………………… 195
母集団薬物動態解析 …………… 80

ホスフルコナゾール ………… 303
母乳栄養 ……………………… 168
ポリエン系抗真菌薬 …………… 73
ボリコナゾール ………………… 74

ま

マヴィレット® ……………… 300
マクロファージ ………………… 18
麻疹ウイルス ………………… 276
麻疹ワクチン ………………… 314
末梢循環不全 ………………… 105
マトナウイルス科 …………… 273

み・む

ミカファンギン ………… 75, 304
脈絡網膜炎 …………………… 268
無症候性感染児 ……………… 263
ムピロシン ……………… 179, 193
ムンプスワクチン …………… 314

め・も

メシル酸ガベキサート ……… 110
メチシリン感受性黄色ブドウ
　球菌 ………………………… 224
メチシリン耐性黄色ブドウ球菌
　　……… 10, 85, 97, 115, 138, 230
メトロニダゾール ……… 65, 166
メロペネム …………………… 64
免疫寛容 ……………………… 20
免疫グロブリン（G） ……… 3, 20
免疫グロブリン製剤 …… 118, 287
免疫力 ………………………… 17
毛囊炎 ………………………… 177

や

薬剤耐性アシネトバクター感染
　症 …………………………… 244
薬物血中濃度モニタリング
　　…………………………… 59, 237
薬物動態 ……………………… 49
　――／薬力学 ……………… 79
　――学的相互作用 ………… 55

ゆ・よ

遊離ガス ……………………… 173
腰椎穿刺 ……………………… 36
予防接種 ………… 308, 312, 314
予防的抗菌薬投与 ……… 12, 146
予防バンドル ………………… 90

ら・り

ラミブジン …………………… 294
リステリア菌 ………………… 222
リニア型プローブ ……………… 46
リバビリン …………………… 299
緑膿菌 ………… 138, 150, 180, 240
淋菌 …………………………… 201

る・れ・ろ・わ

涙嚢炎 ………………………… 200
ルビウイルス属 ……………… 273
レース状紅斑 ………………… 290
ロタウイルスワクチン ……… 309
ワクチン ……………………… 308

欧文索引

A

A群溶血性レンサ球菌 183
Acinetobactor baumanii 240
ACV (aciclovir) 79
AmpC β-ラクタマーゼ 241
APPs (antimicrobial proteins and peptides) 18
APR (acute phase reactants) スコア 34
Aspergillus spp. 74
AtⅢ (antithrombin Ⅲ) 製剤 110

B

B型肝炎 300
　──ウイルス 298
　──ワクチン ...298, 309, 316
B群溶血性レンサ球菌
　....114, 121, 131, 183, 205, 209
　──ワクチン 213
Bacillus cereus 237
Bacillus spp. 150
bioavailability 80
blaz 遺伝子 224

C

C型肝炎 300
　──キャリア 301
CA-MRSA (community-associated methicillin-resistant *Staphylococcus aureus*) 192, 232
Candida spp. 73, 150
　Candida albicans 305
　Candida glabrate 305
　Candida krusei 305
　Candida parapsilosis 305
　Candida tropicalis 305

CAP (continuous antibiotic prophylaxis) 146
CAUTI (catheter-associated urinary tract infection) 89
cellulitis-adenitis syndrome
　..................................... 205
Chlamydia trachomatis 132
CLABSI (central line-associated bloodstream infection) 89
CLSI (Clinical and Laboratory Standards Institute) 68
CMV (cytomegalovirus)
　............................... 78, 262
CNS (coagulase-negative staphylococci) ...150, 156, 227
consolidation 48
Corynebacterium spp. 150
CPE (carbapenemase producing *Enterobacterale*)
　..................................... 242
Cpeak 60
CRBSI (catheter-related blood stream infection) 89, 196
CRE (carbapenem-resistant *Enterobacterale*) 242
CRP (C-reactive protein) ...30, 66
Cryptococcus spp. 74
CT検査 47
CYP (cytochrome P450) ...51, 55

D

definitive therapy 114
DIC (disseminated intravascular coagulation)
　..................................... 105
displacer薬 51
Duke-ISCVID基準 160
dynamic airbronchogram 48

E

empiric therapy 114
Enterobacter spp. 144
　Enterococcus faecalis 234
　Enterococcus faecium 234
EOS (early-onset sepsis)
　.........................5, 12, 112
erm 遺伝子 225
ESBL (extended spectrum β-lactamase) 241
　──産生菌 140
Escherichia coli 114, 121, 132, 144, 150, 188, 215
extended-interval dosing 65

F

FIP (focal intestinal perforation)
　..................................... 171
Flu (influenza virus) 78
FTA-ABS (fluorescent treponemal antibody-absorption) 254

G

GAS (*Streptococcus pyogenes*)
　..................................... 183
GBS (*Streptococcus agalactiae*, group B *Streptococcus*) ...114, 121, 131, 183, 205, 209
　──ワクチン 213
G-CSF (granulocyte colony-stimulating factor) 80
　──製剤 118
GCV (ganciclovir) 80
GFR (glomerular filtration rate) 53, 59
Gram 陰性桿菌 164

H

- HAIs (healthcare-associated infections) ······ 88
- HA-MRSA (healthcare-associated methicillin-resistant *Staphylococcus aureus*) ······ 232
- HB ワクチン ······ 298
- HBe 抗原 ······ 300
- HBs 抗原 ······ 300
- HBV (hepatitis B virus) ······ 298
- HCV 抗体 ······ 300
- HCV-RNA 定量検査 ······ 300
- *Hepadnaviridae* ······ 300
- HSV (herpes simplex virus) ······ 78, 201, 280
- human immunodeficiency virus (HIV) ······ 293
  - ——RNA 定量 ······ 295
  - ——-1 ······ 294
  - ——-2 ······ 294
  - ——抗体 ······ 295
- Hutchinson 三徴候 ······ 254
- Hutchinson 歯 ······ 254
- HvgA (hypervirulent GBS adhesin) ······ 213

I

- IAP (intrapartum antibiotic prophylaxis) ······ 213
- ICT (infection control team) ······ 86
- IC_{50} (half maximal inhibitory concentration) ······ 80
- IgG ······ 3
  - ——avidity ······ 269
- IVIG (intravenous immunoglobulin) ······ 118, 312

J・K

- Jarish-Herxheimer 反応 ······ 252
- JEBNeo (Japan Evidence-Based Neonatology) ······ 257
- *Klebsiella* spp. ······ 144, 188
- Koplik 斑 ······ 277

L

- *Listeria monocytogenes* ······ 222
- LOS (late-onset sepsis) ······ 5, 112
- lung sliding ······ 48

M

- *Matonaviridae* ······ 273
- *mec* A ······ 232
- MIC (minimum inhibitory concentration) ······ 60
- MRI 検査 ······ 47
- MRSA (methicillin-resistant *Staphylococcus aureus*) ······ 10, 85, 97, 115, 138, 230
- MSSA (methicillin-susceptible *Staphylococcus aureus*) ······ 224
- *Mycobacterium tuberculosis* ······ 246
- *Mycoplasma hominis* ······ 259

N

- NEC (necrotizing enterocolitis) ······ 164
- NETs (neutrophil extracellular traps) ······ 19
- NK 細胞 ······ 18
- NMEC (neonatal meningitis *Escherichia coli*) ······ 217
- not doing well ······ 5
- nSOFA (neonatal sequential organ failure assessment) スコア ······ 102
- NTED (neonatal toxic shock syndrome-like exanthematous disease) ······ 192

P

- PAI (plasminogen activator inhibitor) ······ 105
- Parrot 仮性麻痺 ······ 253
- PBP (penicillin-binding protein) ······ 232
- Phoenix Sepsis Score ······ 100
- PK/PD (pharmacokinetics/pharmacodynamics) ······ 79
- polymicrobial ······ 183
- population pharmacokinetics analysis ······ 80
- POT (PCR-based open reading frame typing) 法 ······ 98
- PRRs (pattern recognition receptors) ······ 20
- *Pseudomonas aeruginosa* ······ 138, 150, 180, 240
- p24 抗原 ······ 295

R・S

- RPR (rapid plasma reagin) ······ 250
- *Rubivirus* ······ 273
- SCCmec (staphylococcal cassette chromosome mec) ······ 193
- sepsis workup ······ 114
- *Serratia marcescens* ······ 240
- SIRS (systemic inflammatory response syndrome) ······ 100, 108
- SSSS (staphylococcal scalded skin syndrome) ······ 178, 192, 226
- *Staphylococcus aureus* ······ 132, 150, 156, 183, 188, 196
- *Stenotrophomonas maltophilia* ······ 241
- *Streptococcus agalactiae* ······ 209

T

TDM (therapeutic drug
　monitoring) ……………59, 237
time above MIC (minimum
　inhibitory concentration) …· 62
TK (thymidine kinase) ………· 79
TORCHES CLAP ……………… 4
TORCH 症候群 ………………… 4
Toxoplasma gondii …………· 269
TPHA (*Treponema pallidum*
　hemagglutination) ………· 254
TPLA (*Treponema pallidum*
　latex agglutination)………· 254
transient aplastic crisis……· 290

Treponema pallidum ………· 254
TSS (toxic shock syndrome)
　………………………192, 226

U

UPEC (uro-pathogenic
　Escherichia coli) …………· 217
Ureaplasma parvum ………· 257
Ureaplasma urealyticum …· 257
USA300 ………………· 193, 232

V・X・Z

VAP (ventilator-associated
　pneumoniae) …………89, 138
VGCV (valganciclovir) ……· 80
Viridans streptococci ………· 156
VPD (vaccine preventable
　disease) …………………· 308
VP シャント …………………· 125
VRE (vancomycin-resistant
　enterococci) ……………· 234
VZV (varicella zoster virus)
　……………………………· 287
X 線検査 ……………………… 46
zone edge test ……………· 224

数字・ギリシャ文字索引

5 種混合ワクチン ……………· 309
50％阻害濃度 ………………… 80
β-D-グルカン ………………· 306

- **JCOPY** 〈出版者著作権管理機構 委託出版物〉
  本書の無断複写は著作権法上での例外を除き禁じられています．複写される場合は，そのつど事前に，出版者著作権管理機構（電話 03-5244-5088，FAX03-5244-5089，e-mail：info@jcopy.or.jp）の許諾を得てください．

- 本書を無断で複製（複写・スキャン・デジタルデータ化を含みます）する行為は，著作権法上での限られた例外（「私的使用のための複製」など）を除き禁じられています．大学・病院・企業などにおいて内部的に業務上使用する目的で上記行為を行うことも，私的使用には該当せず違法です．また，私的使用のためであっても，代行業者等の第三者に依頼して上記行為を行うことは違法です．

新生児感染症マニュアル

ISBN978-4-7878-2654-1

2025 年 5 月 1 日　初版第 1 刷発行

編　　集	岡崎　薫，堀越裕歩	
発 行 者	藤実正太	
発 行 所	株式会社 診断と治療社	
	〒 100-0014　東京都千代田区永田町 2-14-2　山王グランドビル 4 階	
	TEL：03-3580-2750（編集）　03-3580-2770（営業）	
	FAX：03-3580-2776	
	E-mail：hen@shindan.co.jp（編集）	
	eigyobu@shindan.co.jp（営業）	
	URL：https://www.shindan.co.jp/	
表紙デザイン	株式会社 オセロ	
印刷・製本	広研印刷 株式会社	

© 株式会社 診断と治療社，2025．Printed in Japan． ［検印省略］
乱丁・落丁の場合はお取り替えいたします．

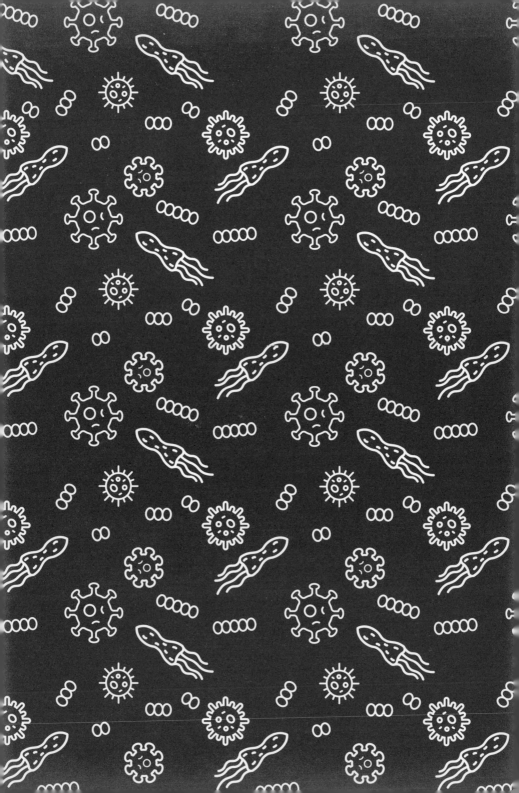